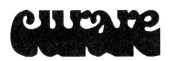

ZEITSCHRIFT FÜR MEDIZINETHNOLOGIE
JOURNAL OF MEDICAL ANTHROPOLOGY

hg. von der Arbeitsgemeinschaft Ethnologie und Medizin (AGEM)
ed. by the Association for Anthropology and Medicine (AGEM)

VOL. 45 (2022) 1

Editorial

Ohne computergestützte Verfahren und digitale Infrastrukturen ist eine moderne Gesundheitsversorgung heutzutage nicht mehr vorstellbar. Sie prägen den ärztlichen Alltag, die medizinische Forschung und beeinflussen populäre Vorstellungen davon, was krank oder gesund ist, was medizinisch machbar erscheint, und welche Behandlungsweisen Heilung versprechen oder Leid verschlimmern. Die Hoffnungen, die in digitale Technologien gesetzt werden, führen zu profitablen Heilsversprechen wie auch zu dystopischen Bildern automatisierter Behandlungen. Der Schwerpunkt der vorliegenden Ausgabe widmet sich dem historischen und gegenwärtigen Zusammenspiel von Computern und Medizin. Die Autor:innen diskutieren sowohl die Genese der Verschränkung von technologischen, medizinischen und medialen Diskursen als auch deren Aushandlungen in unterschiedlichen Praxisfeldern. Die versammelten Beiträge verbinden dabei medienwissenschaftliche, medizinhistorische und medizininformatische Ansätze mit ethnologischen Deutungsangeboten zu einem interdisziplinären Projekt, das auf die gesamtdeutsche Geschichte und Gegenwart seit den 1960er Jahren fokussiert. Nach einer Rekonstruktion und Kontextualisierung der historischen Entwicklungslinien in der BRD und der DDR stehen rezente Praktiken im Zentrum der Analyse. Für die inhaltliche Ausrichtung, die Zusammenstellung und die redaktionelle Betreuung der Beiträge zeichnen Laura Niebling (Medienwissenschaft), Tobias Kussel (Informatik) und David Freis (Medizingeschichte) verantwortlich. Wir freuen uns, dass wir sie als Herausgeber:innen des Schwerpunktes „Computer und Medizin" gewinnen konnten und bedanken uns herzlich für ihr Engagement und ihre Expertise.

Mit Bedauern müssen wir mitteilen, dass der Verlag für Wissenschaft und Bildung (VWB), der die *Curare* in den letzten 28 Jahren auf ihrem Weg vom Satz bis in den Druck begleitet hat, in diesem Jahr seine Tätigkeit leider eingestellt hat. Unser besonderer Dank gilt dem Verlagsleiter Amand Aglaster für die langjährige vertrauensvolle und professionelle Zusammenarbeit. Gleichzeitig freuen wir uns, mit dem Reimer Verlag einen neuen Partner für die Zukunft gefunden zu haben. Vor dem Hintergrund der seit 2018 gängigen Praxis, jeweils zwei Doppelhefte pro Jahr zu veröffentlichen, geht mit dem Verlagswechsel auch eine Änderung der Nummerierung einher. Beginnend mit dem vorliegenden Heft wird es zukünftig zwei reguläre Ausgaben der *Curare* pro Jahr geben, die im Umfang den bisherigen Doppelheften entsprechen.

DIE REDAKTION

SCHWERPUNKT
THEMATIC FOCUS

Computer und Medizin

HERAUSGEGEBEN VON
LAURA NIEBLING, TOBIAS KUSSEL & DAVID FREIS

Vorwort

LAURA NIEBLING, TOBIAS KUSSEL & DAVID FREIS

Der atavistische Wunderglaube der 60er Jahre an die Zauberwelt der Computermedizin ist heute einer wohltuenden Ernüchterung gewichen. (HOLLBERG, PLEUSS & RITTERSBACHER 1973: V)

Vom Praxiscomputer bis zum Computertomographen in der Klinik ist die deutsche Medizin heute von digitalen Technologien geprägt. Computer in ihren vielfältigen Ausprägungen bilden die sichtbaren Schnittstellen einer Vielzahl komplexer Netzwerke, in denen medizinische Daten gespeichert, verarbeitet und übertragen werden. Eine medizinische Versorgung „ist heute ohne Computer kaum noch vorstellbar" (BEIERSDÖRFER 2006: 11), hieß es im Katalog zur großen Ausstellung „Computer. Medizin" im Heinz Nixdorf MuseumsForum 2006. In ihrer historischen Entwicklung und aktuellen Ausprägung medizinischer Arbeit ermöglicht der Blick auf diese Apparate und die um sie entstehenden Infrastrukturen eine Vielzahl von Perspektiven und Wissens- und Wissenschaftsgeschichten.

Den Ausgangspunkt dieses Schwerpunkthefts bildet eine Kooperation von Medienwissenschaft, Medizingeschichte und Medizininformatik. Gemeinsam mit der medizinanthropologischen Perspektive der *Curare* spannt sich so ein interdisziplinärer Diskurs, der die sich entwickelnde Technik und die mit ihr verbundenen Praktiken auf verschiedene Arten denkt – und dabei doch immer wieder zu gemeinsamen Fragestellungen zurückfindet. Die Disziplinen miteinander in einen produktiven Dialog zu bringen, war der Anspruch und zugleich die größte Herausforderung dieser Ausgabe. Der Computer in der Medizin ist in diesem Szenario nicht nur Schnittstelle für zwei wichtige Arbeits- und Forschungsrichtungen – der Medizin zum einen und der Medizininformatik zum anderen, deren Dialogfähigkeit nicht immer vorausgesetzt werden kann –, sondern er ist auch Forschungsgegenstand der Geistes- und Kulturwissenschaften, die ihn in arbeitskulturelle und technikwissenschaftliche Kontexte einbetten.

Der vorliegende Schwerpunkt versammelt Zeitzeugenberichte aus der Medizintechnik, soziologische Betrachtungen und medizinisch-philosophische Reflexionen, in denen die Einführung, Etablierung und Nutzung von Computern in der Medizin thematisiert wird. Das Schwerpunktheft teilt sich dabei in zwei große Erzählstränge – zum einen die historischen Herleitungen und technischen Betrachtungen, die vorrangig aus der Medizininformatik erfolgen, und zum anderen Forschungsergebnisse zu aktuellen Nutzungspraktiken des Computers. Im historisch-technischen Teil wird über die bisher nur spärlich erforschte Geschichte der Medizininformatik in der BRD (POMMERENING) und der ehemaligen DDR (STEYER) nachgedacht, die die Autoren jeweils mitgeprägt haben. Abgerundet wird dieser Teil durch eine allgemeine historische Einführung in wichtige medizinische Diskurse der Computergeschichte (die Herausgeber*innen der Ausgabe) und eine aktuelle Bestandsaufnahme der Gegenwart und Zukunft der Medizininformatik (THUN & STELLMACH), in der auch über das Verhältnis von Frauen*, Medizin und Technologie ins Blickfeld rückt.

Der zweite Erzählstrang des Hefts liegt auf aktuellen Praktiken, mit denen Computer in der Medizin und der medizinischen Forschung eingebunden werden. Hier wird über die ärztliche Arbeit, vor allem aber auch über Computer als Schnittstelle zu Patient*innen nachgedacht. Die Beiträge beschäftigen sich mit der Benutzung von Computermonitoren und einer anleitenden Dokumentationssoftware in einem Beratungsszenario mit dem Programm *iKnow* (SCHMID, MÖRIKE & FEUFEL) und mit den Diskursen zum Verhältnis von Ärzt*innen und Patient*innen im wachsenden Feld der Telemedizin (FRANKEN). Mithilfe teilnehmender Beobachtung respektive Instrumente der Digital Humanities wird die Wahrnehmung der Technologien in ihrer Anwendung eingehender beleuchtet. Als Ergänzung aus der Medizin schlägt KÄLIN abschließend in einer (Selbst-)Beobachtung seiner onkologischen Arbeitspraxis vor, eingehender über sich verändernde Körper- und Lebensbilder zu sprechen, die konkret aus der Nutzung von Computerbildern in der Sprechstunde entstehen.

Insgesamt präsentiert sich der Computer – den man in einigen Artikeln durchaus etwas altmodisch als Klinik- und Praxis-PC verstehen kann, der aber als Basistechnologie oft auch stellvertretend für das Kaleidoskop moderner Medizintechnologien verstanden werden muss – als weit mehr als nur ein Arbeitsgerät. Er ist komplexe Entität, maschineller „Verwaltungsapparat" von Gesundheit und ein Gegenstand, der eine eigene Sprachlichkeit mitbringt, die zwischen den Disziplinen ausgetragen werden muss. So stellt er sich vor allem im Versuch seiner Implementierung in medizinische Prozesse des 21. Jahrhunderts auch wiederholt als Problem aus. Er ist ein maßgeblicher Akteur wie Gegenstand in einer Welt, in welcher wir mit ubiquitären, zunehmend unsichtbaren Technologien unser Leben in einer „information society" (SILVERSTONE 2016: 2) leben. In mehrfacher Hinsicht erinnert die Beschäftigung mit ihm deshalb an jene essayistische Auseinandersetzung mit der „paranoiden Maschine", die PETER KRIEG 2005 veröffentlichte. Die von ihm skizzierten „Computerplagen" (ebd.: 5–11) – die Limitationen nach innen, zum Menschen und in verschiedenen Kontexten von Aufgaben – bestimmen bis heute immer wieder die Beschäftigung mit den Rechenmaschinen.

Bemerkenswert sind in diesem Zusammenhang einige der großen Themenstränge, die sich über die disziplinären Perspektiven hinaus als verknüpfendes Element darstellen. So zeigt sich in der Entwicklung und Etablierung immer wieder die Frage nach Verantwortlichkeiten und Governance, aber auch nach den Wissensbeständen und Anforderungen, die an die Technologien gestellt werden. Zwei wesentliche Bausteine sind hier der Datenschutz und Dokumentationsverfahren, die fundamental wie überkomplex in den digitalen Technologien verankert sind. Die Rolle, die dem „Kollegen Computer" (LOHMANN & PREUSKER 2009) zugedacht wird, changiert zwischen großer medizinischer Vision, Skepsis und dystopischen Befürchtungen. Die im Eingangszitat erwähnte „wohltuende Ernüchterung" (HOLLBERG, PLEUSS & RITTERSBACHER 1973: V) über die Technologie teilen hierbei in der langen Historie seit

den 1960er-Jahren sicherlich nicht alle. Und auch die Frage, wie dies die Berufsbilder jener beeinflusst, die mit ihm arbeiten – von den Ärzt*innen bis zu den Informatiker*innen – kommt in den Debatten immer wieder auf. Zum anderen fällt auf, wie der Computer in die Körperwahrnehmungen eingreift – er wirkt auf die Arbeit der Ärzt*innen mit Körpern, gleichwohl aber auch auf die Selbstwahrnehmung der Patient*innen. Hier bildet die Ausgabe auch einen Beitrag zur Diskussion des Computers im Kontext einer „Loslösung des Geistes vom Körper" (ROBBEN 2012: 19), also einer Entkörperung durch die Technik, aber auch einer „optischen Invasion" (HERMEYER 2006: 36) durch bildgebende Verfahren.

Es könnte noch vieles gesagt werden zum Computer in der Medizin, denn insbesondere seine Geschichte und damit subsequent die Geschichte der Medizininformatik, des digitalen Gesundheitswesens und der digitalen medizinischen Berufe ist noch längst nicht auserzählt. Auch die Begleitung in der Arbeit mit Computern – die Frage, wie Nutzer*innen, die im privaten Leben längst umfangreich vernetzt sind, mit medizinischen Technologien umgehen und wie eine digitale Gesundheitsumgebung der Zukunft aussehen könnte und sollte – wird auch für die kulturwissenschaftliche Forschung von zunehmender Bedeutung sein. Wesentlich dafür ist, dass verschiedene Disziplinen in den Dialog kommen und von ihren Erkenntnissen untereinander profitieren können, auch wenn sie nicht immer dieselbe Sprache sprechen. Die vorliegende Ausgabe will hierfür ein erster Impuls sein und steht damit auch für unsere Hoffnung auf ein wachsendes, interdisziplinäres Feld des Austauschs.

Dank

Unser Dank gilt den Autor*innen und den Peer-Reviewer*innen, die in erheblichem Maße Zeit und Mühe investiert haben, um diese Ausgabe in der hier vorliegenden Version zu ermöglichen. Der Redaktion der *Curare* danken wir für die Möglichkeit dieses interdisziplinären „Experiments" und die zuverlässige und produktive Betreuung im Arbeitsprozess. Ein besonderer Dank geht zudem an Antoine Prévost-Balga für die französische Korrektur der Abstracts.

Literatur

Beiersdörfer, Kurt 2006. Vorwort. In Beiersdörfer, Kurt (Hg). *Computer.Medizin. Hightech für Gesundheit und Lebensqualität*. Paderborn: Schöningh: 11–21.

Hermeyer, Gottfried 2006. Anatomisches Theater. In Beiersdörfer, Kurt (Hg). *Computer.Medizin. Hightech für Gesundheit und Lebensqualität*. Paderborn: Schöningh: 21–43.

Krieg, Peter 2005. *Die paranoide Maschine. Computer zwischen Wahn und Sinn*. Hannover: Heise.

Robben, Bernard 2012. Die Bedeutung der Körperlichkeit für be-greifbare Interaktion mit dem Computer. In Robben, Bernard & Heidi Schelhow (Hg). *Be-greifbare Interaktionen. Der allgegenwärtige Computer: Touchscreens, Wearables, Tangibles und Ubiquitous Computing*. Bielefeld: transcript: 19–41.

Silverstone, Roger 2016. Introduction. In Silverstone, Roger (Hg). *Media, Technology and Everyday Life in Europe. From Information to Communication*. Abingdon: Routledge: 1–21.

Computer und Medizin

Mediale Spannungsverhältnisse im deutschen Gesundheitswesen seit den 1960ern

LAURA NIEBLING, TOBIAS KUSSEL & DAVID FREIS

Der Computer – das unbekannte Wesen
(FASSBINDER im Deutschen Ärzteblatt 1974: 2871)

Von der Hausarztpraxis bis zum High-Tech-Operationssaal haben sich Computer in den vergangenen Jahrzehnten als wichtiges Instrument der medizinischen Tätigkeit etabliert. Computer erfassen, speichern, bearbeiten und übertragen medizinische Daten, sie organisieren und verwalten den ärztlichen Arbeitsalltag und sie fungieren zunehmend als Begleiter, bisweilen sogar schon als Ersatz für Fachleute in der modernen Medizin. Die Geschichte dieser Computer, ihrer Netzwerke und Datenzentren begann in beiden deutschen Staaten in den 1960er-Jahren. Damals wie heute ist sie begleitet von Hoffnungen und Zukunftsvisionen, aber auch von Kontroversen und technischen Dystopien und von Ambivalenzen zwischen Konzepten und der alltäglichen Arbeitspraxis in der Medizin. Debatten zu Bildlichkeit, Datenschutz, ethischer Verantwortlichkeit und dem Verhältnis von Ärzt*innen, Patient*innen und Maschine prägen den Diskurs um Computer als medizinisches Medium. Sie begleiten und gestalten die Computermedizin bis hin zur Entwicklung einer digitalen „Medizin 4.0", also der Verbindung von Informations- und Kommunikationstechnologien für Apparate (Computermedizin), Netzwerke (Internetmedizin) und Datennutzung (Big Data, Künstliche Intelligenz, Personalisierte Medizin) im Gesundheitssektor.

Es bedarf eines Blicks in die Geschichte des Computers, um diese komplexen Entwicklungen verstehen und einordnen zu können – um zu verstehen, wie es zu den facettenreichen medizinischen Computerkulturen, genauer der digitalen Medizinkultur, kam und nach welchen Strukturen und inhärenten Logiken sie heute befragt werden können oder sogar müssen. Doch der Gegenstand selbst erweist sich als sperrig. Thomas HAIGH (2018: 2) identifiziert in der Computergeschichts-

schreibung verschiedene Ansätze, die den Computer als Rechenmaschine und als Informationsmaschine perspektivieren. Hinzu kommen Lesarten des Computers – respektive der auf ihm basierenden, interaktiv genutzten, digitalen Medien – als „neue Kulturmaschinen" (COY 1995: 37) und allgemein seit den 1990er Jahren zunehmend als „Medium" (BOLZ, KITTLER & THOLEN 1994). Die Einbettung in diese verschiedenen „Master Narratives" (HAIGH 2018: 1) findet mit einer Zeitverzögerung von etwa zwei bis drei Jahrzehnten statt und verweist auf konkrete Nutzungshorizonte, aber auch auf Fragen, inwiefern technische Objekte konzeptuell in einer Weltvermittlung fungieren (KRÄMER 1998, für eine Übersicht über die sich wandelnden Lesarten ALPSANCAR 2012: 11–14).

Im medizinischen Einsatzfeld impliziert dies verschiedene Perspektiven auf den technischen Apparat, der zunächst ein internes Verhältnis von Hard- und Software mitbringt, in dem bereits die Komponenten häufig eine „umwegige Vorgeschichte" (HEILMANN 2012: 5) aufweisen, und der zudem in wachsender Verbindung mit einer Geräteperipherie und Infrastruktur steht. Insbesondere die frühe Telemetrie greift auf frühe Utopien einer Medizin auf Distanz zurück, bei der Geräte Daten erfassen und übermitteln. Der mit diesen Formen der Übertragung verbundene Überbegriff der Telemedizin – die Diagnose und Behandlung auf Distanz – hatte bereits mit der Nutzung früherer Übertragungsmedien wie Telegrafen, Telefon oder Fernseher begonnen. Der Computer markierte in dieser Entwicklung durch seine Form als multimediales Konfigurationsobjekt jedoch eine neue Ära medizinischer Datenübertragung, die damit zugleich auch zur Datenverarbeitung wurde. Die elektronischen Daten waren mit diesen Geräten zunehmend mobil erhebbar, mitführbar und übertragbar und erweiterten die digitale Medizin, beziehungsweise E-Health, um den Aspekt der m-Health.[1]

Umfassendere Darstellungen für den deutschsprachigen Raum wie HARTMUT WEHRS *Die Geschichte der Health-IT* (2019) sind vor diesem Hintergrund sachgemäß selten, eher finden sich Zeitzeugenberichte aus der Informatik wie Claus O. KÖHLERS *Historie der medizinischen Informatik in Deutschland von den Anfängen bis 1980* (2003). Wesentlich für den vorliegenden Schwerpunkt der *Curare* ist hierbei die Feststellung, dass die Bedeutung und Interpretation des Computers sich in den historischen Herleitungen fachbedingt, von den Informations- bis zu den Geisteswissenschaften, erheblich unterscheidet (u. a. HILLGÄRTNER 2008: 14). In der Medizin selbst reichen die historischen Einordnungen von der angewandten Medizin bis zur Medizintechnik und -informatik. Die Computergeschichte wird damit bis heute immer wieder aufs Neue geschrieben, nicht als „convenient, natural and unmediated account of clear-cut facts", sondern als „a historically specific organization of experts, research, resources, and interpretive frames [...] in response to present and presumably historical events" (GEOGHEGAN 2008: 67). Ein solcher aktueller Anlass ist auch die vorliegende Ausgabe. In den Texten von Autor*innen aus den verschiedenen Teilbereichen des Themenkomplexes lohnt sich also stets der Blick darauf, *wie* Computer diskutiert werden, welche Vorgeschichte ihnen vorangestellt wird und wie dies den Blick auf die heutige Nutzung bestimmt.

Als Einführung in diese Ausgabe seien hierfür jedoch zunächst einige Grundlagen zusammengefasst. Hierzu werden vier theoretische Stränge historischer Geschichtsdiskurse – zum Computer als infrastrukturellem Knotenpunkt, zum Computer als Wissensmaschine, zum Computer als Kollege und zum Computer als Überwachungsgerät – eingeführt und diskutiert.

Auftakt: Der Computer als Werkzeug, Antagonist und wissenschaftliches Objekt

Als Verbindung von Computer und medizinischer Arbeit entwickelte sich die digitale Medizin in der zweiten Hälfte des 20. Jahrhunderts. Sie begann mit Überlegungen zur Informatik als Fach und zur Rolle des Computers in Krankenhäusern und Arzt-

praxen. Von dort entwickeln sich entlang von Entwicklungen wie der Robotik, der Telematikinfrastruktur, der mobilen Gesundheitstechnologie und der plattformbasierten Wissensarchitektur fach- und problemgeleitete Diskurse zur Dokumentation und Organisation, zur Überwachung und Verwaltung und zur Rolle von Nähe und Distanz.

Die Möglichkeit, Computer für biomedizinische Anwendungen zu nutzen, wurde ab 1947 auf Konferenzen der Ingenieurswissenschaften diskutiert (COLLEN & SHORTLIFFE 2015: 75). Die experimentelle Entwicklung der frühesten Computermedizin erfolgt bereits zu diesem Zeitpunkt in enger Verzahnung mit dem akademischen Diskurs. Universitäten, insbesondere Universitätskrankenhäuser, blieben dabei ein wichtiger Ort für frühe Tests – und nehmen bis heute diese Rolle als Nukleationspunkte ein. Wie im Gesamtkomplex der Telematik, also der Verbindung von Telekommunikations- und Informationstechnologien, bestand auch in der deutschen Entwicklung der Informationswissenschaften im Gesundheitswesen schon früh eine enge Verbindung in den französischsprachigen Raum (für die Telematik NORA & MINC 1979). Der französische Mediziner Francois Grémy initiierte bereits 1966 einen Lehrplan für die medizinische Anwendung von Computertechnologien und einen Lehrstuhl für „Informatique Médicale" am Hôpital de la Pitié-Salpêtrière. Er publizierte unter anderem zur Anwendung von Computern in diagnostischen Verfahren und im Kontext von Entscheidungstheorien (GRÉMY & JOLY 1967: 322–329; GRÉMY, SALMON & JOLY 1969: 88–95). Zeitschriften, wie die seit 1969 erscheinende *Revue Informatique Médicale* boten auch für Kolleg*innen im benachbarten Deutschland die Möglichkeit einer akademischen Auseinandersetzung mit dem entstehenden Forschungs- und Anwendungsfeld.

In Deutschland gilt heute Peter Leo Reichertz, Professor des Lehrstuhls für Biometrie und Medizinische Informatik an der Medizinischen Hochschule Hannover und ein Freund Grémys, als „sicherlich bedeutsamster Medizin-Informatiker" (KÖHLER 2003: 8). Einem deutschen Abstract seines 1970 erschienen Artikels „Requirements for Configuration and Management of Integral Medical Computer Center" (REICHERTZ 1970: 1–8) wird die Einführung des Begriffs Medizinische Informatik zugeschrieben, der sich daraufhin im deutschsprachigen Raum „sehr schnell durchsetzte" (KÖH-

LER 2003: 8). Jenseits der akademischen Projekte fanden sich auch in den Krankenhäusern und Arztpraxen einzelner Bundesländer bereits Ende der 1960er erste Bestrebungen, Computer einzusetzen.

Das Verhältnis von Maschine und Mensch war dabei von Beginn an komplex: „Während die einen wahre Wunderdinge erwarten, […] beschwören andere die Entmenschlichung der Medizin durch die Technik herauf" (JA 1969: 553). Ende der 1960er-Jahre wurde auf journalistischen Kanälen, wie dem *Deutschlandfunk*, sowie im Fach Medizininformatik „viel geschrieben und gesprochen" (*ebd.*) über Computer. „Computer: Werkzeug der Medizin" war beispielsweise der Titel eines Kolloquiums zur Datenverarbeitung und Medizin, das 1968 im Schloß Reinhartshausen stattfand. Die ärztliche Arbeit und die elektronische Datenverarbeitung erscheine doch „einigermaßen gegensätzlich, manchem sogar als reichlich unvereinbar" (GRIESSER 1970: 1), heißt es in den Proceedings. Dem Arzt als „Individuum" stünde „ein seelenloses technisches Gebilde [gegenüber], das durch die allerdings unzutreffende Bezeichnung ‚Elektronengehirn' einen Hauch von Unheimlichkeit besitzt" (*ebd.*). Andererseits sei der Computer hilfreich bei Routinearbeiten, als Entlastung und als zusätzliche Wahrnehmungsmaschine – vor allem aber kenne er „keine Emotionen, vor allem keine die Arbeit hemmende schlechte Laune und kein Wochenende" (*ebd.*: 1f.), kurz: er war bereits 1968 die perfekte Antwort auf die Herausforderungen der Medizin von heute. Dieser Diskurs über Kosten und Nutzen prägt die Technologieaneignung und die gesamte genealogische Entwicklung des Computers als Teil der Medizin wesentlich. Untersuchungen ärztlicher Praktiken und der digitalen Medizinkultur(en), sind dabei implizit stets informiert von den im Folgenden skizzierten Transformationsprozessen, durchaus aber auch von einem Nebeneinander der Fächer und Fachdiskurse.

Computer als Knotenpunkte: Vom Großrechner zu Krankenhausinformationssystemen

Die ersten Arbeitsfelder des Computers, in der Form von Großanlagen, die ganze Rechenzentren füllten, waren „ausschließlich rechnerischer oder buchhalterischer Art" (HEILMANN 2012: 5). Auf der Grundlage solcher Großanlagen wurden Ende der 1940er-Jahre erste Rechenzentren einge-

richtet. Diese entstanden ab den späten 1950er-Jahren an den Universitäten in der BRD und ab den frühen 1960er-Jahren in der DDR, von wo sie in den kommenden zwei Dekaden zunehmend medizinische Lehreinrichtungen versorgen sollten. Die Verortung der Rechenanlagen an den Hochschulen wurde auch gesetzlich festgeschrieben – das neue hessische Hochschulgesetz benannte 1978 beispielsweise in § 28 die „Krankenversorgung" als einen Arbeitsbereich der Hochschulrechenzentren (RADLOFF & WEISEL 2022). Diese Nutzung an medizinischen Hochschulen, hatte dabei zunächst zwei Anwendungsebenen: Klinikverwaltung zum einen und Forschung und Lehre zum anderen (HELD *et al.* 2009: 49).

Die medizinischen Rechenzentren waren dabei eher selten in die Entwicklung nationaler Rechenzentrumsstrukturen eingebunden und die Kontrolle über die Rechenzentren – ob intern oder über die Hochschulzentren – war wesentlich standortabhängig (*ebd.*). Hier zeigt sich bereits ein impliziter Sonderstatus der Computernutzung an den Kliniken,[2] der verstärkt wurde durch eigene Rechenzentren in Krankenhäusern, deren Netzinfrastruktur intern oder durch die Länder entwickelt wurde. Zur Entwicklung von EDV-Strukturen an Krankenhäusern ergaben sich ab den späten 1960er-Jahren diverse Bund- und Länderprogramme, darunter die vom Bundesministerium für Forschung und Technologie (BMFT) geförderten Projekte wie BAIK. Dieses lief ab 1967 und in einer ersten Modellphase bis 1982. Ausgehend von diesen wachsenden Rechnernetzwerken, in denen zunehmend auch kompaktere Computer in den Stationen der Krankenhäuser Einsatz fanden, wuchs die Bedeutung von Computern im medizinischen Alltag. Das Projekt DIPAS (1972) band zudem auch erstmals zwölf Arztpraxen mit Rechnern (Datex-L-Fernschreiber Siemens T200) an Kliniknetzwerke zurück. Das wichtigste Großprojekt dieser Zeit war allerdings DOMINIG, das in drei Teilprojekten – für das öffentliche Gesundheitswesen, die Krankenhäuser und die niedergelassenen Praxen – ab den frühen 1970er-Jahren entwickelt werden sollte.[3]

Die frühe Geschichte des Computers in der Medizin verbindet sich durch diese technischen Infrastrukturen und Nutzungen vor allem mit dem Schlagwort der „elektronischen Datenverarbeitung", das zunächst für das Management einzelner Institutionen und zunehmend für ganze Gesundheitssysteme Anwendungshorizonte fand (KÖHLER 2003: 10). Aus diesen ersten Dokumentationsverbänden entwickelten sich lokale Krankenhausinformationssysteme (KIS), im Englischen *Medical Information Systems* (MIS). Prinzipien für deren Einrichtung wurden auf internationalen Konferenzen bereits 1970 festgehalten (COLLEN 1970: 1–16); erste deutsche Grundlagenwerke, die die medizinische Datenverarbeitung in KIS-Konzepten weiterdachten, erschienen 1972 (eine Übersicht: KÖHLER 2003: 31; von Köhler selbst: KÖHLER 1982). Die Umsetzungen blieben allerdings Ländersache, was bis heute in der fragmentierten (Datenschutz-)Gesetzeslage nachwirkt. Der „EDV-Gesamtplan für die Wissenschaft im Land Berlin 1972–1976" prognostizierte beispielsweise für West-Berlin einen erhöhten Bedarf an Rechenzentrumskapazitäten für die Kliniken und machte Vorschläge für ein solches zukünftiges Krankenhausinformationssystem (HELD *et al.* 2009: 153–154).

Es folgten weitere Infrastrukturprojekte in den 1980er- und 1990er-Jahren und auch die Verbindung der Informationssysteme über die Krankenhäuser hinaus, wie bereits in den frühen Projekten angedacht, wurde immer wieder diskutiert. Das prominenteste Beispiel hierfür ist das Projekts MEDKOM, für das die Bundespost ursprünglich Ende der 1980er in verschiedenen Städten Glasfaser-Overlaynetzwerke (und zwischen den Städten Glasfaser-Fernnetze) zur Verbindung vieler westdeutscher Kliniken verlegen wollte (DÄ-N 1986: A-105.). Die Verbindung der Medizininformatik mit der praktizierten Medizin offenbarte jedoch in Deutschland sowie international Kommunikationsdifferenzen. Der Medizininformatiker Claus O. KÖHLER erinnert sich der Akteur*innen der frühen Phase der Einrichtung von Krankenhausinformationssystemen, ebenso wie von Computer allgemein, vor allem als

> Mediziner, die die Praxis gut kannten. Einerseits mussten sie auf Grund mangelnder Programmierkräfte ihre Vorstellungen solcher Systeme selbst umsetzen, hatten jedoch andererseits die Chance, ihren großen praktischen Bezug zu der Thematik einzubringen. (2003: 32)

In den folgenden Jahrzehnten entwickelten sich sukzessiv Modelle für die Konzeption und Umsetzung, allerdings blieb der Einsatz von Compu-

ternetzwerken ein zentrales Problem der Kommunikation zwischen Medizin und Informatik im Besonderen. Noch 2000 hieß es über Krankenhausinformationssysteme, sie seien teilweise „dominated by medical informatics concerns with technological solutions which may lack a clinical justification for their existence" (GARCIA DE ANCOS 2000: 102). Die Einrichtung vor Ort stellte dabei nur die eine Hälfte des Problems – die bundesweite Verknüpfung in Deutschland die andere. Im Jahr 2004 wurden im Zuge der Modernisierung der gesetzlichen Krankenversicherung (GKV-Modernisierungsgesetz) schließlich die Grundlagen für eine Telematikinfrastruktur festgeschrieben. Diese wurde durch das deutsche E-Health-Gesetzes 2015 in Verbindung mit der elektronischen Gesundheitskarte langfristig verpflichtend für Krankenhäuser und Arztpraxen, befindet sich allerdings weiterhin in der aktiven Umsetzung.

Personal Computer und Geräte: Vom Krankenhaus ins eigene Zuhause

Auf den Stationen der Krankenhäuser erfolgte der Einsatz von Computern ab den 1970er- und bis in die 2000er-Jahre individuell – es setzten sich sukzessiv Personal Computer für die Stationszimmer durch und mobile Visitenwagen ermöglichten sogar das Mitführen eines PCs mit Monitor auf den Visiten. Ein konkretes Bild der Verbreitung von Computern in Krankenhäusern ergibt sich aus einer Studie zur EDV-Nutzung an deutschen Kliniken aus dem Jahr 1983 (LORDIECK & REICHERTZ 1983). Hierbei wurden insgesamt 1074 Kliniken untersucht, von denen in 868 Krankenhäusern insgesamt 2463 EDV-Aktivitäten verzeichnet wurden, wohingegen 172 Häuser noch keine EDV einsetzten, aber dies zumindest planten (*ebd.*: 83f., 145).[4] Das erste Patientendatenmanagementsysteme (PDMS) war bereits in den 1970er-Jahren das Göttinger Informationssystem für Intensivmedizin (GISI).[5] Es sammelte Informationen zur Befundung und Therapie vor, während und nach Operationen (SCHILLINGS *et al.* 1986: 120–124). Aufschluss gibt der Bericht neben der Quantität vor allem auch über die Rolle der Computer in den Krankenhäusern. Der Einsatz der EDV wurde in der längeren Nutzung von einer Reihe von Erfolgsfaktoren abhängig gemacht – darunter wesentlich die Schulung des Personals, die zu einer „Steigerung der Motivation und Akzeptanz" (LORDIECK & REICHERTZ 1983: 142) der Systeme führe.

Dieser Nutzungszusammenhang galt im selben Maße, wenn nicht noch mehr, für die Praxen, deren technische Ausstattung wesentlich von der individuellen Neigung, Kenntnis aber auch den Finanzierungsmöglichkeiten der Ärzt*innen abhing. 1984 wurde beispielsweise auf der Messe Medica mit dem Philipps P 3100 ein komplett konzipiertes „Einstiegsmodell" (WZ 1985: 440) im niedrigeren Preissegment vorgestellt, das mit Betriebssystem und einem Programmpaket für das Patient*innenmanagement ausgestattet war, 1985 stellte Siemens auf der Medica mit Sisymed ein modular anpassbares PC-System aus, das nicht nur günstigere Anschaffungskosten als die Konkurrenz versprach, sondern auch explizit „auf EDV-Laien zugeschnitten" (WZ/EG 1985: 3474) sein sollte. Dennoch schätzt der auf Technologie spezialisierte Medizinjournalist Hartmuth WEHRS, dass die Anzahl der „EDV-Ärzte" zum Ende der 1980er-Jahre noch bei „vielleicht ein bis zwei Prozent" lag (WEHRS 2019: 103). Hierzu passt, dass 1989 im Rahmen der Medica (Teilbereich: Medica informatica) immer noch grundständige EDV-Einführungskurse angeboten wurden – „für alle, die noch keine EDV haben, aber wissen möchten, was EDV in der Praxis leistet" (DEUTSCHES ÄRZTEBLATT 1989: A-2474). Die Anpassung an die technischen Möglichkeiten wurde vor allem von der Einführung der elektronischen Krankenversicherungskarte Mitte der 1990er-Jahre wesentlich vorangetrieben (WEHRS 2019: 104), wobei Statistiken zum Ende der 1990er-Jahre deutliche Unterschiede in der Computernutzungsdichte zwischen den medizinischen Fachrichtungen zeigten – von 40 Prozent bei Laborärzt*innen bis zu nur 10 Prozent bei Kinderärzt*innen (ebd.: 107).

Die Rolle der Computer in der deutschen Medizin veränderte sich auch durch neue Endgeräte von Smartphones und Tablets bis hin zu spezialisierten Gadgets, die in mobiler Form viele Funktionen eines Computers überall verfügbar machten. Eine erhebliche Rolle in der Computergeschichte spielt die Verschlankung hin zu Handheld-Geräten. Erste Laptops und Notebooks wurden bereits in den 1980er-Jahren vertrieben und auch frühe Tabletcomputer kamen bereits Ende der 1980er-Jahre auf den Markt. Ein Beitrag aus dem Jahr 1995 pries den Leser*innen des *Deutschen Ärzteblatts* ein

neues Laptopset mit Datenfernübertragung zum Praxiscomputer (über Telefon und Modem) an und proklamierte, damit wäre „die Praxis mobil gemacht" (WZ 1995: A-450).

Ab den 2000er-Jahren entwickelten sich mit der Ausbreitung von mobilen Technologien dann die eigentlichen Konzepte der mobile Health (mHealth), die ab 2003 unter diesem Begriff in der Literatur in Erscheinung traten (BASHSHUR, SHANNON, KRUPINSKI & GRIGSBY 2011: 489) und ab den 2010er-Jahren auch breiter diskutiert wurden (MALVEY & SLOVENSKY 2014: 1–19). Zu dieser gehörten in der deutschen Medizin zunehmend Studien, Debatten und Anwendungsversuche zur medizinischen Nutzung von Tablets – beispielsweise zur Frage der Hygiene der Tablets am Krankenbett (PRAMANN, GRAF & ALBRECHT 2012: A706-A3), zur Technologie für Haus- oder Pflegeheimbesuche sowie zur Videoübertragung aus dem Rettungswagen (BERGRATH & CZAPLIK 2016: 255). Ergänzend zu diesen Angeboten aus der Medizin wuchs zudem die Zahl an Geräten, beispielsweise Fitnessuhren oder in Smart Homes, mit denen Nutzer*innen sich selbst überwachen (lassen) können.[6]

Die zunehmende Vernetzung von Ärzt*innen und Patient*innen legt den Grundstein für eine breitere Nutzung der Telemedizin, also der medizinischen Arbeit auf Distanz. Die Telekonsultation zwischen Kolleg*innen, wie sie in Projekten wie dem Hannoveraner Pilotversuch MEDKOM (Medizinische Kommunikation, 1986–1994) bereits erprobt worden war, stellt hierbei eine wichtige Form dar. In Deutschland wurde im klinischen Bereich in den 2010er-Jahren zunehmend eine Überführung verschiedener Projekte in einen Regelbetrieb geplant – beispielhaft genannt seien hier die Molekularen Tumorboards (MTB), die *unter anderem* interklinische Online-Schalten zur Diskussion seltener Tumorerkrankungen beinhalten (SCHICKHARDT, HORAK, FRÖHLING & WINKLER 2020: 431–437).

In den Praxen, also vor allem an der Schnittstelle der Ärzt*innen und Patient*innen, dauerte die Umstellung auch aus juristischen Gründen länger. Hier bestand für die Erstdiagnose über Computer zunächst ein Verbot ausschließlicher Fernbehandlungen. Dieses wurde erst 2018 vom Deutschen Ärztetag aufgehoben (KRÜGER-BRAND 2018: A965–A968), die Fernbehandlung bleibt jedoch in der Medizin umstritten. Ein wesentliches Argument gegen eine Behandlung über den Computer ist dabei seit mehreren Dekaden ein Diktat der fünf Sinne - also einer idealtypischen Erfassung des Zustands der Patient*innen mit allen Sinnen; gemeint vor allem vom Händedruck, über die Betrachtung bis zum Abhören. Dies gilt oftmals als Grundmaxime medizinischer Arbeit: zur Behandlung „gehöre unbedingt der persönliche Kontakt" (SCHMIDT 1997: A-92).

Computer als Black Box: der deutsche Sonderfall der Krankenakte

Eine eigene Geschichte innerhalb der medizinischen Dokumentation in Deutschland hat die elektronische Patient*innenenakte (ePA). Im Jahr 1968 präsentierte Lawrence WEED erstmals sein Konzept eines problemorientierten Krankenblatts – sein Buch mit dem gleichnamigen Titel erschien 1978 auch in Deutschland (WEED 1978). Erst die Einführung von Computern zur Datenverarbeitung versprach jedoch, den Mehraufwand einer umfassenden Dokumentation bewältigbar zu machen, der bis dahin „aufgrund der vielen doppelten Schreibarbeit mit reinen papierbasierten Akten nicht konsequent" (HAAS 2004: 12) umsetzbar war. Neben den Krankenakten in Krankenhäusern, die als Teil von medizinischen Informationssystemen konzipiert und genutzt wurden, stellte vor allem die individualisierte, an eine elektronische Karte gekoppelte Gesundheitsakte, für deutsche Bundesbürger*innen eine Herausforderung dar.

Sein 1968 im Bethesda-Klinikum im Kontext des BAIK programmierter Arztbrief, argumentiert Wolfgang GIERE, könnte als erste deutsche Form einer ePA verstanden werden.[7] Er enthielt bereits Informationen zur Patient*innenidentifikation, Anamnese, Laborwerten und Therapievorschlägen, die auf dem Großrechner gespeichert waren. Die Daten wurden über Lochkarten eingelesen und dann in der Akte vollautomatisch erstellt, der ausgedruckte Arztbrief konnte vom Arzt kontrolliert und unterschrieben werden (GIERE 2021). Im folgenden Jahr beriet die Bundesärztekammer – vor allem mit Blick auf Versuche in Schweden – bereits über die Grundlagen für eine bundesweite Datenbank (STE 1969: 3389) und im *Deutschen Ärzteblatt* wurde ein Vortrag Gerhard OBERHOFFERS im Seminar „Anwendung des Computers in der Medizin" anlässlich der 2. Diagnostik-Woche in Düsseldorf abgedruckt, der ein System diskutierte,

um zumindest „im Bereich einer Region [...] alle Krankenhäuser, Kliniken und alle praktizierenden Ärzte [...] durch ‚terminals'" (OBERHOFFER 1970: 3005) zu verbinden.

GIERES Akten und die zu jener Zeit diskutierten Konzepte konnten sich allerdings ebenso wenig durchsetzen wie ein erster Versuch mit Versichertenkarten aus Kunststoff Ende der 1970er-Jahre.[8] Vorläufer der elektronischen Krankenakten wurden stattdessen zunächst die analogen Krankenscheine auf Papier – in der DDR inkludiert in den Sozialversicherungsausweis –, mit denen gesetzlich Versicherte ihre Behandlungen abrechnen konnten. Diese sollten im wiedervereinigten Deutschland 1992 durch eine elektronische Krankenversichertenkarte ersetzt werden, die schließlich 1995 eingeführt wurden. Diese Karten dienten jedoch zunächst nur als Verbindung zu den Krankenkassen.

Neue Impulse für eine tatsächliche elektronische Krankenakte ergaben sich erst 2001 im Zuge des Lipobay-Skandals. Die schwerwiegenden Wechselwirkungen des Cholesterin-Medikaments zeigten einmal mehr die Notwendigkeit für Medikamentenübersichten in der Form von individualisierten Patient*innenakten. Aus einem Arzneimittelpass wurden bald bundespolitische Konzepte eines Gesundheitspasses, der auf der Krankenversichertenkarte hinterlegt werden sollte. GIERE formulierte 2002 im *Deutschen Ärzteblatt* deshalb vor dem Hintergrund seiner langjährigen Bemühungen um elektronische Akten wesentliche „Prüfsteine" für eine digitale Patient*innenakte (2002: A344). Darin forderte er vor allem eine aktive Akte, die Patient*inneninformationen (Krankengeschichte) und etablierte Datenbanken (Register) zusammenführen konnte und den Behandelnden von „einer unsichtbaren Schar hilfreicher DV-Agenten automatisiert und selektiv zum aktuellen Patientenproblem relevante Zusatzinformation" (*ebd.*) anbieten sollte. Hier zeigte sich einmal mehr die Hoffnung einer gezielten Datenverarbeitung, die eine computergestützte, vernetzte Medizin – also Computer in jedem Krankenhaus und jeder Praxis – zur Grundlage eines modernen Gesundheitswesens machte.

Ein Jahr später, 2003, folgte das Gesetz zur Modernisierung der gesetzlichen Krankenversicherung, das eine eGK vorsah, in der Patient*innenakten allerdings zunächst noch optional waren

(ELMER 2016: 98). Die Gesundheitskarte wurde jedoch bereits in ihrer Konzeption zum Aushandlungsfeld verschiedener Interessen:

> Ärzte und Apotheker, die Krankenkassen und Patientenverbände sowie die Gesundheitsindustrie und auch die Datenschützer meldeten sich zu Wort. [...] Aus der einfachen Verschreibungsliste wuchs ein höchst komplexes System, das Deutschland eine ‚telemedizinische Infrastruktur' bescheren sollte. (BOCHERS 2011)

Zu diesem System gehörten wiederholte Anläufe, Karten über die Krankenversicherungen auszustellen, aber auch Lesegeräte für die Karten in Krankenhäusern und Praxen zu installieren.

Nachdem die Einführung zunächst 2006 noch scheiterte, wurden die Krankenversichertenkarten bis Ende 2014 sukzessive durch eGKs ersetzt. Eine Ergänzung der eGK um elektronische Patient*innenakten und Arztbriefe, wie sie bereits 1969 erprobt wurde, wurde im E-Health-Gesetz 2015 skizziert und ist seit 2021 verpflichtend. Sie basiert auf einer Telematikinfrastruktur, der modernen Variante der bereits 1969 geforderten Datenbank, an die nun alle Praxen – teils gegen deren offenen Widerstand – angeschlossen sein müssen.

Der Computer als Datenschleuder: Vorsicht in der Medizin

Auf der CEBIT 2004 noch beworben als das „größte ‚Bürokratieabbauprojekt', das es im Gesundheitswesen je gegeben habe" (Ulla Schmidt zitiert in KRÜGER-BRAND 2004: A889), wandelte sich die Wahrnehmung der eGK und der mit ihr verbunden Krankenakten bald zu einer „unerträgliche[n] Geschichte" (SCHWEIM 2007: 1) mit explodierten Kosten. An der Patient*innenakte zeigt sich im Kleinen ein wesentliches Bedenken in der deutschen computergestützten Medizin, das auch ein allgemeines Merkmal der deutschen Digitalisierungsgeschichte ist. Denn die Medizin agiert mit Daten, die „zum Teil höchst sensibel" (BAUER 2018: 4) sind und weder weitergegeben noch manipuliert werden sollten.

Bereits 1969 finden sich in den Plänen für eine bundesweite Datenbank warnende Hinweise, diese Strukturen seien „überhaupt nur dann gerechtfertigt [...], wenn bei ihrer Inanspruchnahme der Mißbrauch absolut unmöglich sei" (STE 1969:

3390). Tatsächlich hat Deutschland im Bereich des Datenschutzes in gewisser Weise eine Vorreiterstellung. Das Bundesland Hessen erließ bereits 1970 das Hessische Datenschutzgesetz, das als erstes seiner Art weltweit sogar der Einrichtung des ersten nationalen Datenschutzgesetzes 1977 vorgriff (GENZ 2004: 9). Die 1970er- und 1980er-Jahre markierten allgemein die Wende hin zu einer bundesweiten (und international) kritischen Auseinandersetzung mit dem Schutz von Computern und deren gespeicherten und geteilten Inhalten – exemplifiziert in der Gründung des Chaos Computer Clubs 1981, den KGB-Hacks zwischen 1985 und 1989 und Publikationen wie Clifford STOLLS *The Cuckoo's Egg* (1989). Hiervon war auch die Medizin betroffen, die ab den 1970er-Jahren zunehmende Debatten zum Datenmissbrauch in der Medizin führte (KÖHLER 2003: 32).

Der Datenschutzdiskurs wurde dabei über Dekaden hinweg von konservativen Positionen dominiert, die dem technologischen Wandel mit Skepsis und Vorsicht begegneten. Während manche den eGKs das Potential einer erhöhten Transparenz und Effizienz des Gesundheitswesens zuschrieben, erklärten andere, beispielsweise in einem Kommentar im *Deutschen Ärzteblatt* 2001, die Risiken der Gesundheitskarte seien „weitaus größer als die zu erwartenden positiven Effekte" (FLINTROP 2001: A2920). Sorge besteht bis in die Gegenwart hinein über den elektronischen Speicherort – auf einer Karte oder auf zentralen Servern – und um den dadurch möglichen Zugriff Unbefugter auf die Daten. Der Deutsche Ärztetag positionierte sich hierbei besonders deutlich gegen die bundespolitischen Projekte und lehnte zwischen 2007 und 2013 die eGK aus Kosten- und Sicherheitsgründen mehrfach ab.

Dem Computer – und in Erweiterung seinen Infrastrukturen und den mit ihm verbundenen Speichermöglichkeiten (hier den Chips auf der Gesundheitskarte) – kommt in dieser soziotechnischen Debatte um Sicherheit die Rolle einer „Black Box" zu, wie Rainer C. BECKER in seiner Wissensgeschichte des Computers aufgezeigt hat (2012: 87). Einige Akteure, darunter Erwin Böttinger, sehen deshalb im „deutschen ‚Totschlagargument' Datenschutz" (zitiert in DEUTSCHES ÄRZTEBLATT 2019) eines der wesentlichen Hindernisse für die digitale Medizin. Der Datenschutz bleibt jedenfalls bis heute eine Herausforderung, wie die aktuellen Debatten um die Patient*innenakte, die Corona-Warn-App und das Digitale-Versorgung-Gesetz (DVG) zeigen.

Personal Computer als Informationsmaschine: Medizinwebseiten und Medizindatenbanken im Internet

Die in den 1960er-Jahren auch in der Medizininformatik formulierte Vision von einem „Universalcomputer', der in Zukunft schwierige Differentialdiagnosen stellen, die optimale Therapie empfehlen: kurz Entscheidungsfunktionen übernehmen würde", bezeichnete Rudolf GROSS 1988 im *Deutschen Ärzteblatt* noch etwas spöttisch als „übertriebene[n] Optimismus", der ins Gegenteil umgeschlagen sei (1988: A-305). Zum einen hätten die technischen Möglichkeiten der Computer bis in die 1970er-Jahre für die Darstellung und Verknüpfung von Krankheiten und Symptomen nicht ausgereicht, zum anderen seien die Ärzt*innen und Krankenhäuser „weder personell, räumlich, finanziell in der Lage, noch in der Grundeinstellung willens, sich solcher mechanisierter und elektronischer Hilfen zu bedienen" (ebd.). Erst mit der Erfindung des Mikroprozessors, und der Einführung des darauf basierenden Personal Computer (PC), erweiterte sich das Nutzungsspektrum in der Informationsgesellschaft erheblich. In den 1970er-Jahren kamen erstmals auch für Privatpersonen erschwingliche Geräte auf den Markt, Firmen wie Commodore, IBM und Apple begannen bis in die frühen 1980er-Jahre, den Markt auszubauen und in Deutschland lag der Absatz von PCs beispielsweise 1986 bereits bei 300.000 Geräten (VARCHIM 1988: 91). GROSS sah deshalb 1988 in der neuen Technologie und ihren technischen Möglichkeiten eine Chance für die Krankenhäuser und Praxen der Zukunft – wenn auch weiterhin mit der klaren Ansage:

> Die vielen unprogrammierbaren Situationen des einzelnen Kranken, das unerläßliche Individualisieren in Diagnose und Therapie, [...] werden den Arzt in absehbarer Zeit genau so wenig überflüssig machen wie die vieldeutig formulierte ‚Künstliche Intelligenz' das menschliche Gehirn (1988: A-306).

Die hier implizierte Sorge vor einem *Ersetzen* oder *Übertreffen* menschlicher Kompetenz durch Maschinen wurde schon früh zu einem der Leitmotive des medizinischen Fachdiskurs über den Computer. Eine Karikatur von Manfred Limmroth aus den frühen 1990er-Jahren bringt dies pointiert auf den Punkt, in der ein Arzt bei einem Kind Röteln diagnostiziert, die Symptome im Computer sucht und – inzwischen selbst erkrankt – feststellt: „Sind aber keine, sagt der Computer!"

Hier zeichnet sich ein Komplex um die Medizin als Wissensfeld ab, in dem der Computer als Rechen- und Informationsmaschine zunehmend im Stande ist, die datenbasierten Anforderungen des Faches – also einer evidenzbasierten, leitliniengestützten Medizin (für eine Übersicht: KARBACH 2010: 4–21) – zu bewältigen. Diese Fähigkeiten erweiterten sich bis in die 2010er-Jahre erheblich, der Standpunkt einer qualitativen Überlegenheit menschlicher Diagnostik und Entscheidung wird deshalb zunehmend den quantifizierbaren Wissensanforderungen einer spezialisierten Medizin gegenübergestellt. Langfristig wirkt sich dies auf verschiedene Bereiche der computerbasierten Medizin aus – wie im Folgenden zunächst exemplarisch an der Rolle von Datenbanken gezeigt werden soll.

Das Netz der medizinischen Fakten

Bereits 1969 wurde mit dem Deutschen Institut für Medizinische Dokumentation und Information (DIMDI) in Köln eine erste Institution ins Leben gerufen, um Medizininformationen zu bündeln und bereitzustellen. Erst im Verlauf der späten 1970er-Jahre entstanden jedoch Vernetzungsmöglichkeiten, die einen Zugriff auf Datenbanken – 1977 waren es weltweit nur etwa 300 – möglich machten (WEHRS 2019: 348). Eine wichtige Neuerung in der Computernutzung ergab sich mit der graduellen Anbindung an die Netzknotenpunkte, die sich zum heutigen Internet entwickelten. Bereits Mitte der 1980er-Jahre wurden die Computerzentren der Universitäten Karlsruhe und Dortmund an das 1981 gegründete *Computer Science Network* (CSNet) angeschlossen. Es kam im Verlauf der 1980er zur Gründung verschiedener Datennetze durch einzelne Bundesländer und zur Einrichtung des *Deutschen Forschungsnetzes* (DFN) sowie der internationalen Backbone-Infrastruktur des *National Science Foundation Networks* (NFSNET), deren Navigation über Webbrowser (und das World Wide Web) ab dessen kommerziellem Start 1990/1991 (Prototypen existierten bereits 1989) wesentlich zur Entwicklung des Internets in seiner gegenwärtigen Form beitrug. Bedeutsam für den Erfolg der Netzwerke war der PC, der nun Gesundheitsinformationen auf Datenträgern oder aus dem Netz aufrufen oder einrichten konnte. Zu Beginn der 1980er-Jahre existierten in Deutschland etwa 200 Datenbanken, „von denen 50 online abfragbar waren" (WEHRS 2019: 348).[9] Ende der 1980er-Jahre ermöglichte der Datex-P-Zugang der Deutschen Bundespost Zugriff auf die DIMDI-Datenbanken, darunter insbesondere die weltweit genutzte Datenbank Medline (*Medical Literature Analysis and Retrieval System Online*, online zugänglich seit 1971). Hinzu kamen CDs mit Repositorien, die oftmals erheblich günstiger waren als die Datenbankzugänge.

In der Folge entwickelte sich ein eigenes Genre der Ratgeberliteratur, darunter das mehrfach neu aufgelegte *Medicine and the Internet* (MCKENZIE 1996) oder der *Physicians' Guide to the Internet* (HANCOCK 1996). Im deutschsprachigen Raum legte Florian KORFF mit *Internet für Mediziner* (1996, korrigierter erster Nachdruck 1997) einen wichtigen Leitfaden vor, der im Internet zugleich Problemstellung und Lösungsansatz für eine Medizin im Informationszeitalter sah:

> Die Selektion der relevanten Informationen ist oft mühsam und vor allem in der zur Verfügung stehenden Zeit kaum zu bewältigen. [...] Andererseits verkürzt sich auch die Halbwertszeit medizinischen Wissens immer stärker. Der Druck auf den Einzelnen wächst, immer auf dem neusten Stand der wissenschaftlichen Erkenntnisse zu sein. Dies hat zur Folge, daß neue Methoden der gezielten und effektiven Informationsgewinnung ihren Einzug in die Medizin nehmen werden (KORFF 1997: 1).

Die von KORFF prognostizierte Situation trat schon wenige Jahre später ein. In einem Beitrag zur Ausbildung im Bereich der Gesundheits-Telematik bemerkte Mark A. MUSEN von der *Stanford University School of Medicine* eine gesellschaftlich beförderte Technologieaneignung in der digitalen Wissensvermittlung. Die meisten medizinischen Berufe nähmen Internet und World Wide Web aus ihrer privaten Nutzung heraus als selbstverständlich hin, die nächste Generation, so seine Prognose im Jahr 2000, sei bereits „certain to be computer literate" (2000: 40).

Ein wichtiger diskursiver Baustein der ubiquitären Informationsangebote im Netz war fast von Beginn an die Qualität medizinischer Informationen. So wurde beispielsweise bereits 1996 im Rahmen eines Telemedizin-Schwerpunkts der Bayerischen Landesärztekammer die wissenschaftliche Aktualität der Internetaus- und weiterbildung von Ärzt*innen diskutiert (SCHMIDT 1997: A-92). Die Nutzung von Computern zur Selbstbewerbung sowie zur Verbreitung von Gesundheitsinformationen wurde auch auf der Tagung „Use of the Internet and World-Wide Web for Telematics in Healthcare" in Genf 1995 als Herausforderung identifiziert. Als Reaktion darauf wurde unter anderem 1996 die *Health on the Net Foundation* (HON) ins Leben gerufen, deren Netcodes ein Qualitätsmanagement für Gesundheitsinformationen ermöglichen sollten.

Die Herausforderung, die sich vor allem in den letzten Jahren schon vor der Covid-19-Pandemie abzeichnet, ist eine Nutzung des Internets als Plattform für Gesundheitsinformationen in Zeiten medizinischer Fake News (SWIRE-THOMPSON & LAZER 2020: 433–451) – insbesondere auch in Deutschland (SCHENK 2021: A1258–A5). Computer haben sich an dieser Schnittstelle von medizinischen Informationen und einem wachsenden Laienpublikum zunehmend von Wissensmaschinen zu Informationsdisseminatoren gewandelt, die Gesundheitskompetenz *(Health Literacy)* unter anderem an Computer- und Informationskompetenzen *(Computer/Information Literacy)* rückbinden. Ärzt*innen käme in diesem Feld oftmals die Rolle der „Lotsen im Informationsnebel" zu, wie es Franz-Joseph Bartmann, Präsident der Ärztekammer Schleswig-Holstein und Vorsitzender des Ausschusses Telematik der Bundesärztekammer, 2015 formulierte (DEUTSCHES ÄRZTEBLATT 2015).

Kollege Computer: Medizintechnik in der Diagnostik und im OP

Das Nutzungsspektrum des Computers in der Medizin differenzierte sich jenseits der Dokumentation und Informationsdarstellung zudem in verschiedenen Formen aus, die wesentlich mit seiner Rolle als multimedialer Datenmaschine zusammenhingen. Hier spielt in Anlehnung an frühe Konzepte der Kybernetik in vielfältiger Form die Frage des technischen Körpers eine Rolle, dem

„ein Parallelisieren von menschlicher und maschineller Leistung eingeschrieben" (ALPSANCAR 2012: 12) ist. Der Computer und seine Peripherie, für die in Praxen und Krankenhäusern zunehmend ganze Räume umgebaut werden müssen, stehen in einer „funktionalen Äquivalenz zwischen Körperorganen und Computern" (ebd.). Insbesondere im Bereich der Medizintechnik, also einzelner oder im Verbund geschalteter „Instrumente, Apparate, Vorrichtungen, Hilfsmittel und Hilfsgeräte sowie notwendige Einrichtungsgegenstände, die zur Erkennung (Diagnostik), Behandlung (Therapie), Überwachung (Monitoring) und Verhütung (Prävention) von Erkrankungen beim Menschen eingesetzt werden" (KRAMME & KRAMME 2007: 4), spielt der Computer als koordinative Befehlsmaschine eine Rolle.

Seine Position als gleichberechtigter Kollege neben behandelnden Ärzt*innen wurde dabei bereits Ende der 1960er-Jahre diskutiert. So hieß es beispielsweise im *Deutschen Ärzteblatt* in einer Rezension eines Radiobeitrags leicht süffisant: „Aber auch bei dieser stark eingeschränkten diagnostischen Tätigkeit von Kollege Computer dürfte noch eine Weile vergehen, bis der Kollege nun wirklich kommt" (JA 1969: 553). Ähnlich bemerkt ein Beitrag zur Reform des Medizinstudiums bereits die Vorzüge des Computers – übersichtliche Dokumentation, Abnehmen von Routineaufgaben wie Laborauswertungen, exaktere Messwerte –, man müsse jedoch im Blick behalten, „daß der Computer als ‚Vollidiot mit Lichtgeschwindigkeit', der nicht einmal bis drei zählen kann, nicht selbstständig, das heißt nicht ohne Programm seine Diagnosen stellen kann. Er ist lediglich eine Diagnostikhilfe" (ALBERS 1969: 428).

Computer als Diagnostiker

Die Frage nach den diagnostischen Fähigkeiten von Computern entwickelten sich besonders prominent am Bereich der Bilddiagnostik. Ab den 1970er-Jahren wurden zunehmend Bilddokumentations- und -verarbeitungssysteme, sogenannte PACS-Systeme (*Picture Archiving and Communication Systems*), entwickelt, die vor allem in Verbindung mit Radiologie-Informationssystemen (RIS) zum Einsatz kamen. Hierbei wurden Computer mit weiterer Medizintechnik, darunter dem ab den späten 1960er-Jahren entwickelten Compu-

tertomographen, verbunden, um Bilder zu erstellen, zu übermitteln, zu archivieren und zu bearbeiten. Sowohl die Geräte als auch die PACS-Software waren jedoch keine problemlose Anschaffung für Krankenhäuser. Grund dafür waren unter anderem ein unübersichtlicher Markt, die Kosten der Anschaffung und bspw. damit zusammenhängende Probleme mit den Schnittstellen (sog. DICOM-Schnittstellen), für die 1985 ein Standard (bis 1993 noch ACR/NEMA-Standard) festgelegt wurde. Dieser Standard war eine wichtige Antwort auf die wesentliche Herausforderung der Interoperabilität, die bei Computeranwendungen, Medizintechnik und medizinischen Netzwerken bis heute auftritt.

Wie lange die Einführung der Systeme teilweise benötigte, zeigt sich in der Praxis. So hieß es 1997 noch in einem deutschen Lehrbuch, dass „ein Großteil der medizinischen Bilder" weiterhin „durch die konventionelle Röntgentechnik" entstünden, also als analoge Röntgenfilme vorlägen (PELIKAN & TOLXDORFF 1997: 64). Diese Situation veränderte sich erst im Verlauf der nächsten zwanzig Jahren. Im Jahr 2012 konstatierte das *Deutsche Ärzteblatt*: „Digitale Bildarchivierungs- und Kommunikationssysteme (Picture Archiving and Communication System, PACS) auf Basis des DICOM-Standards sind inzwischen fester Bestandteil in der Radiologie und Nuklearmedizin" (KRÜGER-BRAND 2012: A1566) – ihre Einsatzgebiete wurden zu diesem Zeitpunkt zudem auf andere medizinische Fachbereiche erweitert.

Die diagnostischen Möglichkeiten auf der Grundlage von computergenerierten Bildern haben hierbei ebenfalls eine erweiterte, projektgebundene Geschichte. So wurde beispielsweise in den 1990er-Jahren bereits an vielen Standorten Gebrauch von Virtual-Reality-Programmen gemacht, um Studierende in Anatomie auszubilden, Operationsverläufe zu planen und Operationen zu begleiten (GEISLER 1994: A980f.). Im Jahr 1996 war Virtual Reality ein wichtiger Bestandteil der Medienstraße der Medica (MARX 1996: A3034). Unter dem Stichwort „Per Mausklick ins Rückenmark" (ebd.) wurde der Computer als ein Gerät neu gedacht, das in der Medizin jene Daten verbildlicht, die in der normalen medizinischen Praxis nicht und nur schwierig zugänglich wären. Diese Medizinbilder wurden zudem durch den Einsatz um Graphen und Tabellen ergänzt, die eine weitere Form der Verbildlichung von medizinischen

Daten – oder aber der medizinischen Möglichkeiten des medialen Eingriffs selbst – darstellen (SCHLAPS & SCHLEGEL 1986: 461–468). Diese fanden besonders in den 2010er-Jahren im Rahmen mobiler Gesundheitsgadgets zunehmend auch jenseits der Medizin Verbreitung.

Hier verbindet sich mit dem Computer als Bildmaschine eine gänzlich neue Wahrnehmung medizinischer Arbeit, in der dem „Gott im Rechner" als „Alleinherrscher über die von ihm geschaffene Welt des Scheins" eine komplexe neue Rolle zugesprochen wird (GEISLER 1994: A-890). Denn die bildgebenden Medizingeräte stehen heute für die neuen Möglichkeiten der digitalen Bildbearbeitung, „die nicht auf Anw[endungen] in der Röntgendiagnostik beschränkt blieb, sondern die gesamte bildgebende Diagnostik der Med[izin] revolutioniert hat" (BORCK 2007: 268). Der Computer wird in diesen Zusammenhängen deshalb häufig als Produzent „eigenständige[r] mediale[r] Konfigurationen von Wissen über den menschlichen Körper" (STOLLFUSS 2017: 149) gelesen, das von ihm generierte Bild zur fundamentalen erkenntnisleitenden Perspektive der modernen Medizin erhoben (OSTHERR 2013: 4). Die Diagnostik von Computern wird damit zu einem wesentlichen Element medizinischer Arbeit, die entstehenden Graphen und Bilder – beispielsweise in der Radiologie – haben jedoch bis heute nur Nutzen, wenn sie „zweckgerichtet" (SANDFORT 2019: 24), also in direktem Bezug zu Diagnosen, erstellt werden.

Roboter und KI: Kommt der „Eiserne Chirurg"?

Ein zweiter wesentlicher Baustein der medizintechnischen Debatte um „Kollege Computer" ist die Robotik, die sich vor allem in den letzten 30 Jahren entwickelt hat und zu deren Einsatzfeld vor allem die Chirurgie gehört, deren Operationssäle als medizinische Arbeitsräume neu gedacht werden mussten. Prominenter Vorreiter dieser Entwicklung war in Deutschland der OP 2000. Dieser Operationssaal wurde über mehrere Jahrzehnte konzipiert und schließlich auf der Weltausstellung im Jahr 2000 vorgestellt. Er verband u. a. bildgebende Verfahren, Operationsassistenz und Telekommunikationsmöglichkeiten. Eines der ersten deutschen Systeme, das hingegen breiter in den Einsatz kam, war in den 1990er-Jahren der auch weltweit genutzte Robodoc. Während das Robodoc-System zu Beginn der 2000er-Jahre aufgrund seiner Anforderungen bei OPs (z. B. große Eingriffsbereiche statt kleiner Schnitte) und aufgrund von Komplikation und daraus folgenden juristischen Prozessen in die Diskussion geriet (BE 2006: A3291; KRÜGER-BRAND 2006: A1836), setzten sich andere Robotersysteme langfristig durch und gewannen vor allem im Übergang zu den 2000er-Jahren im OP-Bereich an Popularität. So zeichnete ein Artikel im *Spiegel* Roboter bereits 2000 als Behandlungsargument von Patient*innen und erklärt zudem auch, Ärzt*innen würden die „Genauigkeit, eiserne Ruhe, eine Stahlhand, die nicht zittert, und verlässliche Topform zu jeder Zeit des Tages" (BERNDT 2000) schätzen.

Der Robotik wurde 2001 auch im *Deutschen Ärzteblatt* attestiert, dass sie „einen Evolutionssprung in der operativen Medizin bedeuten" (FEDERSPIL, STALLKAMP & PLINKERT 2001: A 2879) könne, sollten die Systeme und ihre Anwendungsroutinen weiterhin ausgebaut werden. Bedeutsam ist für die Betrachtung die Differenzierung in Roboter und Manipulatoren, deren Unterschiede in der Arbeitspraxis häufig nicht klar genug benannt würden (*ebd.*). Unter Manipulatoren versteht man Maschinen und Systeme, die computerbasiert und mit Sensoren ausgestattet sind, um menschliche Handlungen auszuführen, während Roboter als programmierte, aber selbstbestimmte Einheiten Aufgaben umsetzen können. Um die Jahrtausendwende fanden sich bereits „weltweit über 500 Robotersysteme, zumeist Manipulatoren" (*ebd.*), die vor allem in der Chirurgie als Assistenzsysteme im Einsatz waren. Diese klare Fokussierung auf Trägersysteme bediente die Annahme, dass vielerorts „die menschliche Wahrnehmung und Flexibilität nicht durch künstliche Sensoren und ein Computerprogramm ersetzt werden kann", mehr noch: „Der ‚Eiserne Chirurg' gilt bisher jedoch technisch als nicht realisierbar – und ist auch nicht wünschenswert" (*ebd.*).

Heute werden Manipulatoren beispielsweise – anders als noch der Robodoc – im Bereich minimalinvasiver Operationen eingesetzt, aber Robotersysteme verschiedener Ausprägungen werden auch weiterhin als Assistenz in der modernen Medizin diskutiert – beispielsweise als Antwort auf den Pflegenotstand (SAVAGE 2022) und jüngst als mögliche Helfer im Kontext der Covid-19-Pandemie (BAUER *et al.* 2021: 601–604). In dieser Debatte geht es stets auch um die Frage nach der Eigenständigkeit, die im Idealfall aufgrund flexibler Programmierung eine selbstlernende und situativ reagierende Handlungsweise bedeutet. Indirekt sind der ‚Eiserne Chirurg' und viele Roboterentwürfe damit Manifestation von Konzepten der künstlichen Intelligenz, deren Rolle in der Medizin als Assistenz und Ersatz des medizinischen Personals seit Jahrzehnten die Debatten begleitet. Der Computer rückt hierbei als beständig lernende Befehlsmaschine in den Hintergrund, die Oberfläche der Programme oder Roboter sind die Schnittstelle zum medizinischen Alltag.

Ohne an dieser Stelle mit Konzepten und Geschichte der Künstlichen Intelligenz zu weit vom Thema abzukommen (dazu z. B. HAUGELAND 1985 oder aktuell ERNST, KALDRACK, SCHRÖTER & SUDMANN 2019), sei festgestellt, dass die Rolle einer als „intelligent" gelesenen Technologie und ihr Verhältnis zum menschlichen Körper, insbesondere in der Mensch-Maschine-Interaktion in der Medizin viel Diskussionsraum einnimmt. „Riesige Heilstätten mit Krankenhausmaschinen als selbstlernende Matrizensystem", in denen unter anderem „überdimensionale Intensivstationen, überwacht vom unerbittlichen Auge der elektronischen Krankenschwester" ihren Platz haben, wurden bereits 1969 in einem Festvortrag des Medizintheoretikers Heinrich Schippergers als dystopischer Entwurf für das Jahr 2000 diskutiert (zitiert in SCHADEWALDT 1970: 3017). Dieser mahnende Blick auf futurologische Entwürfe für das „aus vorgefertigten Kunststoffelementen fabrizierte Wegwerfkrankenhaus der Zukunft" (ebd.) hat in Material und Technik deutliche Verweise auf den gegenwärtigen, computer-basierten Krankenhausbetrieb. In diesem werden durch digitale Techniken Körper neu gedacht.

Eine „Hybridisierung des menschlichen Körpers" (Christoph Hubig zitiert in KRÜGER-BRANDT 2014: A2210) begann bereits mit mechanischen Implantaten und findet in digitalen Geräten heute eine vielgestalte Ausprägung, in der die Technik als Rahmenbedingung des Körpers neu gedacht werden muss. Sie bringt eigene medizinethische Debatten mit sich, die sich mit den Folgen der Selbstvermessung und des *Quantified Self* befassen. Dieses kann einer medizinischen Behandlung – also dem Dialog Ärzt*in/Patient*in – dienen und wird u. a. auch in einer computergestützten Versorgung einer überalterten Gesellschaft diskutiert.

Denn das Argument, das Operationsroboter oder die medizinische KI durch ihre Neutralität und – vermeintlich – ohne körperliche Einschränkungen die vielleicht besseren Mediziner*innen sein könnten, kommt in der Debatte einer computergeleiteten, robotergestützten Medizin kontinuierlich wieder auf und wird auch in Studien überprüft. Der Computer ist hierbei offen oder im Hintergrund Grundlage der „modernsten – und das heißt oft: apersonalen, hochtechnisierten – medizinischen Techniken" (SCHADEWALDT 1974: 391), die den Beruf der Ärzt*innen wieder einmal einem Wandel unterwerfen. Ihre Rolle als „Spezialisten zwischen Mensch und Wissenschaft" (ebd.) rührt am Kern vieler Debatten um den Computer in der Medizin.[10]

Der Computer in der Medizin:
Werkzeug, Helfer, Ersatz

Von den Großrechneranlagen über die PCs bis hin zu internetbasierten Gadgets hat sich das Bild von Computern und ihrem Platz in der technologisierten (Medizin-)Welt in den letzten 70 Jahren erheblich gewandelt. Der Computer ist zum bestimmenden Element der Informationsgesellschaft geworden, denn „[m]it der universalen diskreten Maschine ist das Mediensystem geschlossen. Speicher und Übertragungsmedien gehen beide in einer Prinzipschaltung auf, die alle anderen Informationsmaschinen simulieren kann" (KITTLER 1989: 196). Für die Medizin changiert die Wahrnehmung dieses „Medium[s], das alle anderen Medien kassiert" (DOTZLER 1994: 57) jedoch, wie für viele Arbeitsbereiche, zwischen visionärem Einsatz und erheblicher Skepsis. Historisch wird er teilweise als Werkzeug gerahmt, als Assistenzsystem, aber auch kontrovers diskutiert als Ersatz eines ärztlichen Personals für die schnelle, diffizile und ökonomisierte moderne Medizin.

Wie die kursorischen Beispiele zeigen, lag und liegt eine wesentliche Herausforderung der medizinischen Computernutzung auf der Ebene der dauerhaften Implementierung und einer breiten Interoperabilität. In den Krankenhäusern erfolgte häufig eine projektgebundene Einrichtung, die jedoch die Notwendigkeit für Infrastrukturen, die eingerichtet und langfristig bezahlt werden mussten, nur vorübergehend löste. Hinzu kam und kommt bis heute die Notwendigkeit ein medizinisches Personal zu beschäftigen, das die Einrichtung begleiten konnte und das in der Lage war, die Geräte zu bedienen – vor allem vor dem Hintergrund einer Vielfalt der Marktanbieter, die im Wettbewerb miteinander eine heterogene EDV-Landschaft rund um die „Universalmaschine" Computer generierten. Während Einzelprojekte zufriedenstellend liefen, scheiterte eine breitere Implementation deshalb häufig. Die Geschichte der medizinischen Computernutzung lässt sich damit häufig besser über Einzelprojekte – in der Forschung, aber auch der medizinischen Arbeitspraxis –, individuelle Akteur*innen und systemische Verhältnisse erzählen als mit großen Narrativen.

Darüber hinaus zeigen sich in der Zusammenschau auch noch weitere Herausforderungen und Debattenstränge – darunter prominent in Deutschland der Datenschutz, aber auch die Rolle des Computers zwischen Instrument, Wissensmaschine und eigenständiger medizinischer Entität. Ein futurologischer Ausblick im *Deutschen Ärzteblatt* prognostizierte 1969 mit optimistischem Ton für das 21. Jahrhundert eine „Automatisierung und Computerisierung der gesamten Medizin", aus der eine organische Verbindung von Mensch und hochintelligenter, selbstlernender Maschine und eine Universalsprache „aus automatisierter Kommunikation" erwachsen würde (GRAUL & FRANKE 1969: 804). Visionen dieser Art durchsetzen die Geschichte des Computers in der deutschen Medizin. Ihnen gegenüber stehen jedoch zu jeder Zeit erhebliche bürokratische, technische, praktische und auch ethische Hürden. In vielerlei Hinsicht verwehrt sich die Medizin bis heute ihrer Digitalisierung – und das hängt vor allem auch am ambivalenten Verhältnis des begreifbaren Körpers und der mitweilen kaum fassbaren Maschine.

Anmerkungen

1 Es gibt keine allgemein gültige Definition der Begriffe, unter *E-Health / Digital Health* werden jedoch zumeist alle Prozesse im Gesundheitswesen verstanden, die mithilfe von Informations- und Kommunikationstechnologien (IKT) realisiert werden. *M-Health* meint in diesem Zusammenhang spezifisch die Nutzung mobiler Endgeräte, *digitale Medizin* i. d. R. konkret die medizinische Arbeit und *Telemedizin* legt einen Fokus auf die medizinischen Anwendungen über Distanz. Grundlage für alle Vorgänge sind die Infrastrukturen der *Gesundheitstelematik*. Eine ausführlichere, kritische Taxonomie wesentlicher Begriffe, ihrer Entwicklungsgeschichte und Zusammenhän-

ge bieten BASHSHUR und Kolleg*innen (2011: 484–494) sowie für Deutschland DOCHOW (2017: 56–95).
2 Dieser Sonderstatus wird retrospektiv durchaus kritisch befragt. So heißt es in einer Chronik der deutschen Rechenzentren: „Das übliche Argument, dass die IT der Kliniken grundsätzlich anders sei, trägt bei genauerer Betrachtung definitiv nicht" (HELD *et al.* 2009: 49).
3 BAIK stand als Akronym für „Befunddokumentation und Arztbriefschreibung im Krankenhaus", DIPAS für „Dokumentations- und Informationsverbesserung in der Praxis des Arztes durch EDV-Services", DOMINIG für „DV-Einsatz zur Lösung überbetrieblicher Organisations- und Managementaufgaben durch Integration des Normierten Informationsflusses zwischen verschiedenen Einrichtungen des Gesundheitswesens".
4 Bei der Computernutzungen entfielen bezeichnenderweise nur 40 EDV-Anwendungen auf den Behandlungsbereich – u. a. Nuklearmedizin –, 51 auf den Dokumentationsbereich – u. a. medizinische Dokumentation und Arztbriefe – 61 auf den Diagnosebereich – u. a. im Labor. Der erhebliche Teil der Anwendungen betraf das Management von Patient*innen – insbesondere deren Aufnahme, Entlassung und die Abrechnung – sowie von Krankenhauspersonal und Material (LORDIECK & REICHERTZ 1983: 83f.).
5 Für viele Systeme gibt es solche frühen Beispiele aus den 1970er-Jahren, die sich jedoch lange nicht durchsetzen. PDMS-Systeme konnten sich beispielsweise bis in die 2010er-Jahre an vielen Standorten aus Kostengründen und aufgrund des ‚unübersichtlichen Marktangebots' kaum etablieren (RÖHRIG & WREDE 2011: 411).
6 Die Bandbreite der Angebote hat heute einen kaum mehr zu überblickenden Umfang. In der Medizin versucht man dies zumindest in Ansätzen zu kontrollieren, indem die Quantität und Qualität einiger Angebote begleitend reflektiert wird (PRAMANN, GÄRTNER & ALBRECHT 2012: A1201–A1202).
7 Die ersten Versuche existierten damit beispielsweise parallel zu ähnlichen Entwicklungen in den USA, die auch prägend für deutsche Überlegungen waren. Konzepte für computergestützte Patientenverwaltungen gehen in den USA sogar bis in die 1950er-Jahre zurück – u. a. mit Verweisen auf ein ‚elektronisches Gehirn' zur Datenverwaltung. Erste Programme, um computergestützt Patientdaten aufzunehmen und zu speichern, stellten 1968 u. a. die COmputer STored Ambulatory Record (COSTAR) und die Problem Oriented Medical Record (POMR) dar, wovon COSTAR bis heute Anwendung findet (McDONALD, TANG & HRIPCSAK 2014: 394).
8 Der Vortrag OBERHOFFERS liefert mit technischen (Software, schnelle Zentralcomputer), ökonomischen (Investitionskosten) und juristischen (Schweigepflicht) Aspekten hierbei eine gute, zeitgenössische Einschätzung möglicher Probleme der Zeit (1970: 3005).
9 Hier nicht eingehender diskutiert ist die Rolle der CD-Rom, die ebenfalls zur Verfügung stand und mit Praxis- und Klinikcomputern genutzt werden konnten. Hier tut sich eine große Forschungslücke auf. Auf der CeBIT 1987 existierte beispielsweise ein Schwerpunkt auf Kommunikations- und Informationstechnik, bei dem unter anderem CDs als Speichermedien fürs Krankenhaus diskutiert wurden, auf der Medica 1989 (im Rahmen der

CeBIT) ging es unter anderem um die Frage „Datenbank-Informationen Online oder auf CD-Rom?" (DEUTSCHES ÄRZTEBLATT 1989: A-2474).
10 Darunter neben der zur Mensch-Maschine-Verbindung übrigens prominent auch die zur Gentechnologie, hier taucht beispielsweise das Kriterium der „Menschlichkeit" (SCHLOOT 1983: 65–69) auf.

Literatur

ALBERS, DIETRICH 1970. Die Zukunft beginnt in diesem Augenblick. *Deutsches Ärzteblatt* 6: 426–429.

ALPSANCAR, SUZANA 2012. *Das Ding namens Computer. Eine kritische Neulektüre von Vilém Flusser und Mark Weiser.* Bielefeld: transcript.

BASHSHUR, RASHID; SHANNON, GARY; KRUPINSKI, ELIZABETH & GRIGSBY, JIM 2011. The Taxonomy of Telemedicine. *Telemedicine and e-Health* July/August: 484–494.

BAUER, CHRISTOPH 2018. Der vernetzte Alltag und Daten. In BAUER, CHRISTOPH; EICKMEIER, FRANK & ECKARD, MICHAEL (eds) *E-Health: Datenschutz und Datensicherheit.* Wiesbaden: Springer VS: 3–21.

BAUER, JOCHEN *et al.* 2021. Pandemic Robot. *Current Directions in Biomedical Engineering* 7 (2): 601–604.

BE 2006. Robodoc-Methode verlangt besondere Aufklärung. *Deutsches Ärzteblatt* 103 (48): A3291.

BECKER, RAINER C. 2012. *Black Box Computer. Zur Wissensgeschichte einer universellen kybernetischen Maschine.* Bielefeld: transcript.

BERGRATH, S. & M. CZAPLIK 2016. Relevanz der Telemedizin. In LITMATHE, JENS (ed) *Neurologische Notfälle.* Heidelberg: Springer: 253–263.

BERNDT, CHRISTINA 2000. Roboter im OP. https://www.spiegel.de/politik/roboter-im-op-a-0c68ce8e-0002-0001-0000-000016215325 [07.09.2021].

BOCHERS, DETLEF 2011. Elektronische Gesundheitskarte: Es begann vor zehn Jahren. https://www.heise.de/newsticker/meldung/Elektronische-Gesundheitskarte-Es-begann-vor-zehn-Jahren-1318512.html [07.09.2021].

BOLZ, NORBERT; KITTLER, FRIEDRICH & THOLEN, GEORG CHRISTOPH 1994 (eds). *Computer als Medium.* München: Wilhelm Fink.

BORCK, CORNELIUS 2007. Computertomographie. In GERABEK, WERNER E. *et al.* (eds) *Enzyklopädie Medizingeschichte. Band 1: A – G.* Berlin: De Gruyter: 268–269.

COLLEN, MORRIS F. 1970. General Requirements for a Medical Information System (MIS). *Computers and Biomedical Research* 3 (5): 393–406.

COLLEN, MORRIS F. & SHORTLIFFE, EDWARD H. 2015. The Creation of a New Discipline. In COLLEN, MORRIS F. & BALL, MARION J. (eds) *The History of Medical Informatics in the United States.* London: Springer: 75–123.

COY, WOLFGANG 1995. Automat – Werkzeug – Medium. *Informatik Spektrum* 18 (1): 31–38.

DÄ-N 1986. MEDKOM – Das Bildschirmkonsilium. *Deutsches Ärzteblatt* 84 (3): A-104–A105.

DEUTSCHES ÄRZTEBLATT 1989. Medica '89 Kurzprogramm. *Deutsches Ärzteblatt* 86 (36): A-2474.

——— 2015. „Ärztliche Präsenz und direkte Interaktion sind aber auch in Zukunft unverzichtbar". https://www.aerzteblatt.de/nachrichten/61641/Aerztliche-Praesenz-und-direkte-Interaktion-sind-aber-auch-in-Zukunft-unverzichtbar [07.09.2021].

——— 2019. Digitalgesetz: Datenschützer warnen vor Datenweitergabe für die Forschung. https://www.aerzteblatt.de/nachrichten/107143/Digitalgesetz-Datenschutzer-warnen-vor-Datenweitergabe-fuer-die-Forschung [07.09.2021].

DOCHOW, CARSTEN 2017. *Grundlagen und normativer Rahmen der Telematik im Gesundheitswesen.* Baden-Baden: Nomos.

DOTZLER, BERNHARD J. 1994. Nachrichten aus der früheren Welt – und Zukunft. Zur Programmierung der Literatur mit und nach Babbage. In BOLZ, NORBERT; KITTLER, FRIEDRICH & THOLEN, GEORG CHRISTOPH (eds) *Computer als Medium.* München: Wilhelm Fink: 39–69.

ELMER, ARNO 2016. Elektronische Gesundheitskarte und Telematikinfrastruktur – Plattform für ein sicher vernetztes Gesundheitswesen. In ANDELFINGER, VOLKER P. & HÄNISCH, TILL. (eds) *eHealth. Wie Smartphones, Apps und Wearables die Gesundheitsversorgung verändern werden.* Wiesbaden: Springer VS: 97–105.

ERNST, CHRISTOPH; KALDRACK, IRINA; SCHRÖTER, JENS & SUDMANN, ANDREAS 2019 (eds). Schwerpunktthema: Künstliche Intelligenzen. *Zeitschrift für Medienwissenschaft* 2.

FASSBINDER, ELMAR 1974. Der Computer – das unbekannte Wesen. *Deutsches Ärzteblatt* 71 (40): 2871–2876.

FEDERSPIL, PHILIPP A.; STALLKAMP, JAN & PLINKERT, PETER K. 2001. Robotik – Ein Evolutionssprung in der operativen Medizin? *Deutsches Ärzteblatt* 98 (44): A 2879–A2884.

FLINTROP, JENS 2001. Die Gefahr des Missbrauchs ist groß. *Deutsches Ärzteblatt* 98 (45): A2920.

GARCIA DE ANCOS, JOSÉ 2000. Societal and Professional Issues of Telematics in Healthcare. In RIGBY, MICHAEL; ROBERTS, RUTH & THICK, MICHAEL (eds) *Taking Health Telematics into the 21st Century.* Abingdon: Radcliff Medical: 101–109.

GEISLER, LINUS S. 1994. Medizin des Scheins? Virtuelle Realität und Medizin. *Deutsches Ärzteblatt* 91 (13): A890–A893.

GENZ, ALEXANDER 2004. *Datenschutz in Europa und den USA. Eine rechtsvergleichende Untersuchung unter besonderer Berücksichtigung der Safe-Harbor-Lösung.* Gießen: Deutscher Universitätsverlag.

GEOGHEGAN, BERNARD DIONYSIUS 2008. The Historiographic Conceptualization of Information: A Critical Survey. *IEEE – Annals of the History of Computing*: 66–81.

GIERE, WOLFGANG 2002. Prüfsteine für die digitale Patientenakte. *Deutsches Ärzteblatt* 99 (6): A344–A347.

——— 2021. 50 Jahre elektronische Patientenakte. https://www.baik.de/50-jahre-epa [08.07.2022].

GRAUL, E. H. & FRANKE, H. W. 1969. Futurologie und Medizin. *Deutsches Ärzteblatt* 12: 800–804.

GRÉMY, F. & JOLY, H. 1967. Le Problème de L'aide Diagnostique par les Calculateurs Électroniques. *Rev Fr Etud Clin Biol* 12 (4): 322–329.

GRÉMY, F.; SALMON, D. & JOLY, H. 1969. Some Aspects of Decision Theory in Medicine. Application of Bayes Theorem. *Rev Fr Etud Clin Biol* 14 (1): 88–95.

GRIESSER, G. 1970. Ärztliche Tätigkeit und elektronische Datenverarbeitung. In EHLERS C. TH.; HOLLBERG, N. & PROPPE A. (eds) *Computer: Werkzeug der Medizin.* Berlin: Springer: 1–14.

GROSS, RUDOLF 1988. Perspektiven einer computerisierten Medizin. *Deutsches Ärzteblatt* 85 (6): A305–A306.

HAAS, PETER 2004. *Medizinische Informationssysteme und elektronische Krankenakten.* Berlin: Springer.

HAIGH, THOMAS 2018. Finding a Story for the History of Computing. *Working paper series / SFB 1187 Medien der Kooperation* 3. Siegen: Universität Siegen / SFB 1187.

HANCOCK, LEE 1996. *Physicians' Guide to the Internet.* Philadelphia: Lippincott-Raven.

HAUGELAND, JOHN 1985. *Artificial Intelligence. The very Idea.* Cambridge: MIT Press.

HEILMANN, TILL 2012. *Textverarbeitung. Eine Mediengeschichte des Computers als Schreibmaschine.* Bielefeld: transcript.

HELD, WILHELM et al. 2009. Geschichte der Zusammenarbeit der Rechenzentren in Forschung und Lehre. Vom Betrieb der ersten Rechner bis zur heutigen Kommunikation und Informationsverarbeitung. https://www.zki.de/fileadmin/user_upload/Downloads/ZKI_Chronik_2009_01.pdf [10.08.2021].

HILLGÄRTNER, HARALD 2008. *Das Medium als Werkzeug. Plädoyer für die Rehabilitierung eines abgewerteten Begriffes in der Medientheorie des Computers.* Frankfurt am Main: Universitätsbibliothek.

JA 1969. Computer ohne Wunder. *Deutsches Ärzteblatt* 66 (9): 553.

KARBACH, UTE 2010. *Medizinische Leitlinien. Ärztliche Deutungsmuster und Leitlinienkonformität – Eine Annäherung.* Berlin: LIT.

KITTLER, FRIEDRICH 1989. Die künstliche Intelligenz des Weltkriegs: Alan Turing. In KITTLER, FRIEDRICH & THOLEN, GEORG CHRISTOPH (eds) *Arsenale der Seele. Literatur- und Medienanalyse seit 1870.* München: Wilhelm Fink: 187–202.

KORFF, FLORIAN 1997. *Internet für Mediziner.* Heidelberg: Springer.

KÖHLER, CLAUS O. 1982. *Ziele, Aufgaben, Realisation eines Krankenhausinformationssystems.* Berlin: Springer.

—— 2003. Historie der Medizinischen Informatik in Deutschland von den Anfängen bis 1980. 16.09.2003: Keynote Medizinische Informatik GMDS 2003 (Münster). Veröffentlicht online: 2003. http://www.informierung.de/cokoehler/HistorieMI_Koehler_text.pdf [13.08.2021].

KRÄMER, SYBILLE 1998 (ed). *Medien – Computer – Realität. Wirklichkeitsvorstellungen und neue Medien.* Frankfurt am Main: Suhrkamp.

KRAMME, RÜDIGER & KRAMME, HEIKE 2007. Die Rolle der Technik in der Medizin und ihre gesundheitspolitische Bedeutung. In KRAMME, RÜDIGER (ed) *Medizintechnik: Verfahren – Systeme – Informationsverarbeitung.* Heidelberg: Springer: 3–7.

KRÜGER-BRAND, HEIKE E. 2004. Elektronische Gesundheitskarte: Ambitionierter Zeitplan. *Deutsches Ärzteblatt* 101 (14): A889.

—— 2006. Medizintechnik: Nicht alle Visionen werden verwirklicht. *Deutsches Ärzteblatt* 103 (26): A1836.

—— 2012. Integriertes Bildmanagement. *Deutsches Ärzteblatt* 109 (31–32): A1566.

—— 2014. Technisierung der Medizin: „Die Technik ist uns auf den Leib gerückt". *Deutsches Ärzteblatt* 111 (50): A2208–A2212.

—— 2018. Fernbehandlung: Weg frei für die Telemedizin. *Deutsches Ärzteblatt* 115 (20–21): A965–A968.

LORDIECK, WOLFGANG & REICHERTZ, PETER L. 1983. *Die EDV in den Krankenhäusern der Bundesrepublik Deutschland. Das Ergebnis einer Umfrage.* Berlin: Springer.

MALVEY, DONNA & SLOVENSKY, DONNA J. (2014): *mHealth – Transforming Healthcare.* New York: Springer.

MARX, CATRIN 1996. Medica 1996 – Medizin im Wandlungsprozess: Per Mausklick ins Rückenmark. *Deutsches Ärzteblatt* 93 (46): A3034.

MCDONALD, CLEMENT J.; TANG PAUL C. & HRIPCSAK, GEORGE 2014. Electronic Health Record Systems. In SHORTLIFFE, EWARD H. & CIMINO, JAMES J. (eds) *Biomedical Informatics. Computer Applications in Health Care and Biomedicine.* London: Springer: 391–423.

MCKENZIE, BRUCE C. 1996. *Medicine and the Internet. Introducing Online Resources and Terminology.* Oxford: Oxford University Press.

MUSEN, MARK A. 2000. Design and Use of Clinical Ontologies: Curricular Goals for the Education of Health-Telematics Professionals. In IAKOVIDIS, I.; MAGLAVERA, S. & TRAKATELLIS, A. (eds) *User Acceptance of Health Telematics Applications. Education and Training in Health Telematics.* Amsterdam: IOS Press: 40–48.

NORA, SIMON & MINC, ALAIN 1979. *Die Informatisierung der Gesellschaft.* Frankfurt am Main: Campus.

OBERHOFFER, GERHARD 1970. Gedanken zu einer gemeinsamen medizinischen Datenbank von Klinik und Praxis. *Deutsches Ärzteblatt* 41: 3005–3008.

OSTHERR, KIRSTEN 2013. *Medical Visions: Producing the Patient through Film, Television, and Imaging Technologies.* Oxford: Oxford University Press.

PELIKAN, ERICH & TOLXDORFF, THOMAS 1997. Medizinische Bildverarbeitung. In SEELOS, HANS-JÜRGEN (ed) *Medizinische Informatik, Biometrie und Epidemiologie.* Berlin: de Gruyter: 63–81.

PRAMANN, OLIVER; GRAF, KAROLIN & ALBRECHT, URS-VITO 2012. Tablet-PC im Krankenhaus: Hygienische Aspekte beachten. *Deutsches Ärzteblatt* 109 (14): A706–A3.

PRAMANN, OLIVER; GÄRTNER, ARMIN & ALBRECHT, URS-VITO 2012. Mobile Helfer am Krankenbett. *Deutsches Ärzteblatt* 109 (22–23): A1201–A1202.

RADLOFF, JÜRGEN & JUTTA WEISEL 2022 (2003/2013). Chronik des Hochschulrechenzentrums 1963–2013: Die Großrechner-Ära. https://www.uni-marburg.de/de/hrz/ueber-uns/profil/geschichte/1963–1983-die-grossrechner-aera [08.07.2022].

REICHERTZ, PETER L. 1970. Requirements for Configuration and Management of Integral Medical Computer Center. *Methods Inf Med.* 9 (1): 1–8.

RÖHRIG, R. & WREDE, C. 2011. Patientendatenmanagementsysteme. *Intensivmedizin und Notfallmedizin* 5: 411–416.

SANDFORT, SARAH 2019. *Bilder ohne Bildlichkeit? Zur Produktion und Rezeption radiologischer Bilder.* Bielefeld: transcript.

SAVAGE, NEIL 2022. Robots Rise to Meet the Challenge of Caring for Old People. https://www.nature.com/articles/d41586-022-00072-z [08.07.2022].

SCHADEWALDT, HANS 1970. Freiheit im Krankenhaus – Freiheit fürs Krankenhaus. *Deutsches Ärzteblatt* 41: 3017–3022.

—— 1974. Spezialisten zwischen Menschen und Wissenschaft – eine Krise des Arzt-Berufs? *Deutsches Ärzteblatt* 6: 391–398.

SCHENK, MAREN 2021. Internistenkongress: Wie Fake News in der Medizin groß werden. *Deutsches Ärzteblatt* 118 (25): A1258–A5.

SCHICKHARDT, CHRISTOPH; HORAK, PETER; FRÖHLING, STEFAN & WINKLER, EVA C. 2020. Das Molekulare Tumorboard. Ethische Herausforderungen und Empfehlungen für die Praxis. *Der Onkologe* 26: 431–437.

SCHILLINGS, H.; TIMMERMANN, U.; SCHAEFER, J. & EHLERS, C. TH. 1986: Rechnergestützte Patientendokumentation im Göttinger Informationssystem für Intensivmedizin (GISI). In EHLERS, C. TH. & BELAND, H. (eds) *Perspektiven der Informationsverarbeitung in der Medizin. Kritische Synopse der Nutzung der Informatik in der Medizin*. Berlin: Springer: 120–124.

SCHLAPS, DIETER & SCHLEGEL, WOLFGANG 1986. Bildgebende Verfahren für die medizinische Diagnostik. *Deutsches Ärzteblatt* 83 (8): 461–468.

SCHLOOT, WERNER 1983. Menschlichkeit: Grenzen der Forschung in Biologie und Medizin (1). *Deutsches Ärzteblatt* 80 (6): 65–69.

SCHMIDT, KLAUS 1997. Telemedizin: Die neuen Medien werden vielseitig genutzt. *Deutsches Ärzteblatt* 94 (3): A-92.

SCHWEIM, HARALD G. 2007. Die unerträgliche Geschichte der Gesundheitskarte in Deutschland. *GMS Medizinische Informatik, Biometrie und Epidemiologie* 3 (1): 1–5.

STE 1969. Medizinische Datenbanken. *Deutsches Ärzteblatt* 66 (48): 3389–3390.

STOLL, CLIFFORD 1989. *The Cuckoo's Egg: Tracking a Spy through the Maze of Computer Espionage*. New York: Doubleday.

STOLLFUSS, SVEN 2017. Animierte Anatomie – Zum Wissen algorithmischer Bewegungsbildlichkeit in der modernen Medizin. In BRUCKNER, FRANZISKA; FEYERSINGER, ERWIN; KUHN, MARKUS & REINERTH, MAIKE SARAH (eds) *In Bewegung setzen … – Beiträge zur deutschsprachigen Animationsforschung*. Wiesbaden: Springer VS: 149–168.

SWIRE-THOMPSON, BRIONY & LAZER, DAVID 2020. Public Health and Online Misinformation: Challenges and Recommendations. *Annual Review of Health* 41: 433–451.

VARCHIM, J.-UWE 1988. Meß- und Steuerungssysteme mit IEC-Bus-Geräten und PC. In SCHUMNY, HARALD (ed) *Personal Computer in Labor, Versuchs- und Prüffeld*. Berlin: Springer: 91–113.

WEED, LAWRENCE 1978. *Das problemorientierte Krankenblatt*. Stuttgart: Schattauer. [org. 1968. Medical Records that Guide and Teach. *N Engl J Med* 278: 593–599].

WEHRS, HARMUT 2019. *Die Geschichte der Health-IT. Die Entwicklung von Klinik-IT und Praxiscomputer*. Mörfelden-Walldorf: Antares.

WZ 1985. Philips Praxis-Computer: Preiswerter Einstieg möglich. *Deutsches Ärzteblatt* 82 (7): 440.

WZ/EG 1985. Computer – passend für alle Praxisgrößen. *Deutsches Ärzteblatt* 82 (46): 3474.

WZ 1995. Mobiler Notebook Koffer. *Deutsches Ärzteblatt* 92 (7): A-450–A-451.

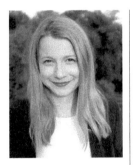

LAURA NIEBLING, Dr. phil., ist wissenschaftliche Mitarbeiterin am Lehrstuhl für Medienwissenschaft der Universität Regensburg. Sie arbeitet dort an einem Habilitationsprojekt zur Technikgeschichte und Medientheorie der digitalen Medizin(netzwerke) in der BRD seit den 1970ern. Arbeits- und Lehrschwerpunkte sind vor allem Geschichte und aktuelle Formen von digitalen Medienkulturen, Musik- und Medientechnologie sowie Methoden der Medienwissenschaft. Publikationen u. a.: *Rockumentary – Theorie, Geschichte, Industrie* (Marburg 2018), *Audiowelten* (Würzburg 2021, mit Burkhart/van Keeken/Jost/Pfleiderer), *Handbuch Digitale Medien und Methoden* (im Erscheinen, mit Stollfuß/Raczkoswki).

Universität Regensburg
Lehrstuhl für Medienwissenschaft
Institut für Information und Medien, Sprache und Kultur
Universitätsstraße 31, 93053 Regensburg
e-mail: laura.niebling@ur.de

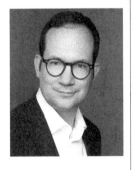

DAVID FREIS, PhD in History and Civilization (European University Institute), ist Akademischer Rat an der Professur für Ethik der Medizin an der Universität Augsburg und vertritt dort die Geschichte und Theorie der Medizin. Zu seinen Arbeitsschwerpunkten gehören die Geschichte medizinischer Zukunftsvorstellungen im 20. Jahrhundert, die Geschichte medizinischer Technologien und Medien, sowie die Geschichte der Psychiatrie und Psychotherapie. Publikationen u. a.: *Psycho-Politics between the World Wars: Psychiatry and Society in Germany, Austria, and Switzerland* (Palgrave Macmillan, 2019) sowie Artikel in *History of the Human Sciences, Medical History, Transcultural Psychiatry* und *European Journal for the History of Medicine and Health.*

Universität Augsburg
Medizinische Fakultät
Professur für Ethik der Medizin
Stenglinstraße 2, 86156 Augsburg
e-mail: david.freis@uni-a.de

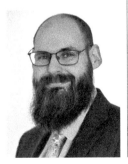

TOBIAS KUSSEL, Dr. rer. nat., arbeitet als Kryptograf und Informatiker am Deutschen Krebsforschungszentrum Heidelberg und promovierte an der Technischen Universität Darmstadt interdisziplinär zu Forschungsfragen an dem Kreuzungspunkt von Statistischer Physik, Kryptografie und Medizininformatik. Seine Forschungsschwerpunkte sind Privatsphäre-schützende Analysen, Secure Multi-Party Computation, Graphsysteme und die Dynamik Komplexer Systeme.

Deutsches Krebsforschungszentrum
Verbundinformationssysteme (E260)
Im Neuenheimer Feld 580, 69120 Heidelberg
e-mail: tobias.kussel@dkfz-heidelberg.de

Eine Einführung in die Medizininformatik

Geschichtliche Entwicklung, Träume, Ideen, Erfolge und Grenzen

KLAUS POMMERENING

Abstract Die Medizininformatik hat zu den enormen Fortschritten der Medizin der letzten Jahrzehnte wesentlich beigetragen. Sie liefert die Methoden für die Digitalisierung der Medizin und ist daher mit deren Licht- und Schattenseiten konfrontiert. Sie hilft mit auf dem Weg zu einer Apparatemedizin und zum Umbau des Gesundheitswesens in einen Medizinapparat, wo Nutzen- und Kostenabwägungen möglicherweise über das Wohl der Patient*innen gestellt werden. Sie hilft mit, große Datenbanken aufzubauen, in denen das Krankheitsgeschehen registriert wird und Unmengen intimer Daten gesammelt werden, die zwar formal, aber nicht wirklich wirksam anonymisiert sind. Sie war aber auch stets mit unrealistischen Erwartungshaltungen überfrachtet und ist mit hohen Hürden konfrontiert, die nur teilweise überwunden werden können. Erfolgreich war die Medizininformatik stets mit einfachen handfesten Lösungen, deren Integration in vorhandene Abläufe unauffällig im Hintergrund möglich war und deren Einsatz einen unmittelbaren offensichtlichen Vorteil für die Anwendenden mit sich brachte. Nicht durchsetzen konnten sich theoretisch anspruchsvolle, aber schwer verständliche oder umständlich zu handhabende Konstruktionen. Im Gegensatz zu den Bereichen, in denen die Medizininformatik solide Ergebnisse und praktische Erfolge vorzuweisen hat, war die Künstliche Intelligenz (KI), die in der Öffentlichkeit große Aufmerksamkeit erfährt, in der Praxis der Medizininformatik bisher eher von geringer Bedeutung. Die Medizininformatik zeigt auch Wege, die mit der Digitalisierung der Medizin verbundenen Technikfolgen einzudämmen und die Medizin menschenfreundlich zu gestalten, und sie trägt dazu bei, die Selbstverantwortung der Patient*innen zu stärken durch Informationen, durch Transparenz der Prozesse und durch Partizipation und Kontrollmöglichkeiten.

Schlagwörter Medizininformatik – Digitalisierung – Künstliche Intelligenz – medizinische Forschung – Technikfolgen

---

Einführung

Die Medizininformatik oder medizinische Informatik ist ein universitäres Fach, das in Deutschland seit den 1970er-Jahren zunehmend an Bedeutung gewonnen hat, auch, weil es zu den enormen Fortschritten der Medizin der letzten Jahrzehnte wesentlich beigetragen hat. In ihrem Anspruch die Methoden für die Digitalisierung der Medizin zu liefern ist die Medizininformatik mit deren Licht- und Schattenseiten konfrontiert – was sich vor allem in einem historischen Überblick über das Fach, seine Geschichte und seine Arbeitsfelder zeigt. Der folgende Artikel möchte einen solchen Überblick versuchen. Er reflektiert meine Erfahrungen als langjähriger Leiter einer medizininformatischen Abteilung eines großen Universitätsklinikums (Universität Mainz) mit Schwerpunkten in der klinischen Datenverarbeitung, Bildverarbei-

tung, wissensbasierten Systemen, Datenschutz und informatischer Infrastruktur für die medizinische Forschung.

Die hier vorgelegte Darstellung steht in der (französisch-deutschen) Tradition einer weiten Auffassung von Informatik, die über die engere pragmatische Definition als *Computer Science* hinausgeht, wie sie etwa im US-amerikanischen Raum eher üblich ist. Zunächst werden im Folgenden die Rolle und das Aufgabenspektrum der Medizininformatik vorgestellt. Der zweite Abschnitt dieses Artikels gibt dann eine Übersicht über zehn Kernthemen der Medizininformatik in ihrem historischen Kontext. Es geht hierbei weniger um eine umfassende Aufarbeitung der geschichtlichen Entwicklung, sondern um Schlaglichter auf die Herausbildung der Medizininformatik im Hinblick auf ihr Anwendungsfach Medizin und auf ihre Nachbardisziplinen. Im dritten Abschnitt werden vergangene und gegenwärtige Erfolgshindernisse medizininformatischer Ansätze sowie ihre Chancen und Risiken beleuchtet, insbesondere mit Bezug zur Medizintechnik, zur Künstlichen Intelligenz und zur datengetriebenen Forschung.

Die Rolle der Medizininformatik

Für das Fachgebiet Medizininformatik, auch als Medizinische Informatik oder mit Bindestrich als Medizin-Informatik bezeichnet, ist in Deutschland die wissenschaftliche Fachgesellschaft GMDS zuständig. Sie definiert das Arbeitsgebiet wie folgt:

> Die Medizinische Informatik ist die Wissenschaft der systematischen Erschließung, Verwaltung, Aufbewahrung, Verarbeitung und Bereitstellung von Daten, Informationen und Wissen in der Medizin und im Gesundheitswesen. Sie ist von dem Streben geleitet, damit zur Gestaltung der bestmöglichen Gesundheitsversorgung beizutragen. (GMDS 2021)

Primär geht es in der Medizininformatik also um den Menschen und seine Gesundheit, sekundär – als Hilfsmittel zu diesem Zweck – um die Entwicklung und Anwendung von Methoden und Werkzeugen der Informatik. Vieles davon fand und findet auch außerhalb des eigentlichen Fachs in verschiedenen Bereichen der Medizin selbst und in Nachbardisziplinen wie der Medizintechnik oder der Biostatistik statt. Auch wenn sich die Medizininformatik hierbei „mit fremden Federn schmück[t]" (KLAR 1996: 168), gehören diese Entwicklungen doch im Sinne der gegebenen Definition dazu und sind typisch für ein Fach mit stark ausgeprägten interdisziplinären Bezügen. Aus dieser Definition wird auch klar, dass es der Medizininformatik um mehr geht als nur den Einsatz von Computern in der Medizin. Computer, oder allgemeiner: Informationstechnik (IT), sind nur das Medium – wenn auch das hauptsächliche –, mit dem die Erkenntnisse und Ergebnisse der Medizininformatik in ihr Anwendungsfach Medizin transformiert werden. Auch für diesen Anwendungsbereich gilt wie überall sonst: Vor der Digitalisierung steht die Strukturierung.

Im internationalen Kontext wird die Abgrenzung des Fachs Medizininformatik allerdings nicht immer so weit gefasst. Ihre Rahmenbedingungen hängen oftmals von den kulturellen und politischen Ausprägungen des Gesundheitswesens und der medizinischen Forschung ab. So gibt es im englischsprachigen Raum eine Reihe von Begriffen entlang des Terminus *Health Informatics*, der zumeist gemeint als „continuum of information management, information science, and computer science focused on healthcare" (VALENTA & DIETER 2009: 500). Insbesondere Untergruppen wie *Consumer Health Informatics*, *Dental Informatics* oder *Nursing Informatics* zeigen ein Feld, das erheblich klarere Spezialisierungen aufweist, während der allgemeine Begriff *Medical Informatics* – also die Übersetzung der Medizinischen Informatik im Deutschen – eher technikpragmatisch (im konkreten Kontext der *Computer Science*) gerahmt ist als „field that concerns itself with the cognitive, information processing, and communication tasks of medical practice, education, and research, including the information sciences and the technology to support these tasks" (*ebd.*).

Auch wenn die Begrifflichkeiten international also unterschiedlich konzeptualisiert sind, führen immerhin die wichtigsten Fachgesellschaften *International Medical Informatics Association* (IMIA) und *European Federation for Medical Informatics* (EFMI) den Begriff der Medizininformatik im Namen. Die im Vergleich dazu etwas umständlich wirkende Definition der deutschen GMDS versucht bewusst alle verschiedenen Strömungen unter einem sehr breiten Verständnis der Medizininformatik zusammenzufassen, das bis in die Medizintechnik reicht und auch die Bioinformatik einschließt. In der Öffentlichkeit wird das Bild der Medizininformatik geprägt von den rasanten Fortschritten der Informationstechnik und den immens anwachsenden Datenmengen, die dabei entstehen. Schlagwörter wie „Künstliche Intelligenz", „automatisierte Behandlung", „individualisierte Medizin", „Unterstützung durch Roboter" wecken Hoffnungen. Auf der anderen Seite werden mit diesen Fortschritten eine seelenlose Apparate- und Fließbandmedizin und die Totalerfassung des körperlichen Zustands bis hin zu gläsernen Patient*innen verbunden (PRICE & COHEN 2019: 38; WOODS 2016: 229).

Die Medizininformatik hat sich, wie auch die Informatik insgesamt, als eigenständiges Fach erst Anfang der 1970er-Jahre explizit herausgebildet.[1]

Ihre Vorgeschichte reicht aber bis ins 19. Jahrhundert zurück. Charakteristisch ist die enge Verzahnung mit den Nachbarfächern Medizintechnik, Biostatistik, Epidemiologie, Bioinformatik. Aktuell wird das Fach durch die Medizininformatik-Initiative (MII) des Bundesministeriums für Bildung und Forschung verstärkt gefördert. Das Ziel ist der Aufbau einer Infrastruktur, durch die Daten aus Krankenversorgung und Forschung besser nutzbar werden und Erkenntnisse aus der Forschung leichter in die Behandlung einfließen können (MII 2021). Der Medizininformatik wird für die Erreichung dieses Ziels eine entscheidende Mittlerfunktion zuerkannt.

Das Aufgabenspektrum der Medizininformatik

Die Medizininformatik geht als angewandte Wissenschaft problemorientiert vor „mit dem Ziel, Ärzte/innen, Pflegekräfte und andere Akteure im Gesundheitswesen sowie Patienten/innen und Angehörige zu unterstützen, Versorgungs- und Forschungsprozesse zu gestalten und zu optimieren sowie zu neuem Wissen in Medizin und Gesundheitswesen beizutragen." (GMDS 2021) Sie bearbeitet Aufgaben des Anwendungsfeldes Medizin mit Methoden der Informatik: Systematisierung, Dokumentation, Modellierung, Simulation, Analyse, Konstruktion, Bewertung. Sie strukturiert und modelliert informationsverarbeitende Systeme, Organisationsabläufe, Denkweisen und Informationsflüsse, um sie mit Informationstechnik zu verbessern. Zu analysierende und zu modellierende informationsverarbeitende Systeme in der Medizin sind dabei der menschliche Körper und seine physiologischen Vorgänge, das ärztliche Denken beim Lösen diagnostischer und therapeutischer Probleme und die Institutionen des Gesundheitswesens wie Arztpraxis, Krankenhaus und öffentliches Gesundheitssystem.

Etwas konkreter umfasst das Aufgabenspektrum der Medizininformatik die Unterstützung von Ärzt*innen bei der Krankenversorgung durch Aufbereitung und Bereitstellung der zur Behandlung nötigen Daten, die wissenschaftliche Begleitung und Auswertung des ärztlichen Handelns und die Unterstützung der organisatorischen Prozesse in den Institutionen des Gesundheitswesens sowie des Informationsaustauschs zwischen diesen. Zu diesem Aufgabenbereich gehört auch die Telemedizin als direkte Kommunikation zwischen behandelnden Ärzt*innen und Patient*innen ohne die Notwendigkeit zur physischen Anwesenheit. Grundlegend dafür ist die Modellierung des Lösens medizinischer Probleme bei Diagnostik und Therapie mit dem Ziel, die kognitiven Fähigkeiten von Ärztin oder Arzt zu unterstützen. Von zunehmender Bedeutung ist die Unterstützung bei der Entzifferung genetischer Codes und deren Auswirkung auf den Gesundheitszustand sowie Anwendung auf die Behandlung.

Aus diesem Aufgabenspektrum resultieren für die Medizininformatik praktische Aufgaben wie die Erstellung von Datenmodellen, Datenflussmodellen und Funktionsmodellen, die Einrichtung und der Betrieb von IT-Systemen im Gesundheitswesen und die Unterstützung und Optimierung der Informationslogistik im Krankenhaus. Das beinhaltet z. B. die zeitgerechte Übermittlung und Bereitstellung von Aufträgen und Befunden (Labor, Röntgendiagnostik, etc.) und die Unterstützung der handelnden Ärzt*innen durch Arbeitsplatzsysteme, mit systematischer Aufbereitung und adäquater Präsentation von Bild- und Biosignaldaten zur Diagnose-Unterstützung oder Therapieplanung. Medizintechnik und Medizininformatik überlappen sich bei den Aufgaben der Entwicklung und Pflege von Hardware-Werkzeugen wie Mikroprozessoren in Ultraschallgeräten, Computer-Tomographen, EKG-Analysegeräten, bei der Verarbeitung von Sensordaten, sowohl aus medizintechnischen Geräten als auch aus mobilen Quellen, wie Blutdruck- oder Pulswerte über Smartphone-Apps, bei der Erfassung und Aufbereitung von Vitalparametern in der Intensivmedizin mit geeigneten Überwachungs- und Alarmfunktionen, bei der Operationsunterstützung durch bildgebende und -verarbeitende Verfahren in Echtzeit und durch Instrumentensteuerung und bei der mikroprozessorgestützten Prothetik. Überall, wo Software Medizingeräte steuert oder direkt zur Unterstützung der Behandlung eingesetzt werden soll (etwa als „App auf Rezept"), unterliegen die Ergebnisse der Medizininformatik regulatorischen Anforderungen und benötigen eine Zulassung als Medizinprodukt.

In den Bereich der Datenverarbeitung fällt die Dokumentation von Krankheitsfällen zur wissenschaftlichen Auswertung und zur Qualitätssicherung des ärztlichen Handelns, der Aufbau von Datenbanken für Blutkonserven, Organspender, seltene Erkrankungen, und vieles mehr, sowohl zur Unterstützung der Krankenversorgung als auch für wissenschaftliche Studien, sowie die Aufbereitung und Bereitstellung von Daten für medizinische Forschungsprojekte. Aufgaben im Bereich der Wissensverarbeitung sind die systematische Repräsentation medizinischen Wissens, der Aufbau von Wissensbanken und deren sinnvolle Nutzung durch Einbindung in vorhandene IT-Systeme, sowie die Entwicklung und Pflege von Lern-, Tutor- und Simulationssystemen, von z. B. 3D-Anatomieprogrammen bis hin zu OP-Simulationen. Überhaupt macht die Digitalisierung von Organisation und Gestaltung der Lehre große Fortschritte, insbesondere in Zeiten des Distanzstudiums, und gehört zumindest im medizinischen Bereich zum Aufgabenspektrum der Medizininformatik.

Historische Wurzeln und Leitthemen, Erfolge und Misserfolge der Medizininformatik

Auf den ersten Blick manifestiert sich die Medizininformatik für Außenstehende wohl am ehesten durch die Computer, die in der Arztpraxis am Empfang und sogar im Behandlungszimmer bedient werden. Aber bis diese nützliche Werkzeuge im ärztlichen Arbeitsalltag werden konnten, war es ein langer Weg. Er beginnt mit systematischen schriftlichen Aufzeichnungen, Karteikarten und Krankenakten sowie mit der verbindlichen Festlegung medizinischer Begriffe, also mit der Aufgabe, das medizinische Geschehen zu dokumentieren und Systematik in das Begriffsgebäude der Medizin zu bringen. Strukturierung kommt vor Digitalisierung.

Die historischen Wurzeln der Medizininformatik findet man somit überall dort, wo in der Medizin strukturiert, systematisiert, modelliert, analysiert wurde, und wo die Ergebnisse solcher Analysen als Grundlage für diagnostische oder therapeutische Entscheidungen dienten. Diese Wurzeln reichen weit in die Vergangenheit zurück, bevor sich Informatik und Medizininformatik als eigene Fachgebiete emanzipiert haben.

Die folgende Aufzählung von zehn Arbeitsgebieten der Medizininformatik folgt in etwa einer historischen Zeitschiene. Man sieht aber auch eine Zunahme der Komplexität und tendenziell – zumindest gegen Ende – eine Abnahme der praktischen Relevanz. Die ersten sechs der aufgezählten

Gebiete sind in der täglichen Routine der Medizin etabliert und gestalten die Gegenwart der Medizin entscheidend mit. Bei den übrigen vier Arbeitsgebieten ist die erhoffte Nutzung überwiegend noch nicht eingetreten, aber man erwartet Erfolge, die die Zukunft der Medizin (vielleicht) prägen werden.

Medizinische Dokumentation

Die systematische Dokumentation des ärztlichen Handelns ist eine wesentliche Grundlage des medizinischen Fortschritts und entscheidend für das Vermeiden subjektiver Fehleinschätzungen (GAVARRET 1840). „Qualitativ hochwertige medizinische Dokumentation leistet […] einen nicht zu vernachlässigenden Beitrag sowohl zu einer qualitativ hochwertigen Patientenversorgung als auch zu einer hochwertigen medizinischen Forschung" (HAUX 1996) – also einerseits im unmittelbaren Behandlungsbezug, andererseits als Basis für die wissenschaftliche Auswertung der dabei gewonnenen Erkenntnisse.

Bei der Behandlung von Kranken soll die Anforderung „berechtigten Personen alle relevanten (und nur die relevanten) Informationen zu einem oder mehreren Patienten und ihrer Behandlung bereitzustellen, und zwar zum richtigen Zeitpunkt, am richtigen Ort und in der richtigen Form" (LEINER et al. 2012: 4) möglichst reibungs- und fehlerfreie Arbeitsabläufe garantieren. Dazu dienten zunächst Aufzeichnungen auf Papier oder Karteikarten: Wie DOHRMANN (2017: 462ff.) am Beispiel der psychiatrischen Krankenakten der Charité exemplarisch aufzeigt, begann an manchen Standorten in Deutschland bereits zum Ende der 19. Jahrhunderts eine strukturierte Organisation von Patienteninformationen in Form von Krankenblattformularen.

Erste Bemühungen um eine informationstechnisch gestützte Dokumentation finden sich in der deutschen Medizin schon seit den 1940er-Jahren, in denen Ansätze verfolgt wurden, Krankheitsverläufe mithilfe von Lochkarten zu erfassen und damit einer automatisierten Auswertung zuzuführen (RIENHOFF 2019). Eines der frühen Dokumentationssysteme für die Patientenakte im Krankenhaus ist das *Regenstrief Medical Record System*, das seit 1972 in Indianapolis betrieben wurde. Man kann also sagen, dass ab ca. 1970 ernsthafte Versuche zur Digitalisierung von Krankenhäusern unternommen wurden. Frühe Systeme wurden in Deutschland in den 70er-Jahren u. a. an den Universitätsklinika in Hannover, Göttingen und Kiel aufgebaut (KÖHLER et al. 2005).

Die für die Medizininformatik zuständige wissenschaftliche Fachgesellschaft nennt sich heute Deutsche Gesellschaft für Medizinische Informatik, Biometrie und Epidemiologie; die Abkürzung GMDS des historischen Namens Gesellschaft für Medizinische Dokumentation und Statistik wurde bei der zwischenzeitlichen Umbenennung beibehalten. Sie drückt aus, dass es um das Sammeln („Dokumentation") und Auswerten („Statistik") medizinischer Daten geht, also in etwa um das, was heute unter dem Oberbegriff *Data Science* gefasst wird. Die Ursprünge liegen unter anderem in der Bevölkerungs- und Gesundheitsstatistik und weisen damit in Deutschland eine tiefe Verstrickung in die nationalsozialistische Rassen- und Vererbungsideologie auf, bei der es um Erfassung, Identifizierung und Aussonderung ging (ALY & ROTH 1983).[2]

Heute reicht das Spektrum der medizinischen Dokumentation von der klinischen Basisdokumentation über die Dokumentation in Krankenhausinformationssystemen bis zur Dokumentation in Versorgungsnetzen, wobei einzelne medizinische Bereiche, die übergeordnete Qualitätssicherung sowie die medizinische Forschung eigene Dokumentationsstrukturen erforderlich machen (LEINER et al. 2012: 77–91). Man spricht von der elektronischen (oder digitalen) Patientenakte als der Gesamtheit aller gesicherten Daten, die im Laufe der Versorgung einer Patient*in in einer Einrichtung entstehen. Eine hypothetische Weiterentwicklung ist die universelle lebenslange Patientenakte, in der die medizinischen Lebensläufe der Menschen, also ihre Krankengeschichten, zusammengefasst werden. An ihr arbeitet die Medizininformatik schon seit Jahrzehnten, bisher ohne abschließenden allgemein akzeptierten praktischen Erfolg.

Im Vergleich zur Digitalisierung anderer Lebensbereiche ist die Medizin schon bei der grundlegenden Aufgabe der Datenerfassung mit erheblichen Problemen belastet: Es handelt sich um Daten über hochstrukturierte Objekte und hochkomplizierte Prozesse, wie sie in kaum einer anderen Anwendung der Informatik angetroffen werden. Es gibt keine für alle Zwecke verwendbare einheitliche Nomenklatur. Medizinische Daten sind oft unscharf, ein Beispiel ist die Quantifizierung des Schmerzempfindens. Die Dokumentationsanforderungen für Abrechnungszwecke, für die medizinischen Prozesse und für die wissenschaftliche Begleitung unterscheiden sich stark und sind sogar gelegentlich widersprüchlich (und dies schon seit mehreren Dekaden, siehe für Dokumentationsarten z. B. ZAISS et al. 2002: 49f.). Zum Beispiel müssen zur Erfüllung gesetzlicher Anforderungen ICD-Codes (*International Classification of Diseases*) verwendet werden, die medizinisch und wissenschaftlich wenig Nutzen bringen. Unter dem Alltagsstress der Krankenversorgung leiden Motivation und Sorgfalt bei der Dateneingabe; dadurch entstehen erhebliche Probleme der Datenqualität wie Unvollständigkeit und Flüchtigkeitsfehler (ARTS et al. 2002: 600). CLAUS O. KÖHLER erklärte dies exemplarisch am zunächst noch analogen Arztbrief, „der für die Krankengeschichte zumeist auch die Epikrise ist" (KÖHLER 1982: 26). Hier zeigen sich wichtige Erkenntnisse zur Einbindung der Dokumentation in Arbeitsabläufe sowie deren notwendige strukturelle Eigenlogik:

> Um eine effektive Wirkung zu haben, musste der Brief wenige Tage nach der Entlassung beim Hausarzt sein. Es ist bekannt, daß häufig Wochen, wenn nicht Monate vergehen, bis (mehr oder weniger ausführlich) der Arztbrief geschrieben wird. Nach Wochen oder Monaten hat der Arzt im Krankenhaus mit Sicherheit nicht mehr viel eigene Erinnerung an einen Fall und stützt sich nur auf die Angaben in der Krankengeschichte, die in vielen Fällen nicht strukturiert ist und vielleicht wichtige Angaben so versteckt enthält, daß sie der Arzt nicht oder nur nach längerem Suchen findet. (*ebd.*)

Durch die Digitalisierung sollen solche Defizite behoben werden. Aber schon bei der Frage der Dokumentation wird immer wieder deutlich, dass eine informatische Konzeption allein keine Erfolgsgarantie ist – sie muss sich vielmehr in den medizinischen Alltag einfügen.

Systematik und Klassifikation

Schon bei den ersten einfachen Ansätzen zur Dokumentation medizinischen Geschehens zeichnete sich deren Komplexität ab. Zu viele Daten ohne Struktur stören die Übersichtlichkeit, verschleiern den eigentlichen Informationsgehalt und behindern die Kommunikation. So berichtet die 13. Jahrestagung der GMDS 1968 über „Probleme der Erfassung des zeitlichen Krankheitsablaufes und des Medical Record Linkage" (FRITZE & WAGNER 1969). Bereits früh in der historischen Entwicklung wurden daher Ansätze zur Strukturierung und Systematisierung verfolgt. Klassifikationssysteme – ebenso wie Krankengeschichtsdokumentationen (KÖHLER 1982: 38) – fanden sich beispielsweise in englischen Krankenhäusern, ihr Ziel war zunächst eine „Kontrolle des Erfolgs der angewandten Therapien" (KÖHLER 2003: 17). Erste Bestrebungen zum systematischen Vorgehen betrafen das Krankenblatt, also die ärztlich geführte Dokumentation der Krankengeschichte von Patientinnen oder Patienten, mit einem einheitlichen vorgedruckten Krankenblattkopf, die Basisdokumentation (KOLLER *et al.* 1975) als einheitliche Erfassung einer festgelegten Menge von Daten und das problemorientierte Krankenblatt nach Larry Weed (WEED 1968).

Der Beginn der systematischen und einheitlichen Beschreibung von Diagnosen wird durch die schon genannte ICD repräsentiert, deren erste Version schon vor 1900 entstand, aber im Ansatz bereits auf das 18. Jahrhundert zurückgeführt werden kann (HIRSCH *et al.* 2016: 596; JETTÉ *et al.* 2010: 1105f.). In Deutschland ist sie für die Diagnosenverschlüsselung zu Abrechnungszwecken in Krankenhäusern seit 1986 gesetzliche Pflicht, in der kassenärztlichen Versorgung seit 2000. In Deutschland zuständig für die Pflege der ICD sowie allgemeiner der medizinischen Klassifikationen und Nomenklaturen – ebenso wie für die Arzneimitteldatenbanken – war von 1969 bis 2020 das Deutsche Institut für Medizinische Dokumentation und Information (DIMDI), das als nachgeordnete Behörde dem Bundesministerium für Gesundheit untergeordnet war (DUGAS & SCHMIDT 2013: 70). Seit 2020 ist das DIMDI in einer Bundesoberbehörde, dem Bundesinstitut für Arzneimittel und Medizinprodukte (BfArM), aufgegangen.

Die Erarbeitung von Standards und Normen für die Erfassung medizinischer Informationen ist von Beginn an ein wesentliches Arbeitsgebiet der Medizininformatik und hat zu einer Vielfalt geführt, die kaum noch zu überblicken ist. Beispiele von etablierten Standards neben der ICD sind (RIENHOFF & SEMLER 2015):

- HL7 *(Health Level 7)* für den Datenaustausch in Krankenhaussystemen, inzwischen zu Fast Healthcare Interoperability Resources (FHIR) weiterentwickelt,
- DICOM *(Digital Imaging and Communications in Medicine)* für Speicherung, Archivierung und Austausch medizinischer Bilddaten,
- xDT (Datenträger für „x" = Abrechnung, Behandlung, Gerätedaten, …) zum Datenaustausch im Bereich der niedergelassenen Ärzt*innen und der Krankenkassen,
- LOINC *(Logical Observation Identifiers Names and Codes)* für den Austausch von Untersuchungs- und Testergebnissen zwischen Laboren und Kliniken,
- CDISC *(Clinical Data Interchange Standards Consortium)* für den Austausch von Daten aus klinischen Studien,
- MeSH *(Medical Subject Headings)* als Thesaurus für die Suche in medizinischer Literatur.

Diese unvollständige Aufzählung vermittelt einen Eindruck von der Vielfalt der Datenformate und Terminologien, die in medizinischen IT-Systemen unter einen Hut gebracht werden müssen. Auch Wissen wird durch Systematisierung leichter nutzbar, zunächst durch Lehrbücher und Leitlinien mit Handlungsempfehlungen. Eine große Herausforderung bei der Modellierung liegt in der dynamischen Natur des medizinischen Wissens, die zu ständiger Anpassung von Lehrbuchwissen und Leitlinien zwingt, bis hin zu täglichen Meldungen von Pharmafirmen, die bei Prüfungen der Arzneimitteltherapiesicherheit zu berücksichtigen sind.

Die Systematisierung des medizinischen Wissens beginnt mit Terminologien und Begriffssystemen. Hier gibt es über Jahrzehnte hinweg eine inhaltlich-strukturelle Entwicklung von der schlichten ICD bis zu SNOMED (Systematisierte Nomenklatur der Medizin), in der aktuellen Version als SNOMED CT (für Clinical Terms) bezeichnet:

SNOMED CT is the most comprehensive, multilingual clinical healthcare terminology in the world [...], enables consistent representation of clinical content in electronic health records [...], enabling clinicians to record data with enhanced accuracy and consistency. (SNOMED 2021)

Als umfassendes Ontologiewerk, das viele existierende Terminologien wie auch SNOMED umfasst, ist das Unified Medical Language System (UMLS) konzipiert. Hierbei sollen Begriffe und zwischen ihnen bestehende Beziehungen so spezifiziert werden, dass auch komplexe Datenmodelle und Wissensrepräsentationen beschrieben werden können.

Die wissenschaftliche Weiterführung der Systematisierung ist die Modellbildung. Das „Weltmodell" der Informatik besteht aus Objekten, die verschiedene Zustände annehmen können, miteinander in bestimmten Beziehungen stehen und über den Austausch von Nachrichten interagieren. Dieses Modell wird durch ein (gigantisches) semantisches Netz repräsentiert, das für eine umfassende, handhabbare Beschreibung viel zu komplex ist. Modellbildung ist die Kunst, einen Ausschnitt dieses Weltmodells so weit zu vereinfachen, dass er handhabbar wird, aber trotzdem noch nützlich bleibt. Informatische Modelle werden zum Zweck der Nachbildung des Systemverhaltens und seiner Digitalisierung aufgestellt. Sie führen zur Formulierung von Algorithmen, aber auch zur Beschreibung statischer Beziehungsgeflechte wie Ontologien. Die oben beschriebenen Standards sind Modelle in diesem Sinne.

Das Beispiel der ICD zeigt die Problematik der Modellbildung: Das Ziel der ICD, ebenso wie anderer systematischer Standards, ist in jedem Fall die Übersichtlichkeit und Vergleichbarkeit von Daten. Jenseits der bereits diskutierten Fehler, die bei der Dokumentation insbesondere im klinischen Arbeitsalltag entstehen, wird jedoch vor allem deren Akkuratesse für die Arbeit im medizinischen Alltag immer wieder diskutiert (z. B. HORSKY et al. 2017). Denn die Komplexität von Krankheiten lässt sich nicht so leicht strukturell erfassen. Als Modell ursprünglich für die Todesursachenstatistik, später für die Abrechnung medizinischer Leistungen konzipiert und dafür im Wesentlichen geeignet, ist die ICD für weitergehende medizinische oder wissenschaftliche Anwendungen viel zu unscharf. Ein Beispiel bietet hier die Codierung von seltenen Erkrankungen, denen, wenn sie überhaupt in der ICD (aktuelle Version: ICD-10(-GM)) enthalten sind, meist „unspezifische Codes zugeordnet [werden] und […] deshalb anhand dieser ICD-10-GM-Kodes statistisch nicht eindeutig zu erfassen [sind]" (DIMDI 2016: 7).

Prozessunterstützung

Der wichtigste Aspekt der Digitalisierung, in der Medizin wie anderswo, ist die Unterstützung von Prozessen und Arbeitsabläufen: Daten und Informationen sollen „zur rechten Zeit am rechten Ort" verfügbar sein. So sollen z. B. Behandelnde in der Sprechstunde die aktuellen Laborergebnisse und Röntgenbilder im Blick haben können. Oder das Gesundheitsamt soll Infektionszahlen online sofort an das Robert-Koch-Institut übermitteln können, nicht erst per Fax am nächsten Werktag oder per Briefpost drei Tage später. Dies wird in der aktuellen Corona-Pandemie in besonderem Maße deutlich, zu der das RKI 2020 in seinem *Epidemiologischen Bulletin* bemerkte, dass Prozesse nicht mehr „papierbasiert […] noch mit einfachen digitalen Listen an verschiedenen Arbeitsplätzen bewältigt werden" (NEUHANN et al. 2020: 3) könnten. Hier zeigt sich in besonderem Maße, dass die Digitalisierung des Gesundheitswesens nicht auf die einzelne medizinische Einrichtung beschränkt sein kann – sie muss vielmehr verzahnt in einem durchweg digitalisierten System funktionieren.

Die Aufgaben der Medizininformatik beginnen somit bei der Modellierung der Prozesse im Gesundheitswesen und reichen über Entwurf und Installation der entsprechenden Informationssysteme bis zu deren Betrieb. Die Prozessmodellierung dient, im Gegensatz zu vielen industriellen Szenarien, nicht primär der Automatisierung, sondern der Unterstützung und Verbesserung des menschlichen Handelns im Behandlungsgeschehen. Daher ist stets der Unterstützungsaspekt im Auge zu behalten: „Werkzeuge müssen unauffällig werden und im Hintergrund bleiben." (HAUX 1996) „Die direkte Interaktion zwischen Arzt und Patient, die verantwortungsvolle Zuwendung, muß im Zentrum des ärztlichen Handelns stehen" (SCRIBA & KÖNIG 1996).

Zum Beispiel soll ein Krankenhausinformationssystem (KIS) die Datenerfassung und Datenbereitstellung, Leistungsanforderungen (z. B. Auftrag einer Probenanalyse ans Labor), Befundrückmeldungen, Therapie-Unterstützung (Planung und Dokumentation) und Abrechnung mit den Kostenträgern leisten. Die Geschichte der Krankenhausinformationssysteme begann hierbei in Deutschland mit Konzepten für „datenverarbeitungsgerechte Krankenblattdokumentation" (KÖH-

LER 1982: 39) im Zentralarchiv für Wehrmedizin ab 1943. Wesentliche Entwicklungen fanden nach 1945 allerdings zunächst in den USA statt, dort wurden unter anderem Konzepte für den modularen Aufbau der Systeme entwickelt und dort fand sich auch vor allem ab den 1970er-Jahren eine wachsende Anzahl an kommerziellen Anbietern (*ebd.*). Ein erstes „vollständiges" KIS fand sich 1972 im kalifornischen El Camino Hospital. Deutschland und Europa durchliefen eine ähnliche Entwicklung wie die USA, es war „nur ein zeitliches Nachhinken von einigen Jahren festzustellen" (STECKEL 1988: 66).

Im Krankenhaus arbeiten eine Vielzahl von Personen und Fachabteilungen gemeinsam an einem Fall. Sie sind in vielen unterschiedlichen Bereichen tätig: auf Stationen, in Ambulanzen, in der Verwaltung, in Sekretariaten, im Labor, in Operationssälen, und in unterschiedlichen Berufen, als Ärzt*innen, als Pfleger*innen, als Verwaltungs- und Schreibkräfte. Alle diese sollen mit einer reibungslos funktionierenden IT-Infrastruktur bei ihrer Arbeit unterstützt werden – eine gigantische Aufgabe, die erst in den letzten Jahren einigermaßen zufriedenstellend erfüllt wird. Erschwert wird die Prozessunterstützung im Krankenhaus durch die Variabilität der Abläufe:

> Es ist nahezu unmöglich, alle Aktivitäten und Ausnahmen im diagnostischen und therapeutischen Prozess a priori in einer Art Behandlungsplan einzuplanen. Ungeplante Aktionen dürfen aber von einem prozessorientierten Informationssystem nicht verhindert werden und müssen dennoch auch in ihrem Prozesskontext dokumentiert werden. (POMMERENING *et al.* 2015)

Hier liegt einer der Gründe, warum Systeme den Übergang in eine medizinpraktische Anwendung nicht immer ohne weiteres schaffen.

Auch wenn die Medizininformatik gerne ihren Unterstützungscharakter betont, bestehen doch unter wirtschaftlichem Druck auch Ansätze zur Automatisierung medizinischer Prozesse in Form von Behandlungspfaden (*Clinical Pathways*), standardisierten klinischen Prozessen mit gestraffter Behandlung. Kritiker sprechen auch von seelenloser Fließbandmedizin. Es heißt dazu bereits 1977 im *Deutschen Ärzteblatt*:

> Für den Krankenhausbereich steht fest: Durch die immer größer werdende Mechanisierung in den

> Kliniken besteht die permanente Gefahr, daß das Krankenhaus in die vielzitierte Reparaturwerkstatt für Menschen abgleitet. (CIESLIK 1978: 456)

Hier zeigt sich ein ethischer Konflikt von grundsätzlicher Bedeutung für den Umgang mit Kranken. Auch wenn es dem Selbstbild der Medizininformatik nicht entspricht, die medizininformatischen Methoden unterstützen auch diese Bestrebungen.

Informationstechnisch einfacher, aber im Zusammenwirken des gesamten Gesundheitssystems dann doch wieder komplex ist die Situation in den Arztpraxen. Hier gibt es eine Vielzahl zertifizierter Praxisverwaltungssysteme. Noch längst nicht zufriedenstellend gelöst sind aber die Aufgaben der Kooperation und Vernetzung im Gesundheitswesen. Auf der technischen Seite spricht man hier von Telematik, auf der fachlich-medizinischen Seite von Telemedizin. Die Infrastrukturen, die die Medizininformatik zum Zweck der Vernetzung aufbaut und betreut, werden unter dem Begriff „Gesundheitstelematik" subsumiert – die Telematik ist nach Nora und Minc hierbei „die wachsende Verflechtung von Rechnern und Telekommunikationsmitteln" (NORA & MINC 1979: 29), wobei der Begriff die Wörter TELEkommunikation und InforMATIK verbindet. Anwendungsbereiche der Telematik in der Medizin sind u. a. Übermittlung von Röntgenbildern, EKG-Kurven, Laborergebnissen, Meldungen aus dem Rettungswagen an die Notaufnahme im Krankenhaus, elektronisches Rezept, Übermittlung von Daten an Register, Meldungen ans Gesundheitsamt im Rahmen des Infektionsschutzgesetzes, IT-Sicherheitsinfrastruktur.

Um den Ausbau einer bundesweiten Telematik-Infrastruktur wird im deutschen Gesundheitswesen schon seit den 1990er-Jahren gerungen, auch davor gab es schon eine Reihe von kleineren telematischen Projekten. Die Medizininformatik hat für viele Aufgaben, wie die Modellierung und Spezifikation der Systemabläufe, die Definition der nötigen Standards und Schnittstellen und die Entwicklung von Methoden und Werkzeugen zur Lösung der Datenschutz- und IT-Sicherheitsprobleme, längst Vorschläge gemacht und Prototypen bereitgestellt. Die praktische Umsetzung wurde bisher durch die politischen Rahmenbedingungen immer wieder verzögert, vor allem wegen Fragen der Verantwortlichkeit und der Finanzierung.

Unter dem Begriff Telemedizin wird, aufbauend auf der technischen Infrastruktur der Telematik, die fachliche Kommunikation zwischen den an einer Behandlung beteiligten Ärzt*innen und Einrichtungen verstanden, von der Hausärzt*in über die Fachärzt*in bis hin zu Krankenhäusern und Nachsorgeeinrichtungen, aber auch der Kontakt von Patient*innen mit Ärzt*in per Telekommunikation. Beispiele hierfür sind:

- ärztliches Konsil, d. h., Beratung der Ärzt*in mit fernen Spezialist*innen, z. B. Begutachtung von CT-Aufnahmen durch eine Neurochirurg*in, Beurteilung von Gewebeschnitten durch eine Patholog*in während Krebsoperationen (Telemikroskopie),
- ferngesteuerte Operationen – wenn die Chirurg*in schon sowieso nur mit Blick auf einen Monitor und mithilfe IT-gesteuerter Instrumente operiert, dann macht es auch keinen großen Unterschied, wenn sie oder er an einem anderen Ort der Erde sitzt, – hierbei ist die räumliche Nähe nicht mehr notwendiges Kriterium für ärztliche Arbeit, nur noch die Leistungsfähigkeit des Netzes,
- Telesprechstunde statt Arztbesuch, wenn eine körperliche Untersuchung nicht nötig ist, etwa nur ein Rezept verlängert werden muss,
- Telemonitoring: Überwachung von Patient*innen in kritischen Situationen aus der Ferne, z. B. durch Sturzsensoren,
- automatische Übernahme von Daten, die die Patient*in selbst in eine Mobil-App eingibt, wie etwa ein Schmerz-Tagebuch, oder von Messwerten, die von Sensoren an seinem oder ihrem Körper erfasst werden (Telemetrie).

Natürlich ist die Nutzung des Netzes mit Risiken verbunden, die zuverlässig beherrscht werden müssen. Wer möchte schon, dass ein Herzschrittmacher über das Internet manipulierbar ist? Wer möchte, dass eine ferngesteuerte Operation scheitert, weil das Netz überlastet ist? Wer möchte, dass die Daten der Patienten von Hackern abgegriffen werden? Und wer möchte die Entpersönlichung der Medizin durch fehlenden persönlichen Kontakt vorantreiben? Dies bedeutet für die Medizininformatik eine Reihe von Herausforderungen, die im Folgenden noch eingehender betrachtet werden sollen.

Datenschutzfördernde Techniken

Schon früh musste sich die Medizininformatik mit besonders strengen Datenschutzanforderungen auseinandersetzen und entwickelte dafür Lösungen, die auch Vorbildcharakter für andere Anwendungsbereiche der Informatik haben. In der Datenschutzgesetzgebung, zuletzt im Artikel 9 der EU-Datenschutzgrundverordnung (DSGVO), ist die besondere Sensibilität von Daten zum Gesundheitszustand eines Menschen festgeschrieben (EU 2016). Zusätzlich und besonders streng werden diese Daten durch das Strafgesetzbuch (§203 – Verletzung von Privatgeheimnissen) geschützt, das die berufliche Schweigepflicht u. a. der Ärzt*innen definiert. Damit steht die Medizininformatik unter erheblichem Druck, die Technik von Anfang an datenschutzgerecht zu gestalten.

Beispiele des Einsatzes solcher datenschutzfördernden Techniken sind: der Anschluss der Universitätskliniken Freiburg und Mainz an das Internet mit Hilfe von ausgeklügelten Firewall- und Filterkonzepten und über abgegrenzte Sicherheitszonen (POMMERENING & SCHEIDT 1999); die Konzeption des pseudonymem elektronischen Rezepts im Rahmen der Gesundheitstelematik (STRUIF 1992); oder die pseudonyme Speicherung von Patientendaten in Krebsregistern (POMMERENING et al. 1996). Bei der Pseudonymisierung geht es darum, Identitätsdaten, die die Person eindeutig charakterisieren, durch ein neutrales Kennzeichen zu ersetzen. In der Regel geschieht dies durch kryptographische Verschlüsselung der Identitätsdaten, und nur der „Treuhanddienst", der den Schlüssel besitzt, kann den Bezug zur Person wiederherstellen. Dennoch ist die Zusammenführung von Daten zur gleichen Person aus verschiedenen Quellen oder von verschiedenen Erfassungszeitpunkten gewährleistet, da sie wieder zum selben Pseudonym führen.

Problematisch ist dieser Prozess, solange die Digitalisierung noch nicht so perfekt ist, dass die Identitätsdaten immer auf exakt die gleiche standardisierte Weise erfasst werden, und schon die geringste Abweichung, etwa die Auflösung eines Umlauts wie ä zu ae, ergibt ein völlig anderes Chiffrat. Daher müssen die Abgleichtechniken des „Record Linkage" (DUNN 1946), also die richtige Zuordnung eines Falles trotz leicht unterschiedlicher Daten, an diese Situation angepasst werden: Das ist das Ziel des „Privacy Preserving Record Linkage (PPRL)" (VATSALAN *et al.* 2013), und hierfür hat die Medizininformatik Lösungen entwickelt und in die praktische Anwendung überführt (z. B. STAMMLER *et al.* 2020).

Medizintechnik

Informationstechnik ist in vielen medizinischen Szenarien nicht direkt sichtbar, sondern steckt in der Steuerung medizinischer Geräte. Medizintechnische Produkte haben seit ihrem Aufkommen vor über hundert Jahren einen bedeutsamen Stellenwert in der Medizin eingenommen. Sie durchdringen das medizinische Arbeiten, auch indem sie seit Jahrzehnten immer kleiner und mobiler werden und häufig „schon heute einen Computer enthalten, mit dem umfangreiche Algorithmen Informationen ermitteln" (DÖSSEL 2020: 7). Dies betrifft natürlich ebenso Großgeräte. Die „Apparatemedizin" steht repräsentativ für eine „zunehmende Durchdringung weiter Teile des gesellschaftlichen Lebens mit Artefakten" (SCHUBERT 2006: 10) und einige medizinische Bereiche, wie beispielsweise Operationssäle, weisen inzwischen eine besonders „hohe Dichte an unterschiedlichen Akteuren und Artefakten" (*ebd.*) auf.

Ein frühes Highlight der Medizintechnik stellt das Elektrokardiogramm (EKG) dar, dessen Entwicklung 1902 durch Willem Einthoven, der dafür 1924 den Medizin-Nobelpreis bekam, „eine neue Ingenieursdisziplin, die Biomedizinische Technik, mitbegründen" (MORGENSTERN & KRAFT 2014: 236) sollte. In diese Zeit um die Wende zum 20. Jahrhundert fallen einige der zentralen Erfindungen, die zum „Aufschwung in der modernen Medizin" (KRAMME & KRAMME 2002: 3) beitrugen. Mit dem Aufkommen elektrischer Rechner wurde dann „Anfang der 40er Jahre [...] eine neue Ära eingeleitet, und es entstand eine neue Technologie, die die Medizintechnik ein weiteres Mal revolutionierte: die Datenverarbeitung bzw. Informatik" (*ebd.*). Unter Medizintechnik versteht man heute in der Regel Technologien, die für den medizinischen Bereich entwickelt oder angepasst werden, um die medizinische Arbeit zu begleiten und zu unterstützen. Die heutige Medizintechnik basiert hierbei zu wesentlichen Teilen auf „rechnergestützten Systemen" (*ebd.*: 4), ist also immer auch eng mit der Medizininformatik verwoben.

Auch die ersten Verfahren zur Mustererkennung in EKG-Diagrammen gehen bereits auf Einthoven zurück, ein Aufgabenbereich, den man heute zur Künstlichen Intelligenz zählt. Heute können diese Algorithmen zu einem großen Teil automatisiert direkt im Gerät ablaufen. Ähnlich ist auch die Labordatenverarbeitung heute zu großen Teilen automatisiert, z. B. indem Hinweise auf kritische Werte bereits von der Software der Analysegeräte erzeugt werden. Ein wichtiges Anwendungsfeld der Medizintechnik ist das Monitoring, z. B. auf der hochtechnisierten, zum Teil automatisierten Intensivstation, wo Pulsfrequenz, Atmung und andere lebenswichtige körperliche Parameter laufend überwacht werden und bei kritischen Werten ein Alarm ausgelöst wird. Auch außerhalb des Krankenhauses wird Patientenüberwachung mithilfe von Mobilgeräten immer populärer. Das reicht vom „smarten" Fitness-Armband bis zu medizinisch verordneten Sensoren. Mit zunehmender Alterung der Bevölkerung werden solche Systeme des *Ambient Assisted Living* (AAL) immer wichtiger, weil sie das selbstbestimmte Leben unterstützen können.

Für viele dieser medizintechnischen Systeme ist die Ausfallsicherheit von grundlegender Bedeutung, Systemfehler können lebensbedrohlich sein, wie im Fall von Herzschrittmachern und implantierten Defibrillatoren (DOYLE 1998a) oder bei der Anästhesie-Überwachung (DOYLE 1998b). Da medizintechnische Geräte erhebliche Auswirkungen auf die Sicherheit von Menschen haben können, ist ihr Einsatz in Deutschland durch das Medizinproduktegesetz geregelt. Wichtige Erfolge der Medizintechnik und -informatik betreffen auch die direkte Unterstützung für die Patient*innen, etwa Prothesensteuerung, Cochlea-Implantate, die bei Gehörlosen und Schwerhörigen ein ausreichendes Sprachverstehen ermöglichen, und andere Hilfen. Aufsehen erregend, aber noch weit entfernt vom Routine-Einsatz ist die mikroprozessorgesteuerte Prothetik von Gliedmaßen oder gar die Steuerung von Computer-Eingaben durch Hirnströme.

Bildgebung: Der Blick ins Innere des Menschen

Bildgebende Verfahren und ihre Nutzung stellen einen Spezialfall der Medizintechnik dar, der sich aber durch umfangreiche eigene Methoden auszeichnet. Ihre Anwendung auf die bildliche Darstellung des Körperinnern, ohne in den Körper eingreifen zu müssen, ist einer der wissenschaftlichen Höhepunkte der Medizininformatik und von enormer unmittelbarer Bedeutung für den Fortschritt der Medizin. Gleichzeitig kann man hierin einen überzeugenden Nachweis für die Interdisziplinarität der Medizininformatik sehen: Die Messmethoden entstammen der Physik, die grundlegenden Algorithmen zur Umwandlung der Messwerte in Bilder oder dreidimensionale Gebilde sind Mathematik, und die Sicht- und Nutzbarmachung dieser Bilder geschieht mit den Werkzeugen der Informatik.

Bereits 1917 entwickelte der österreichische Mathematiker JOHANN RADON einen Algorithmus, der aus Röntgenbildern aus verschiedenen Richtungen eine Rekonstruktion der Materialdichte im Körperinnern und damit ein dreidimensionales Abbild davon ermöglichte (RADON 1917). Damit war er seiner Zeit weit voraus, denn die Qualität der eingesetzten Geräte reichte für die nötigen Bilddaten noch nicht aus. In den 1960er-Jahren wurden die technischen Grundlagen dieses Verfahrens, der Computertomographie (CT), von dem Physiker Allan M. Cormack so weit entwickelt, dass der Elektroingenieur Godfrey N. Hounsfield 1972 ein entsprechendes Gerät bauen und praktisch einsetzen konnte (HOUNSFIELD 1973).

Andere bildgebende Verfahren, die zwei- oder dreidimensionale Bilder erzeugen und meist, wie das CT, auf mehr oder weniger komplexer Umrechnung von Messwerten in Bilder beruhen, sind Magnetresonanz-Tomographie (MRT), nuklearmedizinische Verfahren wie Szintigraphie und Positronen-Emissions-Tomographie (PET), Echosonographie (Ultraschall), Endoskopie (digitale Fotoaufnahmen aus dem Körperinneren per Sonde) und Fotografie, z. B. von Hautveränderungen. Diese Verfahren liefern Bilder mit unterschiedlichen Perspektiven und Abbildungseigenschaften und waren in der Medizininformatik Anlass zur Entwicklung von grundlegenden Algorithmen der Bildverarbeitung, die breite Anwendung bis in die alltäglich gebrauchte Elektronik gefunden haben.

Beispielsweise kann in nahezu jeder Computeranwendung ein Bild interaktiv und in Echtzeit beliebig skaliert werden (einfaches ,Aufziehen' des Fensters), denn die dahinter liegenden Algorithmen (Interpolation) sind integraler Bestandteil der grafischen Betriebssysteme geworden. Digitale Fotoapparate kombinieren Einzelbilder zu Panoramen, und digitale Filmkameras korrigieren automatisch die unruhige Hand des Amateurs, der die Filmaufnahmen macht. (POMMERENING *et al.* 2015)

Medizinische Anwendungen liegen in den Bereichen Diagnostik, Operationsplanung, Bestrahlungsplanung, Computer-unterstützte Chirurgie, insbesondere minimalinvasive Chirurgie („Schlüsselloch-Chirurgie"), z. B. in der Neurochirurgie oder Orthopädie, und OP-Simulation und OP-Training an einem virtuellen, aber sehr realistischen Körper, Anwendungen, bei denen auch die Methoden der *Augmented Reality* zunehmend nützlich erscheinen.

Ein Roboter für Eingriffe am Gehirn kann etwa in Größenbereichen von wenigen Mikrometern operieren, die einen menschlichen Operateur bei weitem überfordern würden. Stattdessen kontrolliert dieser das Geschehen an einem dreidimensionalen Modell, das in Echtzeit erzeugt wird, über einen Handregler, der seine Bewegungen auf Roboterarme übersetzt und das unvermeidliche Zittern unterdrückt. In der Diagnostik lassen sich reproduzierbare Messergebnisse durch Ausmessung von 3D-Modellen gewinnen, weil die Bildaufbereitung und -korrektur dafür exakt genug ist, z. B. für die Messung von Gefäßdurchmessern oder die Messung von Tumorvolumina. Bedeutende Anwendungen liegen aber auch in Bereichen, die noch zur medizinischen Grundlagenforschung gehören, wie MRT-Gehirnscans zur Beobachtung von Hirnaktivitäten, sogar in Echtzeit. Schon in den Bereich der KI reichen Methoden der Bildanalyse wie Segmentierung und Objekterkennung. Wie erkennt man zum Beispiel, welche Bildpunkte (Pixel bzw. in dreidimensionalen Bildern Voxel) zu einem Tumor gehören und welche zu gesundem Gewebe? Die Herausarbeitung der Objekte (unter dem Begriff „Segmentierung") geschieht meist interaktiv, da ein vollständig automatisierter Prozess mit zu vielen Unsicherheiten belastet ist, von denen ja lebenswichtige Entscheidungen abhängen können.

Künstliche Intelligenz: Wissensverarbeitung und lernende Systeme

Im Gegensatz zu den Bereichen, in denen die Medizininformatik solide Ergebnisse und praktische Erfolge vorzuweisen hat, ist die (scheinbar menschenähnliche) Künstliche Intelligenz (KI), die in der Öffentlichkeit große Aufmerksamkeit erfährt und deren Rezeption oft von der Populärkultur wie Filmen geprägt ist, in der Praxis der Medizininformatik eher von geringer Bedeutung. KI ist ein eigener, zurzeit schnell wachsender Zweig der Informatik mit interdisziplinären Verbindungen, der oft mit der Leitidee „knowledgeable, learnable, and intelligent computers" (CHEN et al. 2005: 7) assoziiert und mit unrealistischen Erwartungen und Befürchtungen überfrachtet wird. Im weiten Sinne wird unter KI alles verstanden, was die Fähigkeiten des menschlichen Gehirns übersteigt, aber mit Computerhilfe erledigt werden kann. In den 1950er-Jahren wurden die ersten Computer passenderweise als „Elektronengehirne" bezeichnet. Im engen Sinne versteht man heute unter KI Algorithmen, die sich scheinbar selbst optimieren, was auch gerne als selbständiges Lernen (*Unsupervised Machine Learning*) oder begleitetes Lernen (*Supervised Learning*) bezeichnet wird, da es, einmal gestartet, ohne oder mit minimaler weiterer Intervention abläuft. Üblicherweise werden auch die Bereiche Wissensmodellierung mit Anwendung zur Entscheidungsunterstützung („Expertensysteme") sowie Objekterkennung mit den Spezialfällen Texterkennung, Freitextanalyse und Bildanalyse zur KI hinzugezählt.

Schon in den 1950er-Jahren, als Computer für umfangreiche Berechnungen und zur Verwaltung großer Datenmengen genutzt wurden, entstand die Vorstellung „intelligenten" Verhaltens. Die erste Euphorie in diesem Bereich der Künstlichen Intelligenz brachte den *General Problem Solver* (GPS) hervor (NEWELL & SIMON 1972), der aber an der Komplexität schon vergleichsweise einfacher Probleme scheiterte. Der Begriff „Künstliche Intelligenz" wurde schließlich 1956 im Rahmen des *Summer Research Project on Artificial Intelligence* am US-amerikanischen Dartmouth College im Wissenschaftsdiskurs erstmals thematisch relevant und war bezeichnenderweise von Beginn an als Aufhänger für neue Debatten über das Verhältnis von Gehirn und Maschine gedacht (KLEIN & FRANA 2021: XI).

Die nächste Euphoriewelle der KI war durch den Versuch der Modellierung und automatisierten Anwendung von Wissen gekennzeichnet. Hier kamen wesentliche Impulse aus der Medizininformatik in Form der Entwicklung sogenannter Expertensysteme, die nach dem ursprünglichen Anspruch Experten ersetzen sollten; später wurde dieser Anspruch auf die Funktion von Entscheidungshilfen reduziert (HASMAN *et al.* 1996). Vorreiter und Muster ist das System MYCIN (BUCHANAN & SHORTLIFFE 1984), das ab ca. 1970 entwickelt wurde und zur Diagnose und Therapie von Infektionskrankheiten diente. Es beruhte auf logischen Regeln und Wahrscheinlichkeiten. Trotz erstaunlich hoher Trefferquoten konnte es sich aber in der Praxis nicht durchsetzen; Gründe waren einmal die umständliche und zeitraubende Handhabung und zum andern die zwar mögliche, aber schwierige Nachvollziehbarkeit der Ergebnisse – ein deutlicher Hinweis darauf, dass für einen erfolgreichen Einsatz von Algorithmen in der Praxis der Medizin mehr als nur eine medizininformatisch solide Entwicklung notwendig ist.

Als weiteres System ist Internist-I/QMR zu nennen, das ebenfalls ab ca. 1970 entwickelt wurde (MYERS 1990). Es diente der Diagnostik in der Inneren Medizin und beruhte auf einem Ranking-Algorithmus, wie er heutzutage in vielen anderen Anwendungen der Informatik verwendet wird, z. B. bei Suchmaschinen. Seine Ergebnisgenauigkeit und sein Misserfolg beim praktischen Einsatz entsprechen ziemlich genau dem Schicksal von MYCIN. Die Erkenntnisse dieser Welle der Wissensverarbeitung lassen sich grob so zusammenfassen: Der problemlose Zugriff auf Wissen durch medizinisches Personal am Arbeitsplatz ist wichtig und willkommen. Das wird aber schon weitgehend durch einfachen Online-Zugriff auf Fachliteratur und Leitlinien sowie in Wissensbanken systematisch erfasstes Wissen über Diagnosen, Therapieoptionen und Medikamente geleistet, ganz ohne KI. Nützlich sind auch in Arbeitsplatzsysteme integrierte, im Hintergrund wirkende Überprüfungsprogramme („Wachhundfunktionen"), die zum Beispiel auf mögliche unerwünschte Wechselwirkungen von Medikamenten hinweisen, oder allgemeinere *Clinical Decision Support*-Systeme:

> Wissensbasierte Systeme haben ihren Eingang in den klinischen Alltag gefunden. Dabei hat sich besonders die Bereitstellung der medizinischen Literatur und medizinischer Nachschlagewerke am Arbeitsplatz bewährt. Die Systeme hingegen, die durch sogenannte ‚künstliche Intelligenz' die Diagnostik bereichern sollten, haben [...] die in sie gesetzten überhöhten Erwartungen nicht erfüllt. (SCRIBA & KÖNIG 1996)

Wichtige nützliche Ergebnisse in diesem Bereich der medizinischen Wissensverarbeitung, die auch den Weg in die praktische Nutzung gefunden haben, sind Tutorsysteme (CBT = *Computer Based Training*) und interaktives Lehrmaterial sowie Simulationen, mit denen Studierende an virtuellen Patient*innen üben können.

Die nächste Stufe von KI-Systemen, schon seit den 1980er-Jahren im Fokus der Wissenschaft, seit einigen Jahren auch im Fokus der öffentlichen Wahrnehmung, sind die „selbstlernenden" Systeme. Statt auf regelbasiertes Schließen wie bei den Expertensystemen wird hier auf analogiebasiertes Schließen gesetzt: Man verwendet Algorithmen, die von Parametern abhängen und deren Ergebnisse mit anderweitig verifizierten Beispielen verglichen werden, wonach die Parameter so angepasst werden, dass die Ergebnisse für die Beispiele stimmen. Das wird als Lernen bezeichnet und ist bei genauem Hinsehen nichts anderes als eine Optimierung, wobei die Treffgenauigkeit empirisch gemessen wird. Wir haben es also zu tun mit „the study of computer algorithms that improve automatically through the analysis of data" (CHEN *et al.* 2005: 7), einem speziellen Anwendungsfall der im Folgenden noch diskutierten datengetriebenen Forschung.

Besonders flexible, aber auch besonders undurchsichtige Algorithmen sind neuronale Netze. Im Bereich der Objekterkennung (Handschrift, Sprache, Bilder) sind sie oft außergewöhnlich erfolgreich, der Wirkungsmechanismus des konkreten Algorithmus ist aber in der Regel nicht mehr nachvollziehbar, und oft müssen krasse Fehlleistungen durch Nachbearbeitung ausgebügelt werden (SHANE 2021). Hier tritt das Problem des sogenannten *Overfitting* besonders deutlich auf: Interpolation, d. h. die Anwendung des Algorithmus auf bekannte oder sehr ähnliche Situationen funktioniert gut, Extrapolation, d. h. die Reaktion des Algorithmus auf neue oder zumindest stark veränderte Situationen, kann auf geradezu absurde Weise scheitern. Das liegt daran, dass eben kein tragfähiges Modell des realen Problembereichs zugrunde liegt, sondern nur die Auswertung von Beispielen. Datengetriebene Forschung kann ein solches Modell nicht automatisch erzeugen, sie kann nur Hypothesen liefern, aus denen menschliche Intelligenz und Kreativität – manchmal – ein theoretisches Modell, d. h., eine tieferliegende Erklä-

rung der Beobachtungen, konstruieren können. Für direkte medizinische Anwendungen bleiben diese KI-Methoden aber wegen der Bedeutung der ärztlichen Verantwortung eher im Hintergrund, da hier die Nachvollziehbarkeit von Lösungswegen, aber auch die angemessene Reaktion auf unvorhergesehene Situationen essenziell ist. Hier sind die ethischen Implikationen noch Gegenstand grundlegender Diskussionen. In den letzten Jahren sind diese KI-Ansätze allerdings auf verschiedenen Gebieten der Mustererkennung, z. B. in Form von Sprachassistenten oder automatischer Übersetzung in Fremdsprachen, durchaus zu praktischem Erfolg gekommen, allerdings weniger durch Fortschritte der Theorie, sondern hauptsächlich durch den Einsatz inzwischen verfügbarer Rechenpower.

Bioinformatik

Die Bioinformatik, die Informatik in den Lebenswissenschaften, ist als Fach organisatorisch oft außerhalb der eigentlichen Medizininformatik angesiedelt, etwa in der Biologie und der Informatik. Dennoch gibt es eine große Überschneidung (MAOJO & KULIKOWSKI 2006: 475), und selbstverständlich befassen sich auch Medizininformatiker*innen (und -statistiker*innen) mit diesem Themengebiet, soweit es die Biologie des Menschen betrifft. Das prominenteste Ergebnis ist die Sequenzierung, d. h. die vollständige aufzählende Beschreibung, des menschlichen Genoms, eine Leistung, die ohne informationstechnische Unterstützung undenkbar wäre. In der Medizin verspricht man sich große Fortschritte in Diagnostik und Therapie durch die Verbindung von Genotyp und Phänotyp, also die Auswirkung der genetischen Konstellation auf den Gesundheitszustand.

In vielen Studien wurden Korrelationen zwischen einzelnen oder mehreren Genen, das sind relevante Abschnitte des gesamten Genoms, mit Diagnosen und mit der Wirkung von Medikamenten untersucht (z. B. ROBSON *et al.* 1998; PERERA *et al.* 2013). Das führte zu beachtlichen Erkenntnissen, obwohl auch hier die ursprüngliche Begeisterung einer sehr viel bescheideneren realistischen Einschätzung gewichen ist. Auf jeden Fall nützt es, die individuell unterschiedliche Veranlagung zu Krankheitsausprägungen und das individuell unterschiedliche Ansprechen auf Therapie zu verstehen. Fernziel, bisher nur in Ansätzen erreicht, ist die „individualisierte" oder „personalisierte" Medizin, in der jede Patient*in eine genau auf ihn oder sie zugeschnittene Behandlung bekommt. Hierauf beruhen insbesondere in der Krebstherapie große Hoffnungen, die durch einige Anfangserfolge gestützt werden. Die Rolle der Medizininformatik (oder der medizinischen Bioinformatik) besteht in der Verarbeitung der riesigen dabei anfallenden Informationsmengen, in der Bereitstellung von umfangreichen Datenbanken und Werkzeugen zu ihrer Nutzung, in der Weiterentwicklung von Verfahren der hochdimensionalen Datenanalyse sowie in der Modellierung der molekularen Prozesse, die vom Genom über den Aufbau von Proteinen bis hin zu Stoffwechselvorgängen in den Zellen führen, und natürlich in der informationstechnischen Unterstützung der individualisierten Medizin.

Unterstützung der medizinischen Forschung

Neben der Unterstützung der medizinischen Versorgung und der Prozesse im Gesundheitswesen hat die Medizininformatik auch wichtige Aufgaben bei der Unterstützung der medizinischen Forschung. Medizinische Forschung dient der Gesundheit aller Menschen und genießt ein hohes gesellschaftliches Ansehen und einen besonderen ethischen Status, sofern sie auf die Verbesserung der medizinischen Versorgung abzielt und überprüfbaren rechtlichen und ethischen Standards folgt. Unter dem Gesichtspunkt der Informationsverarbeitung gibt es medizinische Forschung mit unterschiedlichen Typen von Datengewinnung und -nutzung. *Erstens* gibt es Forschungsprojekte mit eigener Datengewinnung wie z. B. klinische Studien oder epidemiologische Kohortenstudien. Hier werden die Daten zu einem genau festgelegten Zweck erhoben und auch nur dafür verwendet. Rechtsgrundlage ist eine informierte Einwilligung der Betroffenen, die genau das erlaubt.

Zweitens gibt es Forschungsprojekte, bei denen die zu beantwortenden Fragen nicht schon von vornherein so klar benannt werden können, dass eine ausreichend spezifische Einwilligung formuliert werden kann. In diesen Bereich fallen Register, z. B. für Krebserkrankungen, in denen Daten systematisch „auf Vorrat" gesammelt werden, oder Biobanken, bei denen das gleiche für Proben

mit zugehörigen Daten gilt. Auch Beobachtungsstudien, die langfristig Daten sammeln, um überhaupt erst konkrete Forschungsfragen formulieren zu können, gehören in diese Kategorie. Bei seltenen Erkrankungen z. B. gibt es kaum eine andere Möglichkeit, Ansätze für die Forschung zu finden. Projekte dieses Typs werden durch Fördermaßnahmen wie das Deutsche Konsortium für Translationale Krebsforschung (DKTK), der *German Biobank Alliance* (GBA), einigen Konsortien der Nationalen Forschungsdaten-Infrastruktur (NFDI) wie dem 2020 eingerichteten *German Human Genome-Phenome Archive* (GHGA) und weiteren unterstützt.

Drittens gewinnen Forschungsprojekte zunehmend an Bedeutung, die anderweitig bereits vorhandene Daten nutzen; man spricht hier von Sekundärnutzung. Dabei handelt es sich zumeist um Daten, die während einer ärztlichen Behandlung angefallen sind. Diese Sekundärnutzung weitet allerdings in der Regel die ursprüngliche Zweckbestimmung der Daten deutlich aus und ist damit im Sinne des Datenschutzrechts und der ärztlichen Schweigepflicht nicht ohne weiteres erlaubt. Das Dilemma dieser dritten Art von Forschungsprojekten wird von der *Medizininformatik-Initiative* (MII) direkt adressiert: Wie kann man schon vorhandene Daten aus der Behandlung oder von anderen Projekten nutzbar machen, ohne Persönlichkeitsrechte und die ärztliche Schweigepflicht zu verletzen? Zunächst kann man versuchen, die Daten vor der weiteren Nutzung zu anonymisieren. Das ist jedoch nur für ganz einfache Fragestellungen zielführend, etwa der Art „Hat die Belegung der Intensivstationen im Jahr 2020 gegenüber den Vorjahren zugenommen?" Aber schon bei der Frage, wie sich Behandlungsalternativen auf den Therapieerfolg ausgewirkt haben, wird man viele Parameter berücksichtigen müssen und braucht dazu ziemlich detaillierte Datensätze, die nicht mehr wirklich als anonym angesehen werden können: Trotz Unterdrückung der eigentlichen Identitätsdaten wie Name und Adresse könnte der oder die Betroffene durch eine Kombination besonderer Merkmale identifiziert werden (SWEENEY 2000), manchmal reicht dazu schon das Aufnahmedatum des Krankenhauses (BARTH-JONES 2012: 9).

An dieser Stelle ist nicht der Ort für die komplizierte rechtliche Diskussion (siehe dazu z. B. DIERKS & ROSSNAGEL 2019). Jedenfalls kann man festhalten, dass es Wege zur Datennutzung gibt, die sich rechtlich auf Forschungsklauseln in Landeskrankenhaus- oder Landesdatenschutzgesetzen stützen. Diese Klauseln erlauben es medizinischen Einrichtungen oft, ihre Daten für eigene Forschungsprojekte zu verwenden. Oft kann sich die Datennutzung auch auf eine breit gefasste Einwilligung der Betroffenen als Rechtsgrundlage stützen, die die weitere Nutzung der Daten für die medizinische Forschung erlaubt bei tendenzieller Unschärfe hinsichtlich der konkreten Zweckbestimmung.

In allen Fällen entstehen für die medizinische Forschung strenge Anforderungen an den Umgang mit den Daten, die unter anderem erhebliche zusätzliche Sicherheitsmaßnahmen erfordern und eine Freigabe durch die Datenschutzaufsicht und ein Votum der zuständigen Ethikkommission umfassen. Die Medizininformatik ist für den technischen Teil dieser Anforderungen zuständig und bietet als Hilfsmittel Werkzeuge zur Anonymisierung und Pseudonymisierung von Datensätzen und zur Beurteilung der Restrisikos für eine unerwünschte Identifizierung (z. B. PRASSER *et al.* 2014, LABLANS *et al.* 2015), Methoden zur verteilten Auswertung von Daten – es werden nicht Daten weitergegeben, sondern nur anonyme Ergebnisse von lokalen Auswertungen, die dann zentral zusammengefasst werden können (z. B. GAYE *et al.* 2014; BEYAN *et al.* 2020) – und Modelle für den datenschutzgerechten Aufbau von Forschungsnetzen.

Diese Methoden werden erfolgreich in vielen Projekten wie Registern und Biobanken eingesetzt. Ein aktuelles Projekt im Rahmen der Medizininformatik-Initiative ist der Aufbau eines Forschungsportals für Gesundheit, das vorhandene Datenbestände nutzbar machen soll. Darunter ist keine Datenbank zur Selbstbedienung zu verstehen, sondern ein kontrollierter Zugang zunächst nur zur Abfrage von Fallzahlen, um die Machbarkeit eines Projekts zu prüfen. Die Daten bleiben dezentral dort, wo sie entstanden sind und werden gegebenenfalls, nachdem das jeweilige *Use-and-Access-Committee* die Seriosität des Projekts und die vorgelegten Datenschutz- und Ethikvoten geprüft hat, nach Abschluss eines Nutzungsvertrags freigegeben.

Im Rahmen der *Technologie- und Methodenplattform für die vernetzte medizinische Forschung* (TMF e. V.) (TMF 2021) wurden Vorschläge, Konzepte und Musterszenarien erarbeitet, mit Daten-

schutzbehörden und Ethikkommissionen abgestimmt und als Leitfaden publiziert (POMMERENING *et al.* 2006; POMMERENING *et al.* 2014). Als Fazit kann man festhalten: Für alle diese Arten der medizinischen Forschung gibt es gangbare Wege, auf denen die Bedürfnisse der Forschung mit den Rahmenbedingungen zur Wahrung der Persönlichkeitsrechte der betroffenen Personen in ein akzeptables Gleichgewicht gebracht werden können, unter Einsatz der Konzepte und Werkzeuge, die die Medizininformatik erarbeitet hat. Der Aufbau einer Forschungsdaten-Infrastruktur ist aber noch eine große Zukunftsaufgabe für die Medizininformatik.

Datengetriebene Forschung

Ein Bereich, der aktuell viel öffentliche Aufmerksamkeit erfährt, ist die datengetriebene Forschung. Schlagzeilen wie „Daten sind das neue Öl" (BHAGESHPUR 2017, Übersetzung durch Autor) erwecken den Eindruck, durch Nutzung all der gigantischen Mengen an Daten, die täglich im Internet oder auch in den Kliniken und Arztpraxen entstehen, könne die Wissenschaft in ein neues Zeitalter der Erkenntnis treten. Nun handelt es sich bei diesen Daten allerdings zunächst um Datenmüllberge. Mit ihrem Anwachsen nimmt auch der winzige Anteil an „Wertstoffen" zu, den man aus ihnen durch *Data Mining* extrahieren kann. Die grundsätzlichen methodischen Probleme sind dabei aber enorm. Die Erfahrungen aus der Frühzeit der medizinischen Dokumentation und Statistik besagen, dass eine wenig durchdachte, ungezielte Datenakkumulation selten zum Erfolg, dagegen häufig zu Verzerrungen und Fehlschlüssen führt und Ursache vieler wissenschaftlicher Irrtümer ist. Als Beispiel sei die „*p*-Wert-Flut" (VICTOR *et al.* 2010) genannt: Selbst in einem Haufen von Zufallszahlen findet man immer wieder scheinbare Zusammenhänge. Erst wenn ein solcher Zusammenhang durch unabhängige gezielte Studien bestätigt werden kann, gewinnt er an Glaubwürdigkeit.

Mit anderen Worten: Durch explorative Datenanalyse kann man bestenfalls Hypothesen gewinnen. Um diese in valide empirische Aussagen umzuwandeln, benötigt man dann Daten von hoher Qualität (NONNENMACHER *et al.* 2014), die mit methodisch sauberem Vorgehen gezielt erhoben und analysiert werden. Auch Algorithmen können nur im Rahmen der ihnen zugrunde liegenden Modelle zuverlässig funktionieren, und ihre Ergebnisse, seien es statistische Schlussfolgerungen oder Simulationen und Vorhersagen, können nicht besser sein als die bei der Modellierung festgelegten Annahmen. Der rein datengetriebenen Forschung liegt aber gar kein Modell zugrunde. Unter diesen Vorbehalten ist die Nutzung vorhandener Daten zum Erkenntnisgewinn durchaus nützlich, besonders in der Medizin, in der gezielte Experimente (in Form von kontrollierten klinischen Studien) nur unter sehr strengen Auflagen und für spezielle Fragestellungen möglich sind. Hier liegt ja auch die Zielrichtung der Medizininformatik-Initiative, bei der ein beträchtlicher Teil des Aufwands aus der Sicherstellung der Datenqualität besteht.

Ausblick: Die Medizininformatik als Motor der Digitalisierung der Medizin – Technikfolgen, Hindernisse und Chancen

Die Medizininformatik liefert die Methoden und Werkzeuge für die Digitalisierung der Medizin und ist daher mit deren Licht- und Schattenseiten konfrontiert. Sie hilft mit auf dem Weg zu einer „seelenlosen" Apparatemedizin und zum Umbau des Gesundheitswesens in einen „Medizinapparat", wo Nutzen- und Kostenabwägungen möglicherweise über das Wohl der Patient*innen gestellt werden. Sie hilft mit, große Datenbanken aufzubauen, in denen das Krankheitsgeschehen registriert wird und Unmengen intimer Daten gesammelt werden, die zwar formal, aber nicht wirklich wirksam anonymisiert sind. Sie zeigt aber auch Wege, die damit verbundenen Technikfolgen einzudämmen und die Medizin menschenfreundlich zu gestalten, und sie trägt dazu bei, die Selbstverantwortung der Patient*innen zu stärken, durch Informationen, durch Transparenz der Prozesse und durch Partizipation und Kontrollmöglichkeiten. Der historische Rückblick zeigt, wie sehr die Medizininformatik zu den enormen Fortschritten der Medizin der letzten Jahrzehnte beigetragen hat. Sie war aber auch stets mit unrealistischen Erwartungshaltungen überfrachtet und ist mit hohen Hürden konfrontiert, die nur teilweise überwunden werden können. Aus den in diesem Artikel skizzierten historischen Zusammenhängen lassen sich einige Hemmnisse der Digitalisierung festmachen:

- Es gab viele erfolgreiche Entwicklungen, deren Durchsetzung in der Praxis an äußeren, eigentlich sachfremden Hindernissen scheiterte.
- Es gab vielversprechende Ansätze und gut funktionierende Prototypen, die die Komplexität der realen Anwendungsumgebung unterschätzten.
- Es gab unrealistische Vorstellungen über die Tragweite neuer Entdeckungen und neu entwickelter technischer Ansätze.
- Es gab und gibt grundsätzliche Vorbehalte gegen den Einsatz von neu entwickelten Techniken.
- Es gab und gibt rechtliche Hürden, deren Überwindung oft hohen Einsatz und sorgfältige Abwägung und Ausbalancierung widerstreitender Rechtsgüter erfordert.
- Es gab und gibt Vorbehalte hinsichtlich der Technikfolgen der Digitalisierung in der Medizin wie in anderen Bereichen.

Erfolgreich war die Medizininformatik stets mit einfachen handfesten Lösungen, deren Integration in vorhandene Abläufe unauffällig „im Hintergrund" möglich war und deren Einsatz einen unmittelbaren offensichtlichen Vorteil mit sich brachte. Nicht durchsetzen konnten sich sehr oft theoretisch anspruchsvolle, aber schwer verständliche oder umständlich zu handhabende Konstruktionen. Ein grundsätzliches Problem der Digitalisierung tritt im Bereich der Medizin besonders deutlich zutage: die Unterschätzung der Komplexität der Prozesse, der Rahmenbedingungen und des Umfelds. Wie gesehen ist schon die schlichte Datenmodellierung ungewöhnlich komplex und die Standardisierungsprobleme sind erheblich größer als etwa bei industriellen Fertigungsprozessen. Im Krankenhaus und erst recht zwischen verschiedenen Einrichtungen des Gesundheitssystems stammen die Daten aus vielen verteilten IT-Systemen. Daraus entstehen enorme Integrationsprobleme. Das stellt erhebliche Anforderungen nicht nur an die technische Integration (die Daten müssen zwischen den verschiedenen Systemen fließen können), sondern auch an die semantische Integration (die Daten müssen im Zielsystem auch richtig interpretiert werden). Dazu kommen komplexe Organisationsformen im Krankenhaus mit verschiedenen überlagerten Hierarchien bei Ärzt*innen, Pflegepersonal und Verwaltung. Diese Komplexität führte oft zu „[l]eidvolle[n] Erfahrungen" (SCRIBA

& KÖNIG 1996) mit Informationssystemen im Krankenhausbereich.

Nicht zu unterschätzen für den Erfolg einer IT-Lösung sind auch die hohen Anforderungen an Gebrauchstauglichkeit (*Usability*): Die Nutzer*innen von IT-Systemen im Bereich der Medizin stehen oft unter Zeit- und Kostendruck und möchten nicht mit Umstellungen bei der Bedienung eines Systems oder mit Umlernaufwand für Prozess- oder Systemänderungen konfrontiert werden. Daher lehnen Nutzer*innen Lösungen oft ab, obwohl sie funktionieren und nach erfolgreicher Einführung tatsächlich zu Verbesserungen der Abläufe und der Prozessqualität führen würden. Denn die Digitalisierung von Prozessen im Gesundheitswesen bringt oft modifizierte Abläufe und geänderte Sichten auf die Prozesse mit sich und stößt auf den Widerstand derer, die damit täglich umgehen müssen und dabei eingespielten Routine-Abläufen folgen. „[T]echnische Lösungen der Informatik [können] nur wirksam werden, wenn grundlegende Strukturen der Informationsverarbeitung und betriebsorganisatorische Abläufe den Zukunftsaufgaben der Kliniken angepaßt werden." (HEIMPEL 1996: 165) Das trifft insbesondere auf die Prozesse der Gesundheitstelematik zu, wo ganze Berufsgruppen Mehraufwand oder Bedeutungsverlust befürchten. Auch die äußeren Rahmenbedingungen sind sehr komplex: Der medizinische und medizintechnische Fortschritt hat ein rasantes Tempo und zwingt dazu, Datenmodelle und Prozessmodelle ständig anzupassen oder neu zu entwickeln. Die politischen, rechtlichen und ökonomischen Randbedingungen ändern sich ständig; die Entscheidungsprozesse im Gesundheitswesen mit vielfältigen Konflikten vieler Interessengruppen führen zu ständig wechselnden Zielvorgaben.

Letztlich bewirken all diese Hindernisse, dass die Digitalisierung zwar voranschreitet, aber viel langsamer, als es bei flüchtiger Betrachtung möglich scheint. Denn hinzu kommen in der Medizin, mehr noch als in anderen Bereichen, hohe, oft zu hohe, Erwartungen an die Digitalisierung. Der Zyklus aus Euphorie und Ernüchterung ist daher sehr ausgeprägt: Die Verheißungen sind groß, die Fortschritte klein und langsam. Übertriebene Versprechungen kommen von Forschungsgruppen, die sich um Fördertöpfe bewerben, oder von Firmen, die in einen milliardenschweren Markt drängen. Dies betrifft sowohl die Digitalisierung der Abläufe im Gesundheitswesen insgesamt als auch einzelne Entwicklungen wie die Expertensysteme und die Künstliche Intelligenz, die Genomik mit ihrer Vision einer maßgeschneiderten Medizin und die datengetriebene Forschung (*Big Data*).

Erschwert, aber nicht verhindert, wird die Digitalisierung der Medizin durch rechtliche und ethische Vorbehalte und Bedenken. Der Mensch steht ja im Fokus aller medizinischen Prozesse; dadurch werden auch der Medizininformatik strenge ethische Grenzen gesetzt (GMDS *et al.* 2008). Das betrifft den Schutz aller Betroffenen (Patient*innen, aber auch ärztliches und pflegerisches Personal) und ihrer körperlichen Unversehrtheit und Gesundheit, die Risiken durch Automatisierung und die Gefahr von Verletzungen der Persönlichkeitsrechte. Zwischen den Patient*innen und der Medizininformatik steht zwar in der Regel noch die Ärzt*in, so dass die Medizininformatik nicht unmittelbar zu körperlichen Schäden führen kann. Dennoch sollten die Medizininformatiker*innen stets im Auge haben, welche Risiken mit den von ihnen entwickelten oder betreuten Systemen und Produkten entstehen können oder verschärft werden.

Im Auge zu behalten sind hier rechtliche Hürden, die nicht verhandelbar sind, z. B. die Regularien für Patientensicherheit bei der Arzneimittel- und Medizinprodukte-Entwicklung. Die medizinische Forschung, auf der ja jeder medizinische Fortschritt basiert, fühlt sich allerdings oft durch die hohen rechtlichen Hürden bei Datenschutz und Schweigepflicht behindert. Deren Überwindung ist für die medizinische Forschung jedoch in der Regel möglich, wenn die Erforderlichkeit eines Forschungsprojekts nachvollziehbar begründet und eine sorgfältige Projektplanung mit Datenschutzfolgenabschätzung und Ethikvotum vorgelegt werden kann und die von der Medizininformatik hierfür entwickelten Werkzeuge genutzt werden. Der Leitfaden der TMF (POMMERENING *et al.* 2014) schlägt Lösungen vor und gibt Anleitungen zur Umsetzung.

Große Vorbehalte gegen die Digitalisierung der Medizin betreffen die IT-Sicherheit und die Verlässlichkeit von IT-Systemen. Während die Medizininformatik für viele der Probleme im Kontext des Datenschutzes Lösungen entwickelt hat, betrifft die IT-Sicherheit die Informationstechnik allgemein und kann nicht isoliert für die Medizin hergestellt werden, allerdings muss die Medizininformatik sich der in diesem Bereich besonders hohen Anforderungen bewusst sein. Kritisch ist eine blinde Abhängigkeit von IT. Hier müssen vor allem Ausfallsicherheit und der Schutz vor externen Eindringlingen gewährleistet sein; medizinische Einrichtungen sind Teil der „kritischen Infrastruktur" (BSIG 2009). Endgeräte, also PCs und Mobilgeräte, stehen unter der Kontrolle der Hersteller bzw. Systemanbieter, und diese sind nicht alle unbedingt vertrauenswürdig.

Vorbehalte bestehen zurecht gegen den Einsatz von Mobiltechnik und „smarten" Geräten. Mit diesen zieht Überwachungstechnik in den Haushalt oder die Arztpraxis ein. Mobile Datenerfassung leidet unter fehlender Qualität und Sicherheit, und die Daten landen „irgendwo in der Cloud", wo ihr Schicksal kaum noch nachvollziehbar ist. IT ist komplex und fehleranfällig. Systemfehler und Datenlecks sind in der Medizin nicht tolerierbar, treten aber hier wie anderswo immer wieder auf, selbst so elementare Fehler wie fest einprogrammierte Passwörter in Netzkomponenten, oder ungeprüfte Übernahme von Benutzereingaben („Code Injection") wie bei der Luca-App (SPIEGEL ONLINE 2021). Für den Einsatz dieser Techniken im Rahmen der Digitalisierung der Medizin ist äußerste Vorsicht und Sorgfalt vonseiten der Medizininformatik geboten, damit sie für den Fortschritt in der Medizin eine segensreiche Rolle spielen können.

Fazit

Der Medizininformatik kommt eine Schlüsselrolle bei der Digitalisierung der Medizin und dem Aufbau der informatischen Infrastruktur für die medizinische Forschung, insbesondere einer Forschungsdaten-Infrastruktur, zu. Meine langjährigen Erfahrungen im Rahmen der universitären Forschung und der TMF zeigen, wie schwierig, aber auch erfolgversprechend es ist, die Komplexität dieser Aufgaben im Hinblick auf das Machbare und unter Beachtung der rechtlichen und ethischen Problemfelder in den Griff zu bekommen. Sie zeigen aber auch wie zielführend die Ansätze der Medizininformatik dabei sein können.

Anmerkungen

1 Wichtige Beiträge zur Emanzipation der Medizininformatik als eigenes Fachgebiet und zum Aufbau der internationalen Fachgesellschaften haben etwa Peter Reichertz und Francois Grémy geleistet, die als „Erfinder" oder prägende Personen des Begriffs gelten können. Der weltweit erste Studiengang in Medizinischer Informatik wurde 1972 in Kooperation der Universität Heilbronn und der Fachhochschule Heilbronn in Deutschland gegründet.

2 Diese Verstrickung wird exemplifiziert durch Personen wie Siegfried Koller, der nach dem zweiten Weltkrieg in Deutschland zum wichtigsten Begründer des Fachs wurde und ihm zu „Durchbruch und Ansehen" (MICHAELIS 1998) verholfen hat. Koller und diverse seiner damaligen Kolleginnen und Kollegen unterliegen heute einer sehr kritischen Aufarbeitung, so sprach beispielsweise die Deutsche Gesellschaft für Innere Medizin Koller 2021 posthum die Ehrenmitgliedschaft ab.

Literatur

ALY, GÖTZ & ROTH, KARL-HEINZ 1983. *Die restlose Erfassung: Volkszählen, Identifizieren, Aussondern im Nationalsozialismus.* Frankfurt am Main: S. Fischer Verlag.

ARTS, DANIELLE G. T.; DE KEIZER, NICOLETTE & SCHEFFER GERD-JAN 2002. Defining and improving data quality in medical registries: A literature review, case study, and generic framework. *Journal of the American Medical Informatics Association* 9 (6): 600–611.

BARTH-JONES, DANIEL 2012. The „Re-identification" of Governor William Weld's Medical Information: A Critical Re-examination of Health Data Identification Risks and Privacy Protection, Then and Now. DOI: 10.2139/ssrn.2076397 [1.1.2022].

BEYAN, OYA; CHOUDHURY, ANANYA; VON SOEST, JOHAN; KOHLBACHER, OLIVER; ZIMMERMANN, LUKAS; STENZHORN, HOLGER; … & DEKKER, ANDRE 2020. Distributed Analytics on Sensitive Medical Data: The Personal Health Train. *Data Intelligence* 2 (1–2): 96–107.

BHAGESHPUR, KIRAN 2017. The world's most valuable resource is no longer oil, but data. *The Economist* 5/2017.

BSIG 2009. Gesetz über das Bundesamt für Sicherheit in der Informationstechnik. https://www.gesetze-im-internet.de/bsig_2009/index.html [29.05.2021].

BUCHANAN, BRUCE G. & SHORTLIFFE, EDWARD H. 1984. *Rule Based Expert Systems: The MYCIN Experiments of the Stanford Heuristic Programming Project.* Reading MA: Addison-Wesley.

CHEN, HSINCHUN; FULLER, SHERRILYNNE S.; FRIEDMAN, CAROL & HERSH, WILLIAM 2005. Knowledge Management, Data Mining, and Text Mining in Medical Informatics. In CHEN, HSINCHUN; FULLER, SHERRILYNNE S.; FRIEDMAN, CAROL; HERSH, WILLIAM (eds) *Medical Informatics - Knowledge Management and Data Mining in Biomedicine.* New York: Springer: 3–33.

CIESLIK, JÜRGEN 1978. Krankenhäuser: Motto „Humanität". *Deutsches Ärzteblatt* 75 (8): A456.

DIERKS, CHRISTIAN & ROSSNAGEL, ALEXANDER 2019. *Sekundärnutzung von Sozial- und Gesundheitsdaten – Rechtliche Rahmenbedingungen*. München: Medizinisch Wissenschaftliche Verlagsgesellschaft.

DEUTSCHES INSTITUT FÜR MEDIZINISCHE DOKUMENTATION UND INFORMATION (DIMDI) 2016. *Abschlussbericht zum Projekt „Kodierung von Seltenen Erkrankungen"*. https://www.bundesgesundheitsministerium.de/fileadmin/Dateien/5_Publikationen/Gesundheit/Berichte/Kodierung-von-Seltenen-Erkrankungen_Abschlussbericht.pdf [12.12.2021].

DOHRMANN, OLE 2017. Die Entwicklung der medizinischen Dokumentation im Charité-Krankenhaus zu Berlin am Beispiel der psychiatrischen Krankenakten von 1866 bis 1945. In NOLTE, KAREN; VANJA, CHRISTINA; BRUNS, FLORIAN & DROSS, FRITZ (eds) *Geschichte der Pflege im Krankenhaus*. Berlin: Lit Verlag: 459–461.

DÖSSEL, OLAF 2020. Perspektiven der Medizin- und Informationstechnik aus Sicht der Medizintechnik. In MANZESCHKE, ARNE & NIEDERLAG, WOLFGANG (eds) *Ethische Perspektiven auf Biomedizinische Technologie*. Berlin: De Gruyter: 3–11.

DOYLE, JOHN 1998a. Life-threatening flaw in implantable cardioverter-defibrillator. *The Risks Digest*, 20 (48). http://catless.ncl.ac.uk/Risks/ [28.05.2021].

—— 1998b. Computer-based patient monitor problems: improvements still needed. *The Risks Digest* 20 (49). http://catless.ncl.ac.uk/Risks/ [28.05.2021].

DUGAS, MARTIN & SCHMIDT, KARIN 2013. *Medizinische Informatik und Bioinformatik. Ein Kompendium für Studium und Praxis*. Berlin: Springer.

DUNN, HALBERT L. 1946. Record linkage. *American Journal of Public Health* 36 (12): 1412–1416.

EU 2016. *Verordnung (EU) 2016/679 des Europäischen Parlaments und des Rates vom 27. April 2016 zum Schutz natürlicher Personen bei der Verarbeitung personenbezogener Daten, zum freien Datenverkehr und zur Aufhebung der Richtlinie 95/46/EG (Datenschutz-Grundverordnung)*. https://eur-lex.europa.eu/legal-content/DE/TXT/?uri=CELEX:02016R0679-20160504 [15.05.2021].

FRITZE, E. & WAGNER G. 1969. *Dokumentation des Krankheitsverlaufs: Probleme der Erfassung des zeitlichen Krankheitsablaufes und des Medical Record Linkage: Bericht über die 13. Jahrestagung der Deutschen Gesellschaft für Medizinische Dokumentation und Statistik in der DGD e. V.* Bochum: Deutsche Gesellschaft für Medizinische Dokumentation und Statistik in der DGD.

GAVARRET, LOUIS 1840. *Principes généraux de statistique médicale*. Paris: Béchet Jne et Labé.

GAYE, AMADOU; MARCON, YANNICK; ISAEVA, JULIA; LAFLAMME, PHILIPPE; TURNER, ANDREW; JONES, ELINOR M.; … & BURTON, PAUL R. 2014. DataSHIELD: taking the analysis to the data, not the data to the analysis. *International Journal of Epidemiology* 43 (6): 1929–1944.

GMDS; AL-KRZ; BVMI; KH-IT & DVMD 2008. *Ethische Leitlinien*. https://www.gmds.de/fileadmin/user_upload/Publikationen/Empfehlungen_Veroeffentlichungen/Ethische_Leitlinien.pdf [29.04.2021].

GMDS 2021. *Medizinische Informatik*. https://www.gmds.de/aktivitaeten/medizinische-informatik/ [29.04.2021].

HASMAN, ARIE; HAUX, REINHOLD & ALBERT, ADELIN 1996. A systematic view on medical informatics. *Computer Methods and Programs in Biomedicine* 51 (3): 131–139.

HAUNSFIELD, GODFREY N. 1973. Computerized transverse axial scanning (tomography). *British Journal of Radiology* 46: 1016–1022.

HAUX, REINHOLD 1996. Ziele und Aufgaben der Medizinischen Informatik. *Informatik, Biometrie und Epidemiologie in Medizin und Biologie* 27 (3): 149–160.

HEIMPEL, HERMANN 1996. Medizinische Informatik in der Universitätsklinik. *Informatik, Biometrie und Epidemiologie in Medizin und Biologie* 27 (3): 164–165.

HIRSCH, JOSHUA A.; NICOLA, GREGORY N.; MCGINTY, GERALDINE; LIU, RAYMOND W.; BARR, ROBERT M.; CHITTLE, MELISSA D. & MANCHIKANTI, LAXMAIAH 2016. ICD-10: History and context. *American Journal of Neuroradiology* 37 (4): 596–599.

HORSKY, JAN; DRUCKER, ELIZABETH A. & RAMELSON, HARLEY Z 2017. Accuracy and completeness of clinical coding using ICD-10 for ambulatory visits. *AMIA Annu Symp Proceedings* 2017: 912–920.

JETTÉ, NATHALIE; QUAN, HUDE; HEMMELGARN, BRENDA; DRÖSLER, SASKIA; MAASS, CHRISTINA; MOSKAL, LORI; … & GHALI, WILLIAM A. 2010. The development, evolution, and modifications of ICD-10: Challenges to the international comparability of morbidity data. *Medical Care* 48 (12): 1105–1110.

KLAR, RÜDIGER 1996. Stellungnahme zu „Ziele und Aufgaben der Medizinischen Informatik". *Informatik, Biometrie und Epidemiologie in Medizin und Biologie* 27 (3): 168.

KLEIN, MICHAEL J. & FRANA, PHILIP L. (eds) 2021. *Encyclopedia of Artificial Intelligence: The Past, Present, and Future of AI*. Santa Barbara: ABC-CLIO.

KÖHLER, CLAUS O. 1982. *Ziele, Aufgaben, Realisation eines Krankenhausinformationssystems*. Berlin: Springer.

—— 2003. *Historie der Medizinischen Informatik in Deutschland von den Anfängen bis 1980*. http://www.informierung.de/cokoehler/HistorieMI_Koehler_text.pdf [07.12.2021].

KÖHLER, CLAUS O.; MEYER ZU BEXTEN, ERDMUTHE & LEHMANN, THOMAS 2005. Medizinische Informatik. In LEHMANN, THOMAS & MEYER ZU BEXTEN, ERDMUTHE (eds) *Handbuch der medizinischen Informatik*. München: Hanser: 1–22 [orig. 2002].

KOLLER, SIEGFRIED & WAGNER, GUSTAV (eds) 1975. *Handbuch der medizinischen Dokumentation und Datenverarbeitung*. Stuttgart: Schattauer.

KRAMME, RÜDIGER & KRAMME, HEIKE 2002. Die Rolle der Technik in der Medizin und ihre gesundheitspolitische Bedeutung. In KRAMME, RÜDIGER (ed) *Medizintechnik. Verfahren, Systeme, Informationsverarbeitung*. Berlin: Springer: 3–5.

LABLANS, MARTIN; BORG, ANDREAS & ÜCKERT, FRANK 2015. A RESTful interface to pseudonymization services in modern web applications. *BMC medical informatics and decision making* 15 (2): 1–4.

LEINER, FLORIAN et al. 2012. *Medizinische Dokumentation. Grundlagen einer qualitätsgesicherten integrierten Krankenversorgung*. Stuttgart: Schattauer.

MAOJO, VÍCTOR & KULIKOWSKI, CASIMIR A. 2006. Medical Informatics and Bioinformatics: Integration or evolution through scientific crises? *Methods of Information in Medicine* 45 (5): 474–482.

MICHAELIS, JÖRG 1998. Nachruf auf Prof. Dr. phil. Dr. med. Siegfried Koller. *Informatik, Biometrie und Epidemiologie in Medizin und Biometrie* 29 (2). Anhang: 3–5.

MII 2021: *Vernetzen. Forschen. Heilen. Medizininformatik-Initiative*. https://www.medizininformatik-initiative.de/ [29.04.2021].

MORGENSTERN, UTE & KRAFT, MARC 2014. *Biomedizinische Technik – Faszination, Einführung, Überblick*. Berlin: De Gruyter.

MYERS, JACK D. 1990. The background of INTERNIST-I and QMR. In BLUM, BRUCE I. & DUNCAN, KAREN (eds) *A History of Medical Informatics*. New York: ACM Press: 427–33.

NEUHANN, F.; BUESS, M.; WOLFF, A.; PUSCH, L.; KOSSOW, A.; WINKLER, M.; … & BÜCHER, F. 2020. Entwicklung einer Software zur Unterstützung der Prozesse im Gesundheitsamt der Stadt Köln in der SARS-CoV-2-Pandemie. Digitales Kontaktmanagement (DiKoMa). *Epidemiologisches Bulletin* 23: 3–11.

NEWELL, ALLEN & SIMON, HERBERT A. 1972. *Human Problem Solving*. Englewood Cliffs: Prentice-Hall.

NONNEMACHER, MICHAEL; NASSEH, DANIEL & STAUSBERG, JÜRGEN 2014. *Datenqualität in der medizinischen Forschung*. München: Medizinisch Wissenschaftliche Verlagsgesellschaft [orig. 2007].

NORA, SIMON & MINC, ALAIN 1979. In KALBHEN, UWE (ed) *Die Informatisierung der Gesellschaft*. Frankfurt: Campus.

PERERA, MINOLIA A.; CAVALLARI, LARISA H.; LIMDI, NITA A.; GAMAZON, ERIC R.; KONKASHBAEV, ANUAR; DANESHJOU, ROXANA; … & JOHNSON, JULIE A. 2013. Genetic variants associated with warfarin dose in African-American individuals: a genome-wide association study. *The Lancet* 382 (9894): 790–796.

POMMERENING, KLAUS; MILLER, MICHAEL; SCHMIDTMANN, IRENE & MICHAELIS, JÖRG 1996. Pseudonyms for cancer registry. *Methods of Information in Medicine* 35 (2): 112–121.

POMMERENING, KLAUS & SCHEIDT, EBERHARD 1999. Realisierung eines Firewalls am Universitätsklinikum Mainz. In OHMANN, CHRISTIAN *et al.* (eds) *Herausforderungen in der Informationsverarbeitung*. Aachen: Shaker: 23–32.

POMMERENING, KLAUS; RENG, CARL-MICHAEL; DEBOLD, PETER & SPECKER, CHRISTOPH 2006. *Generische Lösungen der TMF zum Datenschutz für die Forschungsnetze der Medizin*. München: Medizinisch Wissenschaftliche Verlagsgesellschaft.

POMMERENING, KLAUS; DREPPER, JOHANNES; HELBING, KRISTER & GANSLANDT, THOMAS 2014. *Leitfaden zum Datenschutz in medizinischen Forschungsprojekten*. München: Medizinisch Wissenschaftliche Verlagsgesellschaft.

POMMERENING, KLAUS; DESERNO, THOMAS M.; INGENERF, JOSEF; LENZ, RICHARD & SCHMÜCKER, PAUL 2015. Der Impact der Medizinischen Informatik. *Informatik-Spektrum* 38 (5): 347–369.

PRASSER, FABIAN; KOHLMAYER, FLORIAN; LAUTENSCHLÄGER, RONALD & KUHN, KLAUS A. 2014. ARX – A comprehensive tool for anonymizing biomedical data. *AMIA Annual Symposium Proceedings*: 984–993.

PRICE, W. NICHOLSON & COHEN, I. GLENN 2019. Privacy in the age of medical big data. *Nature medicine* 25 (1): 37–43.

RADON, JOHANN 1917. Über die Bestimmung von Funktionen längs gewisser Mannigfaltigkeiten. *Berichte über die Verhandlungen der Königlich-Sächsischen Gesellschaft der Wissenschaften zu Leipzig. Mathematisch-Physische Klasse* 69: 262–277.

RIENHOFF, OTTO & SEMLER, SEBASTIAN C. (eds) 2015. *Terminologien und Ordnungssysteme in der Medizin*. München: Medizinisch Wissenschaftliche Verlagsgesellschaft.

RIENHOFF, OTTO 2019. Am Puls der Zeit? 100 Jahre digitaler Wandel in der Universitätsmedizin: 1940–2040. Abschiedsvorlesung vom 18. Januar 2019. https://www.youtube.com/watch?v=eULEpoBPe3Y [10.05.2021].

ROBSON, MARK; GILEWSKI, TERESA; HAAS, BRUCE; LEVIN, DEBORAH; BORGEN, PATRICK; RAJAN, PRABHA; … & OFFIT, KENNETH 1998. BRCA-associated breast cancer in young women. *Journal of Clinical Oncology* 16 (5): 1642–1649.

SCHUBERT, CORNELIUS 2006. *Die Praxis der Apparatemedizin. Ärzte und Technik im Operationssaal*. Frankfurt a. M.: Campus.

SCRIBA, PETER C. & KÖNIG, A. 1996. Stellungnahme aus der Sicht eines klinischen Direktors zum Artikel „Ziele und Aufgaben der Medizinischen Informatik". *Informatik, Biometrie und Epidemiologie in Medizin und Biologie* 27 (3): 161–163.

SHANE, JANELLE 2021. *Künstliche Intelligenz – Wie sie funktioniert und wann sie scheitert*. Heidelberg: dpunkt.verlag.

SNOMED 2021. *5-Step briefing*. https://www.snomed.org/snomed-ct/five-step-briefing [14.12.2021].

SPIEGEL ONLINE 2021: Luca-App bereitet Hackern den Weg in die Gesundheitsämter. https://www.spiegel.de/netzwelt/apps/luca-app-bereitet-hackern-den-weg-in-die-gesundheitsaemter-a-91b792f3-6a8f-472a-a62c-07af7a8d51d9 [26.05.2021].

STAMMLER, SEBASTIAN; KUSSEL, TOBIAS; SCHOPPMANN, PHILIPP; STAMPE, FLORIAN; TREMPER, GALINA; KATZENBEISSER, STEFAN; HAMACHER, KAY & LABLANS, MARTIN 2020. Mainzelliste SecureEpiLinker (MainSEL): Privacy-preserving record linkage using secure multi-party computation. *Bioinformatics* 38 (6): 1657–1668.

STECKEL, RUDOLF 1988. *Die Evaluation von EDV-Systemen im Krankenhaus*. Berlin: Springer.

STRUIF, BRUNO 1992: Das elektronische Rezept mit digitaler Unterschrift. In REIMER, HELMUT (ed) *Kommunikation & Sicherheit*. Bad Vilbel: TeleTrusT Deutschland: 71–75.

SWEENEY, LATANYA 2000. Simple demographics often identify people uniquely. *Health* 617: 1–34.

TMF 2021. *Wir bringen Forscher zusammen*. https://www.tmf-ev.de/ [10.05.2021].

VALENTA, ANETTE L.; MICHAEL DIETER 2009. Health Informatics. In MULLNER, ROSS. M. (ed) *Encyclopedia of Health Services Research*. Thousand Oaks: Sage: 499–502.

VATSALAN, DINUSHA; CHRISTEN, PETER & VERYKIOS, VASSILIOS S. 2013. A taxonomy of privacy-preserving record linkage techniques. *Information Systems* 38 (6): 946–969.

VICTOR, ANJA; ELSÄSSER, AMELIE; HOMMEL, GERHARD & BLETTNER, MARIA 2010. Wie bewertet man die p-Wert-Flut? *Deutsches Ärzteblatt* 107 (4): 50–56.

WEED, LAWRENCE 1968. Medical records that guide and teach. *New England Journal of Medicine* 278 (11): 593–600.

WOODS, SIMON 2016. Big data governance: Solidarity and the patient voice. In MITTELSTADT, BRENT DANIEL & FLORIDI, LUCIANO (eds) *The Ethics of Biomedical Big Data*, Cham: Springer: 221–238.

ZAISS, A. *et al.* 2002. Medizinische Dokumentation, Terminologie und Linguistik. In LEHMANN, THOMAS & MEYER ZU BEXTEN, ERDMUTHE (eds) *Handbuch der Medizinischen Informatik*. München: Carl Hanser: 45–103.

Manuskript eingereicht: 02.01.2022
Manuskript akzeptiert: 21.05.2022

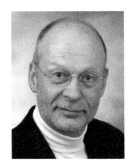

KLAUS POMMERENING, Prof. Dr., ist Professor für Medizinische Informatik im Ruhestand. Nach dem Studium von Mathematik und Physik an der Freien Universität Berlin von 1966 bis 1970 war er bis 1980 an der Johannes-Gutenberg-Universität Mainz als wissenschaftlicher Mitarbeiter tätig, wo er 1972 in Mathematik promovierte und sich 1980 habilitierte. Nach Professorenstellen an den mathematischen Instituten in Mainz und Heidelberg übernahm er 1987 die Leitung der Arbeitsgruppe (später Abteilung) für Medizinische Informatik an der Universitätsmedizin Mainz. Seine Hauptarbeitsgebiete waren die informatische Infrastruktur für die medizinische Forschung, Aufbau von Krebsregistern und Forschungsnetzen, wissensbasierte Systeme, IT-Sicherheit und Datenschutz. Auch nach der Pensionierung arbeitet er noch im Rahmen der TMF an der Klärung und Verbesserung der Rahmenbedingungen für die medizinische Forschung sowie an der Fortbildung des Forschungspersonals.

Institut für Medizinische Biometrie, Epidemiologie und Informatik
Johannes-Gutenberg-Universtität, Universitätsmedizin
55101 Mainz
e-mail: pommeren@uni-mainz.de

Zur Entwicklung der Medizinischen Informatik in der ehemaligen DDR

GÜNTER STEYER

Abstract Nach der deutschen Wiedervereinigung gerieten viele Projekte und Aktivitäten im Bereich der Medizinischen Informatik und des EDV-Einsatzes im Gesundheitswesen der ehemaligen DDR in Vergessenheit. Dabei waren dort zu DDR-Zeiten vor allem durch persönliche Initiativen und gut ausgebildete Mitarbeiter*innen beachtliche Projekte initiiert worden, die trotz unzureichender und im Vergleich zur BRD weniger leistungsfähiger Hardware in der Kooperation von Gesundheitseinrichtungen realisiert und erfolgreich in den Routinebetrieb überführt wurden. Da in der DDR keine Notwendigkeit zur Abrechnung von Behandlungsleistungen bestand, konzentrierten sich die Aktivitäten zur EDV/IT-Anwendung vorrangig auf Medizin und Pflege, krankheitsbezogene Register und medizinalstatistische Auswertungen zur Leitung und Planung. Organisation und Rechnereinsatz wurden in allen Anwendungsbereichen und Projekten ebenso als notwendige Einheit betrachtet wie der komplexe Zusammenhang von Medizin- und Informationstechnik allgemein. Beispielhaft hierfür war das Qualifizierungsprogramm der Akademie für Ärztliche Fortbildung der DDR für naturwissenschaftliche und technische Akademiker*innen sowie Ärzt*innen zum Erwerb des Fachabschlusses „Biomathematik und Medizinischer Informatik". Der Artikel nimmt die Geschichte der Medizininformatik in der DDR in den Blick und wirft Schlaglichter auf die technische Entwicklung, aber auch die Vernetzung und Ausbildung zwischen Informatik und Medizin, die vor sowie nach der Wende neue Arbeitsbedingungen schuf und aus der bis heute Lehren gezogen werden können.

Schlagwörter Medizinische Informatik – DDR – Medizinische Akademie Dresden (MAD) – Patientenbezogene Informationsverarbeitung (PIV) – Labor Online (LOL)

Einleitung

In der ehemaligen sowjetischen Besatzungszone, der späteren DDR, waren die Rahmenbedingungen für die Planung und Realisierung von IT-Anwendungen im Gesundheitswesen und damit auch die Entwicklung der Medizinischen Informatik in weiten Teilen anders als in der Bundesrepublik. In diesem kurzen Abriss werden beispielhaft die wesentlichen Kriterien der Entwicklung der Medizinischen Informatik von der Ausgangslage nach dem 2. Weltkrieg bis zur deutschen Wiedervereinigung dargestellt. Der Artikel reflektiert meine Arbeits- und Lehrerfahrungen in der Medizinischen Informatik in der DDR.

Nach der Promotion auf dem Gebiet der Elektrochemie wechselte ich 1970 an das Universitätsklinikum Dresden (damals Medizinische Akademie) als Verantwortlicher für die EDV-gestützte Laborautomatisierung. Ab diesem Zeitpunkt war ich nahtlos auf dem Gebiet der IT-Anwendung und Digitalisierung im Gesundheitswesen tätig und habe alle Etappen des Rechnereinsatzes sowohl in der

ehemaligen DDR als auch danach in der Bundesrepublik erlebt und aktiv als Wissenschaftler und in Unternehmen mitgestaltet.[1]

Um einen Überblick in die Arbeitsbedingungen zu geben, sollen zunächst kurz der technische Stand und die technische Entwicklung nach dem Zweiten Weltkrieg sowie im weiteren Verlauf bis in die 1970er-Jahre skizziert werden. Anschließend soll es um die Entwicklung der Medizinischen Informatik als Lehr- und Arbeitsfach an den Universitäten sowie deren Vernetzung gehen, bevor exemplarisch die Anwendungsbereiche und Arbeitsbedingungen in den Krankenhäusern am Beispiel von zwei Großprojekten beschrieben werden. Abschließend möchte ich kurz skizzieren, was der Übergang in das Gesundheitssystem der Bundesrepublik für das Berufsfeld der Medizininformatiker*innen in der ehemaligen DDR bedeutete und welche Lehren vielleicht heute noch aus den damaligen Erfahrungen im Fach gezogen werden könnten.

Maschinelle Rechentechnik in den 1950er- und 1960er-Jahren: D4A und R300 – Meilensteine für die Elektronische Datenverarbeitung

Bereits kurz nach dem 2. Weltkrieg wurde 1946 an der Universitäts-Frauenklinik Leipzig begonnen, klinische Daten von Geburten auf 80-spaltigen Lochkarten zu erfassen und mit einer aus Vorkriegszeit stammenden Tabelliermaschine nach dem Hollerith-Lochkartenverfahren auszuwerten. Erfasst wurden alle Geburten fortlaufend und retrospektiv ab 1937. Immerhin konnten so bis 1974 über 150.000 Geburten erfasst und ausgewertet werden, bis schließlich die Lochkartentechnik durch Lochbanderfassung und elektronische Auswertung abgelöst wurde. Diese sog. maschinelle Rechentechnik wurde bereits in den 1950er-Jahren an der TU Dresden in das Mathematikstudium einbezogen – 1956 wurde dort das Institut für Maschinelle Rechentechnik gegründet (POMMERIN 2003: 263) – und stellte unzweifelhaft einen wichtigen Ausgangspunkt für die sich in den folgenden Jahrzehnten vollziehende Entwicklung der Informatik in der DDR dar. Ab Ende der 1950er-Jahre kamen als weitere Ausbildungsstätten die Hochschule im thüringischen Ilmenau, die Humboldt Universität zu Berlin, an der 1964 ein Rechenzentrum gegründet wurde, und die Ingenieurshochschule Dresden hinzu, um nur die wichtigsten zu nennen. Rechentechnische Basis war in den 1950er-Jahren neben der Lochkartentechnik der mit 16.626 Relais bestückte und mit Stecktafeln zu programmierende Zeiss-Computer Oprema, der aber im Gesundheitswesen nicht zur Anwendung kam.

Die Computernutzung in der DDR war insgesamt mitbestimmt von den Entwicklungen, die in den Ländern des Rates für gegenseitige Wirtschaftshilfe (RGW) ab den 1950er-Jahren, unter anderem im Kontext der Kleinrechnerentwicklung durch Sergei Lebedew und Nikolaus Lehmann, stattfanden (NAUMANN 2001: 174–187). Ausgangspunkt für die Entwicklung einer DDR-eigenen elektronischen Rechentechnik waren insbesondere die Arbeiten von Prof. Lehmann und seinem Team am Institut für Maschinelle Rechentechnik der Technischen Hochschule Dresden (heute TU Dresden). Hier wurden die ersten programmierbaren Rechner D1 und D2 auf Röhrenbasis gebaut. Der wesentliche Erfolg der Arbeitsgruppe war aber 1959/1960 die Entwicklung des Nachfolgerechners D4a (D steht für Dresden, 4 für die Hauptspeichergröße 4 KB). Der D4a hatte anstelle von Röhren ca. 200 Transistoren und konnte optional durch einen externen Speicher mit ebenfalls 4 KB erweitert werden (Abb. 1). Haupt- und Externspeicher waren Trommelspeicher mit 4096 Speicherzellen zu je 33 Bit Wortlänge und einer Drehzahl von 18.000 U/min). Programmiert wurde der D4a mittels einer auf dem Hexadezimalsystem basierenden maschinenorientierten Programmiersprache (MOPS). Der „legendäre" D4a wurde ab 1965 zunächst im VEB Büromaschinenwerk Zella-Mehlis in Serie hergestellt (ca. 3.000 Stück) und war auch die Zentraleinheit der Kleinrechner SER2,

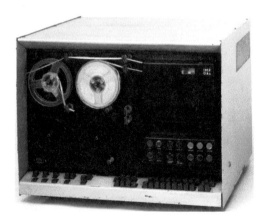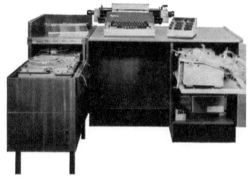

Abb. 1 und 2: Der legendäre DDR-Rechner D4a und der Organisationsautomat Optima 528. Fotos: Jan Braun, HNF (links); Robotrontechnik.de (rechts).

C8201 und C8205 bzw. C8205Z sowie des Prozess-rechners PR2100 (für Bilder und weitere Informationen: HNF 2022).

Die „Kleinrechentechnik" C8205/C8205Z und SER2 war bis Anfang der 1980er-Jahre auch die rechentechnische Basis in den Medizinalstatistischen Büros der Bezirke und in vielen Bezirkskrankenhäusern für die Erstellung von Berichten und Befunden sowie für medizinalstatistische Auswertungen aller Art. Hierzu gehörten auch die statistischen Auswertungen für Ärzt*innen im Rahmen von Diplom- und Doktorarbeiten. Zur Dateneinund -ausgabe stand neben der Bedienkonsole (elektrische Schreibmaschine) die Lochbandtechnik zur Verfügung. Später kamen für die Datenausgabe noch Nadeldrucker hinzu, die (wie auch die Lochbandtechnik) im VEB Büromaschinenwerk Sömmerda und später auch im VEB Optima Büromaschinenwerk Erfurt produziert wurden. Lochbandstanzer und Lochbandleser (als getrennte Geräte) waren über viele Jahre die übliche Methode, um Daten zu erfassen, auf Lochband zu speichern und diese über sogenannte Organisationsautomaten auszudrucken oder in einen Rechner (ebenfalls mittels Lochbandleser) einzugeben.

Organisationsautomaten („Orgautomaten") wie der Optima 527 und 528 (Abb. 2) kamen in den 1960er- und 1970er-Jahren auch zum Einsatz, um Befundtexte (vor allem in Röntgenabteilungen) zu speichern und Befunde auszudrucken (eigentlich: zu schreiben). So wurden z. B. im Kreiskrankenhaus Gotha über fünfzig Prozent der sogenannten Standardbefunde auf Lochband gespeichert und durch Einlesen der thematisch sortierten Lochbänder zur „halbautomatisierten" Befundschreibung genutzt. Eine wesentliche Weiterentwicklung des Optima 528 war in den 1970er-Jahren der „leiterplattenbasierte" Orgautomat 1415, der neben dem Optima 528 bis Ende der 1980er-Jahre das Standardgerät für die Datenerfassung in den Krankenhäusern und anderen Gesundheitseinrichtungen war. Für größere Anforderungen der EDV wurde im VEB Elektronische Rechenmaschinen Karl-Marx-Stadt zwischen 1963 und 1966 der mit 18.500 Bipolartransistoren bestückte R300 entwickelt und ab 1967 im RAFENA-Werk Radeberg bei Dresden produziert (ca. 350 Stück bis 1972). Für den R300 (Abb. 3) wurden spezielle Gebäude entworfen und gebaut. Um den hohen Preis des R300 (3 Mio. Mark der DDR) zu amortisieren, wur-

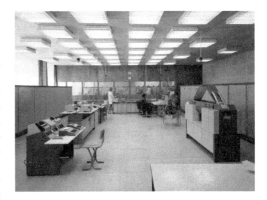

Abb. 3: Ein- und Ausgabegeräte einer Robotron R300 Anlage. Foto: Universitätsarchiv Martin-Luther-Universität Halle-Wittenberg.

de der Rechner rund um die Uhr im Dreischicht-Betrieb eingesetzt. Der Hauptspeicher (Ferritkern-speicher) hatte eine Kapazität von anfangs 10.000 Zeichen, später 40.000 Zeichen und konnte durch Direktzugriffsspeicher, der aus bis zu vier Magnettrommelspeichern mit je 10.000 Worten zu je 10 Zeichen und einem Ferritkern-Zusatzspeicher mit 10.000 Zeichen bestand, ergänzt werden. Programmiert wurde der R 300 in einer eigenen maschinenorientierten Assemblersprache.

Zur Koordinierung der Entwicklungsaktivitäten und Erhöhung der Produktionskapazität wurde am 01.04.1969 das VEB Kombinat Robotron (ein Zusammenschluss aller relevanten Betriebe der DDR-Rechentechnik) gegründet und damit auch die rechentechnische Grundlage für die Entwicklung der Medizinischen Informatik in der DDR geschaffen. In diesem Zusammenhang wurden auch der VEB Elektronische Rechenmaschinen Karl-Marx-Stadt und der VEB RAFENA-Werk Radeberg zu Robotron-Zweigbetrieben.

Fachentwicklung: Etablierung von Informatik-Studiengängen, Gründung einer Fachgesellschaft und eines Organisations- und Rechenzentrums an der MAD

Bereits in den 1960er-Jahren kam es in medizinischen Hochschuleinrichtungen und ausgewählten Bezirkskrankenhäusern sowie weiteren Institutionen des Gesundheits- und Sozialwesens zur Bildung von Arbeitsgruppen und anderen Struktureinheiten der Elektronischen Datenverarbeitung (EDV) und der Medizintechnik. Da es in dieser Zeit noch keine Studiengänge für Biomedizintechnik und Informatik gab, wurden die Arbeitsgruppen und Entwicklungen im Bereich der Elektronischen Datenverarbeitung von Ingenieur*innen der Elektro- und Verfahrenstechnik, aber auch von Hochschulabsolvent*innen der Fachrichtungen Physik, Chemie, Ökonomie und Mathematik sowie von informatikinteressierten Mediziner*innen initiiert und realisiert. Allerdings bot auf der Grundlage eines Beschlusses des DDR-Ministerrats, die elektronische Datenverarbeitung in der DDR zu fördern, die Ingenieurhochschule Dresden für Ingenieur*innen der Elektrotechnik und Regelungstechnik ab November 1966 ein 18 Monate dauerndes postgraduales Studium in der Fachrichtung „Elektronische Datenverarbeitung" an. Die ersten Studiengänge für „Technische Informatik und Informationsverarbeitung" wurden 1969 mit der Gründung der „Sektion Informationsverarbeitung" an der TU Dresden etabliert. Kurze Zeit danach gründete eine Reihe weiterer Hochschuleinrichtungen Sektionen und Fachbereiche für verschiedene Studienrichtungen mit dem Schwerpunkt „Informatik".

Verdienste hat sich zu dieser Zeit vor allem der Dresdner Wissenschaftler Prof. Manfred von Ardenne (VON ARDENNE 2022) erworben,[2] als er von seinem Zwangsaufenthalt in der Sowjetunion (1945–1954 deportiert als Entwicklungsleiter der sowjetischen Atombombe) in die DDR ausreisen durfte. Durch die erhaltene Ehrung mit dem Stalin-Preis hatte von Ardenne großen Einfluss auf die damalige Partei- und Staatsführung unter Walter Ulbricht und gründete mit anderen Wissenschaftler*innen 1961 die Gesellschaft für Medizinische Elektronik der DDR, die 1968 unter seinem Vorsitz in Gesellschaft für Biomedizinische Technik der DDR (BMT) umbenannt wurde. Sie organisierte 1973 als assoziiertes Mitglied auch den ersten Weltkongress der *International Federation of Medical and Biological Engineering* (IFMBE) auf deutschem Boden in Dresden. Anfang der 1970er-Jahre verlagerte sich der Schwerpunkt der Aktivitäten der BMT zunehmend auf die elektronische Datenverarbeitung und automatisierte Informationsverarbeitung, weshalb eine AG Automatisierte Informationsverarbeitung (AIV) der BMT gegründet und 1978 in die Sektion AIV überführt wurde. Da die Sektion AIV schnell zur größten Sektion der BMT expandierte, wurde die BMT Anfang 1980 in

die Gesellschaft für Biomedizinische Technik und Informationsverarbeitung der DDR (BMTI) umbenannt. Mit der Umbenennung war auch eine Neuausrichtung der Gesellschaft verbunden, indem damals schon der komplexe Zusammenhang von Medizin- und Informationstechnik erkannt und vorrangig betrachtet wurde.

Auf Grundlage einer Vereinbarung zwischen dem Ministerium für Gesundheitswesen und dem Ministerium für Hoch- und Fachschulwesen wurde 1968 der Medizinischen Akademie Dresden (MAD), jetzt Universitätsklinikum der TU Dresden, die Funktion einer Leiteinrichtung für die EDV-Anwendung im Gesundheitswesen übertragen und als Konsequenz die Abt. EDV zum 1. Januar 1970 in ein Organisations- und Rechenzentrum (ORZ) überführt. Die Auswahl der Dresdner Hochschuleinrichtung als Leiteinrichtung entsprach dem Strukturkonzept der DDR, mit der genannten Gründung des Kombinats Robotron auch die Anwendung der Rechentechnik im Raum Dresden zu konzentrieren. In dem Zusammenhang sei erwähnt, dass der Leiter des ORZ's der Medizinischen Akademie Dresden immer dem Rektor direkt unterstellt war (und damit zur Akademie-Leitung gehörte) und dass (entsprechend dem ORZ) in der DDR Organisation und Informationsverarbeitung stets als Einheit betrachtet wurden.

Um der Funktion als Leiteinrichtung gerecht zu werden, wurde in der MAD ein Robotron R300 mit allen erforderlichen baulichen Maßnahmen (separates Gebäude, Klimaanlage, doppelter Fußboden, etc.) installiert. Daneben wurde 1970 für die Automatisierung des klinischen Zentrallabors der MAD ein Prozessrechner PR2100 angeschafft, der zusammen mit der Prozessein- und Prozessausgabeeinheit (Analog/Digital-Wandlung) damals ca. 800.000 Mark der DDR kostete. 1972 wurde der PR2100 durch das Robotron Kleinrechnersystem 4200 (KRS 4200), ein Nachbau der Honeywell Serie 16, mit Prozessein- und Prozessausgabeeinheit ersetzt (Abb. 4), das bereits über eine Assemblersprache sowie Compiler für ALGOL und FORTRAN verfügte. Sowohl mit dem R300 als auch vor allem mit dem KRS 4200 (später KRS 4201) und dem auf gleicher Basis leistungsfähigeren Prozessrechnersystem 4000 (PRS 4000) hatte das Gesundheitswesen der DDR in den 1970er- und 1980er-Jahren eine zwar nur punktuell verfügbare, aber durchaus gut nutzbare rechentechnische Basis.

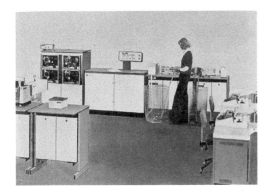

Abb. 4: Das Kleinrechnersystem KRS 4200/4201.
Foto: Günter Steyer.

Im Rahmen der genannten Leitfunktion der MAD wurde entsprechend einem gemeinsamen Beschluss von Hochschul- und Gesundheitsministerium 1985 an der MAD ein Lehrstuhl für Medizinische Informatik geschaffen und Prof. Hildebrand Kunath die Leitung übertragen. Ein Jahr später wurde unter seiner Leitung das ehemalige ORZ (inzwischen „Institut für medizinische Informationsverarbeitung") in das „Institut für Medizinische Informatik" überführt. Ab 1987 wurde zunächst in Dresden das Fach „Medizinische Informatik" neben der bereits etablierten Vorlesung „Medizinische Statistik" in den Lehrplan für Studenten der Medizin und der Zahnmedizin aufgenommen (kurze Zeit später auch an der Humboldt-Universität zu Berlin).

Anwendungsszenarien der Elektronischen Datenverarbeitung im Gesundheitswesen

Ab Mitte der 1960er-Jahre wurde auch begonnen, zunehmend EDV-Arbeitsgruppen in Krankenhäusern, Medizinalstatistischen Büros und anderen medizinischen Institutionen zu etablieren. Trotz der in Vergleich zur BRD unzulänglichen technischen Ausstattung wurden immer mehr EDV-Projekte in den Gesundheitseinrichtungen in Angriff genommen und erfolgreich realisiert. Stellvertretend für die Vielzahl an Projekten und Aktivitäten seien hier erwähnt:

- Grundprozesse der Patientenbezogenen Informationsverarbeitung (PIV) ab Oktober 1972 an der Medizinischen Akademie Dresden (MAD)

als R300-Projekt des Organisations- und Rechenzentrums (ORZ) unter der direkten Schirmherrschaft des Rektors der MAD
- Friedrichshain'er Datenbankprojekt „FRIEDA" zur umfassenden Auswertung klinischer und versorgungsrelevanter Daten (AG um Dr. Peter Gudermuth und Dr. Frank Manglus)
- EKG-Analyse an der Medizinischen Akademie Erfurt in Zusammenarbeit mit der TH Ilmenau (AG um Dr. Hans-Christian Reißmann und Prof. Günter Henning)
- EEG-Analyse an der Charité Berlin in Zusammenarbeit mit dem Medizinischen Dienst der Interflug sowie internationalen Partnern (AG um Dr. Josef Michel und Dr. Henning Cammann)
- Messwertverarbeitung im klinisch-chemischen Laboratorium bis hin zur Entwicklung eines vollständigen Laborinformationssystems (Labor Online, LOL) im Rahmen einer interdisziplinären, einrichtungsübergreifenden Themengruppe (Themenleitung durch den Autor dieses Artikels, später Eckhard Mansfeld), das danach Ausgangspunkt für eine nationale Laborkonzeption der DDR war
- Patientenüberwachung an der Medizinischen Akademie Dresden und der Friedrich-Schiller-Universität Jena (AG um Prof. Jochen Matauschek)
- Entwicklung von Standards für die Erfassung und Auswertung von Daten der Arbeitsmedizin (AG um Dr. Gottfried Enderlein, Zentralinstitut für Arbeitsmedizin)
- Forschungsprojekte zur biomedizinischen Kybernetik und rechnergestützten Entscheidungsfindung als Kooperationsprojekte von TH Ilmenau, MAD, Humboldt-Universität u. a. Einrichtungen (AGs um Dr. Günter Heidel, Dr. Dieter Händel, Prof. Klaus Fuchs-Kittowski)
- Aufbau regionaler und nationaler Register wie Tuberkuloseregister, Krebsregister, Dispensaireregister, Mukoviszidoseregister (AGs um Dr. Claus-Dieter Donat u. a.)
- Medizinalstatistik und epidemiologische Studien in den Medizinalstatistischen Büros der Bezirke (Federführung Bezirk Suhl) und zentrale Auswertungen für die DDR im Berliner Institut für Sozialhygiene und Organisation des Gesundheitsschutzes (ISOG), ab 1985 vom dafür aus dem ISOG ausgegliederten Institut für medizinische Statistik und Datenverarbeitung (ISD).

Ein Meilenstein für die medizinische Dokumentation und Medizinalstatistik war zweifelsfrei die Einführung des „Allgemeinen dokumentationsgerechten Krankenblattes" am 1. Jan. 1968, womit DDR-weit auf einer Signierleiste alle stationären Behandlungen nach einheitlichen Kriterien dokumentiert, auf Lochband erfasst und im oben genannten ISOG bzw. später ISD in Berlin zentral ausgewertet wurden (FRITSCH 2005). Die Krankenblattsignierleiste enthielt neben der Aufnahme-Nr., dem Geburtsdatum und Geschlecht (identisch mit den ersten 7 Ziffern der sog. Personenkennzahl der DDR) auch Wohnort, Einrichtung, Krankenhausabteilung, Aufnahme- und Entlassungsdatum, Entlassungsart sowie Aufnahme- und Entlassungsdiagnose nach einer erweiterten ICD-8 der WHO. Zum 1. Jan. 1979 wurde dann die ICD-8 durch eine unter Federführung des ISOG speziell für die DDR erweiterte ICD-9, entsprechend dem *Handbuch der Internationalen Statistischen Klassifikation der Krankheiten, Verletzungen und Todesursachen*, abgelöst. Die Morbiditätsverschlüsselung erfolgte ebenfalls anhand der ICD-9 und damit 7 Jahre früher als in der BRD.

Projektkoordinierung und Organisation des Erfahrungsaustausches ab den 1970er-Jahren

Die zunehmende Zahl von Einrichtungen und EDV-Struktureinheiten, die wachsende Breite der Themenpalette, das Fehlen einer industriellen Basis für die Softwareentwicklung, einrichtungsspezifische Anpassungen sowie Projekteinführung, Support und Weiterentwicklung bedingten eine einrichtungsübergreifende arbeitsteilige Zusammenarbeit und einen funktionierenden Informations- und Erfahrungsaustausch, um die vorhandenen Kapazitäten im Sinne gemeinsamer Projektentwicklungen zu koordinieren. Außerdem galt es, die Aus-, Weiter- und Fortbildung in „Medizinischer Informatik und Biometrie" zu fördern.

Im Rahmen der übertragenen Leitfunktion veranstaltete die MAD von 1971 bis 1974 jährlich sog. EDV-Informationslehrgänge und von 1976 bis 1980 EDV-Anwenderkonferenzen. Ab 1981 wurden die Anwenderkonferenzen vom ISOG und ab 1985 vom ISD durchgeführt.[3] Eine ebenfalls informierende und koordinierende Funktion hatten auch die jährlich veranstalteten ORZ-Leiter-Tagungen des Ministeriums für Gesundheitswesen (organisiert von der MAD, ab 1985 vom ISD) und die Forschungsverbände mit ihren zentralen Forschungsprojekten. In diesem Zusammenhang wurde zur Projektkoordinierung der Messwertverarbeitung in den diagnostisch-therapeutischen Leistungsstellen der Krankenhäuser bereits Anfang 1972 der Forschungsverband Analytisch Diagnostisches System (ADS) gegründet und später in das Dresdner Forschungsinstitut für Medizinische Diagnostik (FMD) unter Leitung von Prof. Dr. Dr. Hans-Jürgen Thiele überführt. Der Aufbau einer zentralen (DDR-weiten) Projekt- und Programmbibliothek oblag dem ISOG bzw. danach dem ISD. Andererseits fanden ab 1972 Tagungen der oben genannten AG AIV (später Sektion AIV) der Gesellschaft für Biomedizinische Technik (BMT) sowie Kongresse der BMT mit EDV-Themen statt. Ein besonderer Erfolg war die Arbeitstagung 1977 zu Einsatzmöglichkeiten von Mikrorechnern in der Medizin, wo spezielle Themen der Messwertverarbeitung behandelt wurden, also lange bevor der „Mikroprozessor" in aller Munde war. Mit dem Kongress 1979 der BMT, wo der gesamte Aufgabenbereich „Medizinischer Informationssysteme" in das wissenschaftliche Programm aufgenommen wurde, begann eine neue Etappe in der Entwicklung der Sektion AIV und der BMT, was, wie schon dargestellt, zur Neuprofilierung und Umbenennung der BMT in Gesellschaft für Biomedizinische Technik und Informationsverarbeitung der DDR (BMTI) führte. Ein besonderer Höhepunkt der Sektion AIV war die Internationale Working Conference der IMIA *Progress in Biological Function Analysis by Computer Technologies* im Mai 1987 in Berlin. An der ersten IMIA-Tagung in der DDR, die zugleich die erste IMIA Working Conference zu dieser Thematik war, nahmen 190 Wissenschaftler*innen aus 23 Ländern teil. Weithin bekannt und populär waren auch die in den 1980er-Jahren von mir organisierten jährlichen AIV-Tagungen jeweils Anfang Dezember im Schlosshotel Reinhardsbrunn im Thüringer Wald, an denen im Schnitt ca. 120 Wissenschaftler*innen, EDV-Leiter*innen, Kliniker*innen und EDV-Mitarbeiter*innen teilnahmen. Ziel der Veranstaltungen war, ein gemeinsames Podium für Wissenschaft und praktische Anwendungen „Medizinischer Informationssysteme" im Routinebetrieb zu schaffen.

Mit der Arbeitstagung „Medizinische Informatik" 1989 in Karl-Marx-Stadt, heute wieder Chem-

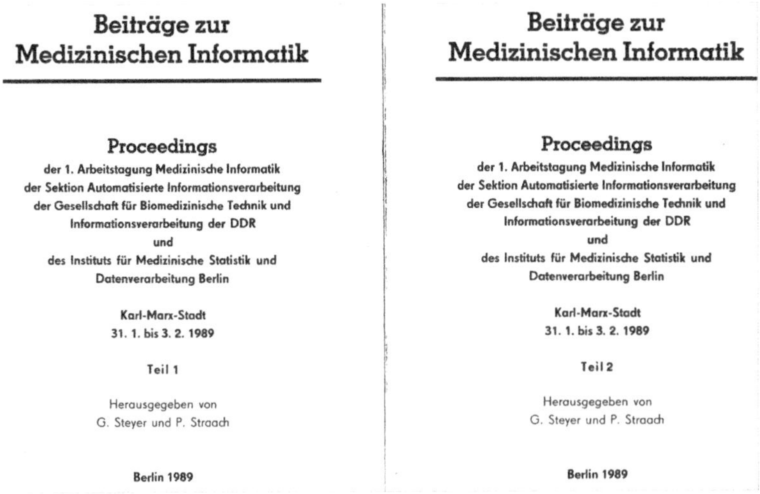

Beiträge zur Medizinischen Informatik

Proceedings
der 1. Arbeitstagung Medizinische Informatik
der Sektion Automatisierte Informationsverarbeitung
der Gesellschaft für Biomedizinische Technik und
Informationsverarbeitung der DDR
und
des Instituts für Medizinische Statistik und
Datenverarbeitung Berlin

Karl-Marx-Stadt
31. 1. bis 3. 2. 1989

Teil 1

Herausgegeben von
G. Steyer und P. Straach

Berlin 1989

Beiträge zur Medizinischen Informatik

Proceedings
der 1. Arbeitstagung Medizinische Informatik
der Sektion Automatisierte Informationsverarbeitung
der Gesellschaft für Biomedizinische Technik und
Informationsverarbeitung der DDR
und
des Instituts für Medizinische Statistik und
Datenverarbeitung Berlin

Karl-Marx-Stadt
31. 1. bis 3. 2. 1989

Teil 2

Herausgegeben von
G. Steyer und P. Straach

Berlin 1989

Abb. 5: Bericht zum abschließenden Stand der IT-Anwendung im Gesundheitswesen der damaligen DDR. Foto: Günter Steyer.

nitz, wurden die AIV-Tagung und die EDV-Anwenderkonferenz erstmals zusammengeführt, auch im Hinblick auf die damals angestrebte Bildung einer Gesellschaft für Medizinische Informatik und Biomathematik der DDR. Neben den Vorträgen und Postern hatten die mehr als 200 Teilnehmer*innen aus der DDR sowie aus Tschechien und Ungarn die Möglichkeit, an 36 Programmdemonstrationen teilzunehmen, um sich so einen Eindruck von praktischen Realisierungen zu verschaffen. Damit waren schon 1989 Kooperationen trotz unterschiedlicher Interessenslage und technischer Ausstattung gelungen, die mehr als 30 Jahre später im Zeitalter von eHealth, Telematikinfrastruktur und Telemedizin oftmals nicht optimal funktionieren. Die Langfassungen der 73 Vorträge und 51 Poster sind in den Proceedings *Beiträge zur Medizinischen Informatik* veröffentlicht (Abb. 5) und geben einen repräsentativen Überblick über die Arbeitsgebiete und den (abschließenden) Stand der Medizinischen Informatik in der DDR (STEYER & STRAACH 1989).

Weiterbildung und Fachanerkennung „Biomathematik und Medizinische Informatik"

Wie heute im Zuge zunehmender Digitalisierung war auch in der DDR der Erfolg des Einsatzes von Informationstechnologien wesentlich vom Engagement und der Qualifikation der involvierten Mitarbeiter*innen in den unterschiedlich benannten EDV-, IT- bzw. MI-Struktureinheiten abhängig.

Hinzu kam, dass die Software in den Einrichtungen meist selbst und hauptsächlich für den Bereich Medizin und Pflege entwickelt und betrieben wurde, was gute interdisziplinäre Kenntnisse der EDV-Mitarbeiter*innen hinsichtlich der organisatorischen, medizinischen und pflegerischen Ablaufprozesse in den Einrichtungen und eine enge Abstimmung mit der Ärzteschaft, dem Pflegedienst und den diagnostischen und therapeutischen Leistungsstellen bedingte.

Beispielhaft in der ehemaligen DDR war in diesem Zusammenhang das dafür entwickelte Qualifizierungsprogramm der Akademie für Ärztliche Fortbildung. Ab 1981 konnten naturwissenschaftliche und technische Akademiker*innen, aber auch Ärzt*innen in Form eines vier- bis fünfjährigen postgradualen Studiums (wöchentliche Kurse, Hospitationen und Selbststudium) nach bestandenem Abschlusskolloquium vor einer Prüfungskommission (Vorsitz: Prof. Helmut Enke, MLU Halle-Wittenberg) einen Fachabschluss in „Biomathematik und Medizinischer Informatik" erwerben. Die Gesundheitseinrichtungen gewährten ihren IT-Mitarbeiter*innen hierfür bezahlte Freistellungen. Die Zusatzqualifikation wurde entsprechend dem Facharztzuschlag für Ärzt*innen nicht nur mit monatlich 150 Mark belohnt, sie war auch ein wesentlicher Faktor, die fachliche Kompetenz des EDV-Personals zu stärken und als Partner*in des medizinischen und pflegerischen Personals anerkannt zu werden. Diese Partnerschaft war es auch, die wesentlich zum Erfolg der EDV-Projekte in den Kliniken sowie in den diagnostischen und therapeutischen Leistungsbereichen beigetragen hat.

Projektbeispiele: Bemühungen um eine patientenbezogene klinische Informationsverarbeitung und die Entwicklung eines Laborinformationssystems

Im Gegensatz zur Entwicklung in der Bundesrepublik lag der Fokus der Medizinischen Informatik (bzw. vorher der Elektronischen Datenverarbeitung) nicht im Bereich der Betriebswirtschaft (Krankenhausfinanzierung erfolgte pauschal durch die staatliche Versicherung der DDR und Zuschüsse aus dem Staatshaushalt), sondern in der Unterstützung klinischer Prozesse mit dem Ziel, ein „Einheitliches System der Patientenbezogenen Informationsverarbeitung" (PIV) für das Gesundheitswesen der DDR zu schaffen. Beispielhaft für den Einsatz von Informationstechnologien im Gesundheitswesen der ehemaligen DDR werden im Folgenden das Projekt Patientenbezogene Informationsverarbeitung (PIV) und die Aktivitäten für ein einheitliches Nationales Laborinformationssystem kurz dargestellt.

PIV-Projekt der Medizinischen Akademie Dresden

Zur Realisierung des Vorhabens wurde in interdisziplinärer Zusammenarbeit von Informatiker*innen und Ärzt*innen des ORZ der MAD mit Klinik-Ärzt*innen (jede Klinik der MAD hatte einen Arzt oder Ärztin als EDV-Beauftragte) und dem Pflegedienst nach einer ausführlichen Ist-Zustands-Analyse zunächst eine Grobkonzeption (die berühmten *Blauen Bände* der MAD) erstellt. Ebenso interdisziplinär erfolgten die Erarbeitung eines detaillierten Projektplans sowie die Erprobung, Anpassungen und die Einführung in den Klinikbetrieb. Das Gesamtprojekt PIV umfasste die Patientenverwaltung mit Aufnahme, Verlegung und Entlassung einschließlich Patientenbegleitkarte (Routineeinführung 5/1972), eine medizinische Basisdokumentation (Routineeinführung 5/1972), Sektionsprotokolle in der Pathologie (Routineeinführung 1/1974), eine OP- und geburtshilfliche Dokumentation (Routineeinführung 6/1974) sowie im Zeitraum von 1974 bis 1978 klinik- und krankheitsbezogene medizinische

Anschlussdokumentationen für nahezu alle klinischen und operativen Fachbereiche und Forschungsprojekte der MAD (SCHREITER, STRAUBE & TÖLLE 1979: 6–27).

Da die DDR bis Ende der 1960er-Jahre eine Distanzierung zu vielen RWG-Staaten (Rat für gegenseitige Wirtschaftshilfe, das sozialistische, internationale Gegenstück zur 1957 gegründeten EWG) vorgenommen hatte, lag die Rechentechnik der DDR zunächst „ca. sechs Jahre hinter dem Weltstandard zurück" (ZELASZNY 2006: 8). Um 1970 verfügte die DDR über lediglich 630 Computer – im Vergleich zu 6.500 in der BRD und etwa 80.000 in den USA (*ebd.*). Diese Haltung änderte sich mit dem Beginn der ESER-Verträge (*Einheitliches System Elektronischer Rechenmaschinen*). Entsprechend einer Festlegung im RGW wurden die Entwicklungen der Rechentechnik hinsichtlich ihrer Kompatibilität und Verteilung der Produktionsstätten in den sozialistischen Ländern abgestimmt. Für das Dresdner PIV-System und die inzwischen weiteren PIV-Installationen in DDR-Krankenhäusern eröffneten sich durch die Verfügbarkeit von ESER-Rechentechnik ab Anfang der 1980er-Jahre neue Perspektiven und Möglichkeiten zur Qualifizierung des Systems, da damit vor allem die inzwischen veralteten Robotron R300 abgelöst werden konnten. Technische Basis für die Rechner der „ESER-Familie" (EC-Serie) war vor allem der Nachbau der IBM-Computer 360/370 (NAUMANN 2001: 174–187). Wesentliche ESER-Modelle waren der EC1010, EC1020, EC1035, EC1040 und EC1055, wobei letzterer ab 1979 produktionsreif war und mit seiner Ausstattung neue Maßstäbe für die sozialistischen Länder setzte. Rechner und Zubehör-Geräte der EC-Serie wurden arbeitsteilig in der Sowjetunion, DDR, Slowakei sowie in Bulgarien (vor allem Wechselplattenspeicher), Polen und Ungarn (EC1010) produziert. Durch ihren Aufbau auf IBM-Technologie wurden sie in westlichen Fachmagazinen wie der *Computerworld* diskutiert als eine wachsende Anzahl von „program-compatible systems" (SZUPROWICZ 1978: 41) zu IBM und damit bereits als potentielle neue Absatzmärkte.

Der bedeutende Schritt für das Gesundheitswesen der DDR war jedoch die ebenfalls im RGW abgestimmte Produktion der sog. SKR-Technik (System der Kleinrechner) (NAUMANN 2001: 174–187).[4] Dazu gehörten der in der Sowjetunion, Bulgarien und Ungarn produzierte SM4, ein modifizierter

Nachbau der DEC PDP-11/40, die PDP-11 kompatiblen Robotron-Kleinrechner K1620 und K1630 (16 steht für 16-Bit) und der DEC VAX 11/780-kompatible Robotron-Kleinrechner K1840 (vgl. u. a. LENKER & TISCHENDORF 2006). Ergänzend kamen ab Mitte der 1980er-Jahre dann auch in der DDR 8 Bit und 16 Bit Arbeitsplatz-, Büro- und Personalcomputer wie der A5120/5130 (Abb. 6), PC1715, A7100 für

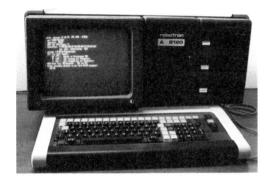

Abb. 6: Der Bürocomputer A5120m. Foto: Günter Steyer.

die Dialogverarbeitung und als intelligente Endgeräte zum Einsatz. Dafür wurden vom Ministerium für Gesundheitswesen beträchtliche finanzielle Mittel zur Verfügung gestellt. Für das genannte PIV-Projekt der MAD kam als Ablösung des R300 ein SM4-20 zur Anwendung, der auch in vielen Bezirkskrankenhäusern die rechentechnische Basis für die patientenbezogene Informationsverarbeitung, die medizinische Dokumentation, die Ausgabe von Befunden, Arztbriefen und Berichten sowie statistische Auswertungen aller Art darstellte (SEIDEL 1987: 206–207). Andere nutzten dafür den K1620/K1630 oder, wie das Bezirkskrankenhaus Heinrich Braun in Zwickau, das PRS 4000 (auf Basis der Honeywell 16). Bemerkenswert für den Einsatz der SKR-Technik, speziell in Bezug auf den SM4-20, ist auch die frühzeitige internationale Kooperation der MAD mit Gesundheitseinrichtungen in der damaligen Tschechoslowakei, insbesondere mit der Medizinischen Fakultät Bratislava (RUZNÀK 1979: 28–37) und in Ungarn, speziell mit dem Bezirkskrankenhaus Szekszárd, dem als Leiteinrichtung für den EDV-Einsatz im ungarischen Gesundheitswesen bereits Ende der 80er-Jahre die Federführung für die Einführung des DRG-Systems in Ungarn, also 15 Jahre früher als in Deutschland,

übertragen wurde (BORDÁS & JÁVOR 1989: 348–355 und JÁVOR, BORDÁS & NAGY 1990:168–174).

Durch die Kopplung von zentraler SKR-Technik mit Subsystemen der Leistungsbereiche (KRS 4200/4201-Technik) und Arbeitsplatzcomputern wurde ab Mitte der 1980er-Jahre unter Federführung der MAD im Rahmen des DDR-Forschungsprojektes *M43* ein zweistufiges Patienteninformationssystem auf der Basis lokaler Rechnernetze (Rechnerverbund) entwickelt (STRAUBE & LOCHMANN 1987: 26–37). Die erste Stufe beinhaltete die Patientenverwaltung einschließlich Druck von Etiketten, Arbeitslisten, Stationsübersichten und klinikspezifischen Formularen. Weitere Module waren eine medizinische Basisdokumentation, fachbereichsbezogene Anschlussdokumentationen für alle Kliniken, der Druck von OP-Berichten, Laborbefunden, Sektionsprotokollen, Kurzepikrisen, Konsiliarberichten, Arztbriefen (Epikrisen) u. a. Berichten sowie die Bereitstellung der Signierleistendaten für zentrale statistische Auswertungen im Rahmen des (DDR-einheitlichen) Systems der Leitung und Planung des Gesundheitswesens. Die zweite Stufe beinhaltete die Kopplung von Subsystemen (wie Laborinformationssystem) und der dialogorientierten Arbeitsplatzcomputer als Endgeräte mit der Datenbank der zentralen Rechentechnik, so dass bei Wiederaufnahmen schon damals in der zentralen Aufnahme auf die Patientendaten früherer Behandlungen zurückgegriffen werden konnte. Obwohl die Konzeption für die zweite Stufe im Zusammenhang mit der Einbindung des Laborinformationssystems in das PIV der Medizinischen Akademie Dresden bereits 1979 realisiert und publiziert wurde, wie im Anschluss im Kontext der Labormesswertverarbeitung noch eingehender diskutiert wird, konnte diese bis 1990 nur teilweise DDR-weit routinewirksam umgesetzt werden.

Das Nationale Laborinformationssystem
Labor Online (LOL)

Das zweite MAD-geleitete Projekt parallel zu PIV beschäftigte sich mit der Messwertverarbeitung im klinisch-chemischen Zentrallaboratorium. Beeinflusst wurde es durch die Arbeiten Ende der 1960er-Jahre von Knedel in München-Harlaching (SILAB-System), Bock und Eggstein in Tübingen (IBM 1130 und 1800), Schneider (später Büttner) in Hannover sowie von der IBM (Kenzelmann und Rittersbacher). Ebenfalls bedeutsam dafür war die Jahrestagung „Automation und Datenverarbeitung in der Klinischen Chemie" vom 13. bis 14. März 1969 in Hannover, die thematisch dem Rechnereinsatz für die Laborautomatisierung gewidmet war.[5]

Beginnend mit dem genannten PR2100 wurden bei Laborautomaten vom Kombinatsbetrieb MLW (Medizin-, Labor- und Wägetechnik) Freital (analog zum Technicon Autoanalyzer-Durchflussprinzip) die analogen Signale der Schreiberausschläge als Maß für die Konzentration (Aktivität) des untersuchten Parameters im Untersuchungsgut (Blut, Serum, Plasma oder Urin) digitalisiert und durch Bezug auf eine Regressionsgerade der Eichproben (Kalibrierwerte) so patientenbezogene Laborwerte ermittelt. In Zusammenarbeit von ORZ, Medizinischer Klinik und Zentrallaboratorium (später Institut für Labordiagnostik) der MAD konnten schon im Mai 1971 erste Ergebnisse publiziert werden (STEYER, HEINRICH & JAROSS 1971: 32). Im Einzelnen übernahm der PR2100 (4 KB Hauptspeicher) im Projekt Labor Online LOL1 (1 steht für die erste Version – das Prinzip von LOL1 ist in Abb. 7 schematisch dargestellt) die

- Erfassung und Normierung des Schreiberausschlags (Folgepotentiometer, Digitalisierung)
- Kalibrierung anhand von „Eichproben" (Regressionsanalyse, Kontrolle der Streuung)
- Kontrolle und Korrektur der Drift und Interaction (Ergebnisbeeinflussung durch Leerwertdrift, Drift der Kalibrierwerte, Verschleppung, Kontamination)
- Kontrolle von Präzision und Richtigkeit mit Qualitäts-Kontrollproben (Online Warn- und Kontrollkriterien, Tagesqualitäts-Kontrollbericht) sowie fakultative Richtigkeitskontrollen mit Patientenproben bei Auffälligkeiten (*Avarage of Normals* bzw. *Daily Mean*).

Der Befunddruck von LOL1 enthielt 1972 bereits die alters- und geschlechtsabhängigen Referenzwerte und eine Befundmarkierung mit einem bis drei Sternen je nach dem Grad der Abnormalität (Abb. 8).

Belohnt wurden die Arbeiten, indem das Gesundheitsministerium der MAD als erste medizinische Einrichtung der DDR als Nachfolge zum PR2100 im Jahr 1972 ein KRS 4200 finanzierte, um

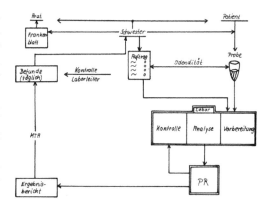

Abb. 7–9: Prinzip der Labormesswertverarbeitung in LOL1 mit dem PR2100 (1971–1972) (oben), Befundausdruck in LOL1 mit der Bedienkonsole des PR2100 (Stand März 1972) (Mitte) und Befundausdruck in LOL2 (Stand: Juli 1974) (unten). Fotos / Screenshot: Günter Steyer.

damit die Labormesswertverarbeitung weiterzu-entwickeln. Im gleichen Jahr wurde im Rahmen des Forschungsthemas „Analytisch-Diagnostisches System" unter meiner Leitung eine Kooperation mit den Bezirkskrankenhäusern (BKH) Cottbus, Gör-litz und Zwickau, der Medizinischen Akademie Er-furt und dem Klinikum Berlin-Buch vereinbart, um arbeitsteilig LOL1 zu einem allgemeinen Laborin-formationssystem (LOL2) weiterzuentwickeln. Die Software wurde als Assemblerprogramm erstellt. Ende 1973 begann dann das *Rollout* in den genann-ten Kooperationseinrichtungen.

Der patientenorientierte Befundausdruck er-folgte zunächst nur im Labor, sortiert nach Statio-nen (Abb. 9) und kumulativ zum Patienten, bzw. der Patientin. Später wurden Fernschreiber ge-koppelt, um den externen Einsendern von Labor-anforderungen die Befunde zeitnah zuzustellen. Entsprechend einer Direktive des Gesundheits-ministeriums wurde 1974 das Forschungsinstitut für Medizinische Diagnostik (FMD) beauftragt, auf der Grundlage von LOL2 ein DDR-weites nationa-les Laborsystem zu entwickeln und weitere Insti-tutionen, darunter die Charité Berlin, das Univer-sitätsklinikum Leipzig, das BKH Halle, das BKH Karl-Marx-Stadt, das BKH Schwerin und das BKH Bad Berka, einzubeziehen (STEYER 1975: 166–191).

Als Ergebnis der Zusammenarbeit wurde 1981 die finale Konzeption für das nationale (DDR-weite) Laborinformationssystem erstellt, auf de-ren Basis alle weiteren Entwicklungen erfolgten. Bis 1990 gab es vielfache Implementierungen des Systems in verschiedenen Modifikationen (LOL/E, SCALA, RELIS, LABSY, CILIS, TOXBAS) mit ein-richtungsbezogen Ergänzungen wie Cito-Labor, Mikrobiologie, Zytologie, Toxikologie und Blutkon-servenverwaltung. Das Rollout des Laborsystems erfolgte bis zur Ebene von Kreiskrankenhäusern (z. B. Meiningen und Radebeul).

Wie schon beim PIV-Projekt kurz dargestellt, war ein wichtiges Anliegen, das Laborinformati-onssystem als Subsystem mit der „Patientenbezo-genen Informationsverarbeitung" zu koppeln, was auch punktuell durch die Verfügbarkeit der oben genannten ESER-Technik bzw. des SM4-20 als zen-tralen Rechner realisiert werden konnte (STEYER, STRELOCKE UND STRAUSS 1979). Immerhin konn-ten die Laborsysteme im Rahmen des erwähnten Forschungsprojektes M43 bereits in den 1980er-Jahren in der MAD und in ausgewählten Bezirks-

krankenhäusern mit den PIV-Systemen bzw. den medizinischen Informationssystemen (heute als KIS bezeichnet) auf dem SM4-20 vernetzt werden, während z. B. im Ost-Berliner Polizeikrankenhaus das Laborsystem mit einem weiteren KRS 4201, auf dem das medizinischen Informationssystem lief, gekoppelt wurde. Im BKH Zwickau, wo das PIV auf einem PRS 4000 installiert war, wurde dafür eine Kopplung von PRS 4000 und KRS 4201 realisiert. Als Endgeräte für den Dialogbetrieb in der zentra-len Aufnahme wurden in der MAD, aber auch in den Bezirkskrankenhäusern Bürocomputer A5120 bzw. Arbeitsplatzcomputer angeschlossen (FOERS-TER & HAHN 1987: 213–217). Eine Reihe von Ge-sundheitseinrichtungen haben ihre angefangenen Vernetzungsprojekte jedoch in Erwartung westli-cher Technologie nach 1990 nicht mehr weiterge-führt.

Das Gesundheitssystem konsolidiert sich: Erfahrungsaustausch mit Medizininforma-tiker*innen der BRD und neue Berufschancen nach dem Mauerfall

Mit dem Fall der Berliner Mauer wurde sehr schnell klar, dass das Gesundheitswesen der ehe-maligen DDR und dessen Finanzierung schnellst-möglich reorganisiert werden müssen, um den Ansprüchen an eine moderne Gesundheitsver-sorgung vor allem im stationären Bereich baulich, medizinisch-pflegerisch, aber auch hinsichtlich der IT-Anwendung, insbesondere für die Abrech-nung der Behandlungsleistungen und die Kran-kenhausbetriebswirtschaft, gerecht zu werden. Das bereits genannte Fehlen einer industriellen Basis für Krankenhaussoftware in der DDR veran-lasste viele damalige KIS-Hersteller der Bundes-republik (wie MAI, Laufenberg, Fliegel Data, Da-taplan, SMS, BOSS und prompt, um nur die wich-tigsten zu nennen) auf den ostdeutschen Markt zu drängen, um die DDR-Krankenhäuser (teils mit unlauteren Mitteln) durch schnelle Vertrags-abschlüsse für ihre Hard- und Software frühzei-tig an sich zu binden. Da damit auch Support und Weiterentwicklungen von der Industrie erfolg-ten, bedingte diese Entwicklung zwangsläufig ei-nen Stellenabbau in den EDV/IT-Abteilungen der DDR-Gesundheitseinrichtungen. Andererseits be-stand dadurch auch die Notwendigkeit, einen Er-fahrungsaustausch zwischen den Medizinischen

Informatiker*innen bzw. EDV/IT-Mitarbeiter*innen von Ost und West zu organisieren, um dem vom Stellenabbau bedrohten Personal in den EDV/IT-Struktureinheiten der DDR-Gesundheitseinrichtungen (vor allem in den Krankenhäusern, Medizinalstatistischen Büros und Instituten) neue Berufschancen zu erschließen.

Als damaliger Vorsitzender der Sektion Automatisierte Informationsverarbeitung (AIV) der Gesellschaft für Biomedizinische Technik und Informationsverarbeitung (BMTI) der DDR oblag es mir deshalb, rasch einen Kontakt zu den westdeutschen Verbänden: Deutsche Gesellschaft für Medizinische Informatik, Biometrie und Epidemiologie (GMDS) e. V. und Berufsverband Medizinischer Informatiker (BVMI) e. V. herzustellen. Bereits im Februar 1990 reisten deshalb Prof. Dr. Hildebrand Kunath, Leiter des Instituts für Medizinische Informatik an der Medizinischen Akademie Dresden, und ich zu Prof. Dr. Siegfried J. Pöppl, Dr. Rolf Engelbrecht und Prof. Dr. Wilhelm van Eimeren (zu der Zeit Präsident der GMDS) nach München. Weitere Konsultationen führte ich im März und April 1990 in Marburg mit Prof. Dr. Otto Rienhoff, in Freiburg mit Prof. Dr. Rüdiger Klar sowie in Göttingen mit Prof. Dr. Carl-Theo Ehlers.

Am 20. Juni 1990 fand dann im Hörsaal des Berliner Polizeikrankenhauses (jetzt Bundeswehrkrankenhaus) die erste gemeinsame wissenschaftliche Tagung der Sektion AIV der BMTI der DDR und der bundesdeutschen GMDS zum Thema „Medizinische Informatik – heute und morgen" statt, an der über 200 AIV- und GMDS-Mitglieder sowie geladene Gäste teilnahmen. Die Tagung wurde mit dem Ziel veranstaltet, in Vorbereitung des Beitritts von AIV-Mitgliedern zur GMDS über die wesentlichen Aktivitäten und Forschungsschwerpunkte auf dem Gebiet der Medizinische Informatik in der DDR und der BRD zu informieren und Erfahrungen auszutauschen.

In den Vorträgen des Autors sowie von Carl-Theo Ehlers, Otto Rienhoff, Rolf Engelbrecht, Josef Michel und Wilhelm van Eimeren sowie in den daran anschließenden Diskussionen wurden viele Ansatzpunkte für eine künftige Zusammenarbeit und für gemeinsame Fortbildungsmaßnahmen aufgezeigt (STEYER 1990: 10–12). Übereinstimmend wurde konstatiert, dass trotz aller Unterschiede in der thematischen Ausrichtung der IT-Aktivitäten (in der BRD stärker auf die Betriebswirtschaft, in der DDR mehr auf Medizin und Pflege orientiert) viele Gemeinsamkeiten analog zur Definition von VAN BEMMEL (1984: 175–180) und der Stadieneinteilung von BLOIS (1984: 181–183; 1986: 676–677) zu verzeichnen waren.

Auf Initiative des Vorstands des BVMI (Präsident war Prof. Dr. Claus O. Köhler, Heidelberg) bot der BVMI den Medizinischen Informatiker*innen der „neuen Bundesländer" ebenfalls bereits im Frühjahr 1990 die Mitgliedschaft an und initiierte die Landesvertretungen Berlin/Brandenburg (erster Vors. war der Autor) und Sachsen (erster Vors. war Prof. Dr. Hildebrand Kunath), um durch Integration und Weiterbildung die Berufschancen der IT-Mitarbeiter*innen in den Gesundheitseinrichtungen der ehemaligen DDR zu fördern. Im Folgenden veranstaltete z. B. die BVMI-Landesvertretung Berlin/Brandenburg in Kooperation mit der FU Berlin eine Fortbildungsreihe mit namhaften Referenten wie Carl-Theo Ehlers, Otto Rienhoff, Claus O. Köhler, Karl Sauter u. a., an der je nach Thema 35 bis 80 Personen teilnahmen. Schwerpunkte waren die Anerkennung des Fachabschlusses „Biomathematik und Medizinische Informatik" der Akademie für Ärztliche Fortbildung der DDR für den Erwerb des GMDS-Zertifikats „Medizinische Informatik", aber auch, wie den Medizininformatiker*innen der „neuen Bundesländer" eine berufliche Perspektive aufgezeigt werden könnte. Auch die Initiierung der TELEMED-Jahrestagungen 1996–2017 resultiert aus dieser Fortbildungsreihe (SEMLER 2009: 193–248).

Fazit

Die Informatikgeschichte der DDR wird in der Geschichtsschreibung der digitalen Medizin in Deutschland häufig ausgeklammert oder als unterkomplexe Fußnote behandelt, obwohl sie durchaus beforscht und aufgearbeitet ist (vgl. für die allgemeine Informatikgeschichte z. B. FUCHS-KITTOWSKI 2006 und für die Tagungsreihe „Informatik in der DDR" u. a. DEMUTH 2008, darin für Medizinische Informatik FUCHS-KITTOWSKI & KUNATH 2008). Dabei ergeben sich aus einer genauen Betrachtung in der Etablierung und Verbreitung von Informationstechnologien für die DDR genuine Dynamiken, die dieser Artikel einmal explorativ vorgestellt hat und die noch einiges an Potential für zukünftige Technikgeschichten bieten.

Insgesamt kann man resümieren, dass in den unterschiedlich bezeichneten Institutionen für EDV bzw. Medizinische Informatik (und Biometrie), teilweise bis zur Ebene der Kreiskrankenhäuser, in der Regel gut ausgebildete Mitarbeiter*innen tätig gewesen sind. Dies war gewollt und durchaus in der Ausbildung staatlich gefördert – aber auch notwendig. Infolge fehlender kommerzieller Software, unzulänglicher Technik und einer trotz staatlicher Direktiven nicht immer optimal funktionierenden Koordinierung konnte hauptsächlich durch persönliche Initiativen eine breite Palette praxiswirksamer Projekte vor allem im medizinisch-pflegerischen Bereich geschaffen werden (STEYER & MICHEL 1989: 9–16).

Ein produktiver Faktor war in diesem Zusammenhang die hohe personelle Ausstattung der IT-Abteilungen in den Krankenhäusern und Instituten. So waren z. B. in der EDV-Abteilung des BKH Zwickau (damals 1700 Betten) insgesamt 30 Mitarbeiter*innen tätig, von denen 19 einen Hoch- oder Fachschulabschluss hatten. Das BKH Karl-Marx-Stadt (heute Klinikum Chemnitz) hatte sogar mehr als 30 Mitarbeiter*innen in der EDV-Abteilung. In den universitären Einrichtungen und insbesondere in der MAD waren es (auch) auf Grund der Leitfunktion nahezu 100. Dazu kamen noch die jeweiligen EDV-Verantwortlichen in den Kliniken und diagnostisch-therapeutischen Leistungsbereichen. Allerdings konzentrierten sich die Aktivitäten zur EDV/IT-Anwendung vorrangig auf den stationären Sektor, auf krankheitsbezogene Register und medizinalstatistische Auswertungen zur Leitung und Planung des Gesundheitswesens.

Anders sah es im ambulanten Sektor aus, der in diesem Artikel nicht eingehender diskutiert wurde. Ausgenommen in größeren Polikliniken, z. B. Poliklinik Dresden-Pieschen (heute Ärztehaus Mickten), kam im ambulanten/niedergelassenen Bereich der DDR kaum EDV zum Einsatz. Ein wesentlicher Grund dafür war, dass in der DDR erst Ende der 1980er-Jahre Arbeitsplatz- bzw. Bürocomputer als taugliche Rechentechnik für Praxisverwaltungssysteme zur Verfügung standen. Außerdem gab es analog zu den Kliniken und Krankenhäusern auch im ambulanten Bereich des DDR-Gesundheitswesens kein Erfordernis, ärztliche und andere medizinische Leistungen mit der staatlichen Sozialversicherung abzurechnen und dafür EDV einzusetzen, zumal es nur eine Krankenversicherung gab.

Zusammenfassend kann gesagt werden, dass trotz permanenter Lieferengpässe hinsichtlich der Hardware (die zudem im Vergleich zur Bundesrepublik sehr teuer und weniger leistungsfähig war) und ohne industrielle Basis für die Softwareentwicklung beachtliche Projekte initialisiert, in Kooperation von Gesundheitseinrichtungen realisiert und erfolgreich in den Routinebetrieb überführt wurden. Dabei wurden Organisation und IT-Einsatz in allen Bereichen als zusammengehörige Einheit betrachtet – was im Rahmen der fortschreitenden Digitalisierung heute oft vernachlässigt wird. Es lohnt sich auch, insbesondere in der Frage der Ausbildung und zentralen Organisation, durchaus den Blick noch einmal auf jene Konzepte zu werfen, die ab den 1960er-Jahren an Standorten wie Chemnitz, Dresden, Halle-Wittenberg u. a. entwickelt und umgesetzt wurden.

Anmerkungen

1 1981 erhielt ich die Fachanerkennung für Medizinische Informatik und Biomathematik, 1982 habilitierte ich mich auf dem Gebiet der Medizinischen Informatik an der Universität Rostock und erhielt 1987 die Lehrbefähigung an der Humboldt-Universität zu Berlin sowie 1991 die Facultas docenti für Medizinische Informatik an der Universität Rostock.
2 Ein bebilderter Einblick in das bewegte Leben von Ardennes und die Unternehmensgeschichte findet sich auf der Webseite des von ihm aufgebauten Unternehmens (VON ARDENNE 2022).
3 Größtenteils sind alle Tagungsbände noch im Besitz des Autors und können bei Kontaktaufnahme gerne ausgeliehen werden.
4 Eine Übersicht über einige SKR-Modelle findet sich auf der Webseite des Heinz Nixdorf MuseumsForums (HNF 2022). Eine grafische Darstellung der ESER- und SRK-Modelle liefern LENKER & TISCHENDORF (2006).
5 Weitere Quellen hierzu gerne auf Anfrage.

Externe Bildquelle

UNIVERSITÄTSARCHIV MARTIN-LUTHER-UNIVERSITÄT HALLE-WITTENBERG. https://www.itz.uni-halle.de/leitbild/geschichte/robotron_300/ [06.02.2022].

Literatur

BLOIS, MARSDEN S. 1984. Medical Information Science as „Science". *Med. Inform.* 9: 181–183.
BLOIS, MARSDEN S. 1986. What is Medical Informatics? *Western J. Med.* 145 (6), S. 776–777.
BORDÁS, ISTVÁN & JÁVOR, ANDRÁS 1989. Einführung des DRG-Systems – neues Finanzierungssystem für die ungarischen

Krankenhäuser. In STEYER, GÜNTER & STRAACH, PETER (eds) *Beiträge zur Medizinischen Informatik. Proceedings der 1. Arbeitstagung Medizinische Informatik der Sektion Automatisierte Informationsverarbeitung der Gesellschaft für Biomedizinische Technik und Informationsverarbeitung der DDR und des Instituts für Medizinische Statistik und Datenverarbeitung*. Berlin: ISD: 348–355.

DEMUTH, BIRGIT 2008 (ed) *Informatik in der DDR – Grundlagen und Anwendungen. Tagungsband zum Symposium 15. und 16. Mai 2008 in Dresden*. Bonn: Köllen.

FOERSTER, STEFAN & HAHN, ULRICH 1987: In KUNATH, HILDEBRAND; STRAACH, PETER & WEIHRAUCH, HELMUTH (eds) *EDV im Gesundheitswesen – Bericht über die Anwenderkonferenz 1987 vom 9. bis 13. März 1987 in Reinhardsbrunn*. Berlin: ISD: 213–217.

FRITSCH, BARBARA 2005. Institut für Medizinische Statistik und Datenverarbeitung. http://www.argus.bstu.bundesarchiv.de/DQ112-25618/index.htm [05.02.2022].

FUCHS, KITTOWSKI, KLAUS 2006. Orientierungen der Informatik in der DDR. http://www.informatik.uni-leipzig.de/~graebe/Texte/Fuchs-06a.pdf [10.06.2022].

FUCHS-KITTOWSKI, KLAUS & KUNATH, HILDEBRAND 2008. Zur Gestaltung medizinischer Informationssysteme und zur Entwicklung der medizinischen Systemforschung in der DDR. In DEMUTH, BIRGIT 2008 (ed) *Informatik in der DDR – Grundlagen und Anwendungen. Tagungsband zum Symposium 15. und 16. Mai 2008 in Dresden*. Bonn: Köllen: 326–337.

HEINZ NIXDORF MUSEUMSFORUM (HNF) 2022. Computerszene DDR. https://blog.hnf.de/computerszene-ddr/ [04.02.2022].

JÁVOR, ANDRÁS; BORDÁS ISTVÁN & NAGY, JÁNOS 1990. Introduction of DRG-System in Hungary. In O'MOORE, RORY; BENGTSSON, STELLAN; BRYANT, JOHN R. & BRYDEN, JOHN S. (eds) *Medical Informatics Europe '90: Proceedings, Glasgow, August 20–23, 1990*. Berlin, Heidelberg: Springer: 168–174.

LENKER UND TISCHENDORF 2006. Computermuseum FH Merseburg (kein Datum). https://www.yumpu.com/de/document/read/20602529/rechentechnik-in-der-ddr-hochschule-merseburg/5 [05.05.2022].

POMMERIN, REINER 2003. *175 Jahre TU Dresden. Geschichte der TU Dresden 1828–2003*. Köln: Böhlau.

NAUMANN, FRIEDRICH 2001. *Vom Abakus zum Internet. Die Geschichte der Informatik*. Darmstadt: Primus Verlag.

RUZNÀK, JURAJ 1979. Krankenhausinformationssystem auf der Basis von Kleinrechnern. In DÖRRE, FRANK; HELTH, PETER & SCHREITER, DIETER (eds) *EDV im Gesundheitswesen, Tagungsbericht zur „Informationsverarbeitung im Großkrankenhaus am 21. September 1979 in Dresden"*. Dresden: MAD: 28–37.

SCHREITER, DIETER; STRAUBE, ROLAND & TÖLLE, DIETRICH 1979. Zur Anwendung der EDV und Rechentechnik in der Medizinischen Akademie Dresden in Vergangenheit, Gegenwart und Zukunft. In DÖRRE, FRANK; HELTH, PETER & SCHREITER, DIETER (eds) *EDV im Gesundheitswesen, Tagungsbericht zur „Informationsverarbeitung im Großkrankenhaus am 21. September 1979 in Dresden"*. Dresden: MAD: 6–27.

SEIDEL, JÜRGEN 1987. Entwicklung der SKR-Rechentechnik bis 1990. In KUNATH, HILDEBRAND; STRAACH, PETER & WEIHRAUCH, HELMUTH (eds) *EDV im Gesundheitswesen – Bericht*

über die Anwenderkonferenz 1987 vom 9. bis 13. März 1987 in Reinhardsbrunn. Berlin: ISD: 206–207.

SEMLER, SEBASTIAN C. 2009. Die Historie der TELEMED 1996–2007. In SEMLER, SEBASTIAN C. & STEYER, GÜNTER (eds) *Tagungsband der 12. TELEMED – Fachtagung für Gesundheitstelematik und Telemedizin am 16. und 17. April 2007 in Berlin*. Berlin: Akademische Verlagsgesellschaft: 193–248.

STEYER, GÜNTER; HEINRICH. JENS J. & JAROSS, WERNER 1971. Kopplung eines Prozeßrechners mit Baugruppen zur automatischen Analyse. Vortrag auf der IX. Jahrestagung der Gesellschaft für Klinische Chemie und Laboratoriumsdiagnostik der DDR, 10.-12. Mai 1971 in Leipzig. In ANONYM (ed) *IX. Jahrestagung der Gesellschaft für klinische Chemie und Laboratoriumsdiagnostik der DDR*. Leipzig: GKCL: 32.

STEYER, GÜNTER & MICHEL, JOSEF 1989. Zur Entwicklung der Medizinischen Informatik als Wissenschaftsgebiet. In: STEYER, GÜNTER & STRAACH, PETER (eds) *Beiträge zur Medizinischen Informatik. Proceedings der 1. Arbeitstagung Medizinische Informatik der Sektion Automatisierte Informationsverarbeitung der Gesellschaft für Biomedizinische Technik und Informationsverarbeitung der DDR und des Instituts für Medizinische Statistik und Datenverarbeitung*. Berlin: ISD: 9–16.

STEYER, GÜNTER & STRAACH, PETER 1989 (eds). *Beiträge zur Medizinischen Informatik. Proceedings der 1. Arbeitstagung Medizinische Informatik der Sektion Automatisierte Informationsverarbeitung der Gesellschaft für Biomedizinische Technik und Informationsverarbeitung der DDR und des Instituts für Medizinische Statistik und Datenverarbeitung*. Berlin: ISD.

STEYER, GÜNTER 1975. Einsatz der EDV in der Laboratoriumsdiagnostik. In THIELE, HANS-JÜRGEN & EINER, GÜNTER (eds) *Organisation der Klinischen Chemie und Laboratoriumsdiagnostik in der DDR*. Dresden: Forschungsinstitut für Medizinische Diagnostik: 166–191. (Kurzfassung in: *DDR Med. Rep.* 4: 715–719).

STEYER, GÜNTER; STRELOCKE, KURT & STRAUSS, JOCHEN 1979. Stellung der rechnergestützten Laboratoriumsdiagnostik innerhalb eines medizinischen Informationssystems. In MICHEL, JOSEF & CAMMANN, HENNING (eds) *Proceedings Kongress 1979 der Gesellschaft für Biomedizinische Technik und Informationsverarbeitung der DDR in Zusammenarbeit mit der Humboldt-Universität zu Berlin, 13.-15.11.1979*. Berlin: Humboldt-Universität: B12-V.

STRAUBE, ROLAND & LOCHMANN, ULRICH 1987. Konzept einer neuen Generation von Patienteninformationssystemen. In KUNATH, HILDEBRAND; STRAACH, PETER & WEIHRAUCH, HELMUTH (eds) *EDV im Gesundheitswesen: Bericht über die Anwenderkonferenz 1987 vom 9. bis 13. März 1987 in Reinhardsbrunn*. Berlin: ISD: 26–37.

SZUPROWICZ, BOHDAN O. 1978. Riads Solidly Implanted in Comecon Nations. In: *Computerworld* 03.07.1978: 41.

VAN BEMMEL, JAN H. 1984. The Structure of Medical Informatics. *Med. Inform.* 9: 175–180.

VON ARDENNE, MANFRED 2022. Manfred von Ardenne (1907–1997). https://www.vonardenne.biz/de/unternehmen/manfred-von-ardenne/ [05.02.2022].

ZELAZNY, STEFAN 2006. Datenverarbeitung in der DDR. *Lotek64* 18: 8–11.

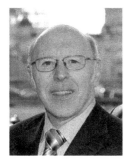

GÜNTER STEYER, PD Dr., war in der DDR als Wissenschaftler im Bereich der gerade entstehenden Medizinischen Informatik tätig, in der er sich 1982 auch habilitierte. Er arbeitete als Themenleiter für Laborinformationssysteme, Abteilungs- und Institutsleiter für Medizinische Informatik, Produktmanager für klinische Informationssysteme (SOKRATES und i.s.h.med) sowie von 1997 bis zur Pensionierung im Jahr 2006 als *Director Healthcare Central Europe* bei dem amerikanischen Softwareunternehmen SeeBeyond. Seitdem berät er Gesundheitseinrichtungen hinsichtlich Planung und Einführung von KIS und Subsystemen, Digitalisierung, Integration und Interoperabilität von IT-Systemen sowie Telematikanwendungen und gab bis 2019 Lehrveranstaltungen zu Informationssystemen im Gesundheitswesen. Er hat bis heute eine Vielzahl von Ehrenämtern und Gremienpositionen, so war er z.B. Präsident des BVMI e.V., ist Ehrenvorsitzender der DGG e.V. und seit 2005 ständiges Mitglied des Kongressbeirats der ITeG/conhIT/DMEA beim Bundesverbands Gesundheits-IT.

Horterweg 39, 10318 Berlin
e-mail: gsteyer@ehealth-consulting.de

Struktur und Herausforderungen der Medizininformatik in Deutschland

Ein Kommentar

SYLVIA THUN & CAROLINE STELLMACH

Abstract Lange Zeit waren Medizin und Informatik zwei Themenfelder, die von vielen Vertretern beider Berufsgruppen nicht als verknüpft angesehen wurden. Heutzutage ist die Medizin ohne die fehlerfreie Erhebung und den effizienten Austausch großer Mengen an Daten undenkbar. Die Daten umfassen neben der Basisdokumentation von Patient*innen auch Befunde bildgebender Verfahren und bilden die Grundlage für therapeutische Entscheidungen. Ziel der Medizininformatik ist die Bereitstellung von nutzbaren Daten und Wissen im Gesundheitswesen. Dieser Kommentar soll einen kurzen Einblick geben in den Stand und vor allem die aktuellen Herausforderungen der Medizininformatik in Deutschland – von ihren Verbänden bis zu Themen wie Interoperabilität und Datenschutz.

Schlagwörter Medizininformatik – Interoperabilität – Digitalisierung – Telematikinfrastruktur

Die Medizininformatik in Deutschland

Die fortschreitende Digitalisierung der Gesundheitsforschung und Medizin in Deutschland verheißen einen wesentlichen Teil zur Verbesserung von Diagnostik und Therapien beizutragen und werden mit Hilfe der Medizininformatik vorangetrieben (GMDS 2021). Damit rücken neue therapeutische Ansätze in den Bereich des Möglichen, wie auf Grundlage großer Datenmengen entwickelte Künstliche Intelligenz (KI)-gestützte Diagnostikverfahren. Wie zeigt sich die Medizininformatik im Alltag? Ohne viele Gedanken an die zugrundeliegende Technik nutzen wir Gesundheits-Apps und Fitnesstracker, buchen in Pandemiezeiten virtuelle Besuche bei medizinischem Personal und verwenden eine elektronische Gesundheitskarte. Hinter vielen dieser Angebote und Prozesse steht die Medizininformatik – teilweise in Form von Unternehmen, oft aber auch als Bestandteil medizinischer Angebote durch universitäre Institutionen, beispielsweise Unikliniken.

Die Deutsche Gesellschaft für Medizinische Informatik, Biometrie und Epidemiologie e. V. (GMDS) definiert den Begriff der Medizininformatik als „die Wissenschaft der systematischen Erschließung, Verwaltung, Aufbewahrung, Verarbeitung und Bereitstellung von Daten, Informationen und Wissen in der Medizin und im Gesundheitswesen" (GMDS 2021). Mit diesen Begriffen verbinden sich eine Reihe von Herausforderungen, denen die Medizininformatik auf nationaler und internationaler Ebene begegnen muss. Wir möchten im Folgenden anhand ausgesuchter Beispiele, die unserer Meinung nach die heutige Medizininformatik prägen, Einblicke in einige der wichtigsten Themen geben. Dabei soll es zum einen um Grundlagen der Medizininformatik gehen – technisch, mit Blick auf Netzwerke und Kontexte aktueller medizininformatischer Arbeit, – und zum anderen um einige Arbeitsbereiche der Medizininformatik.

Grundlagen der Medizininformatik: Telematische Netzwerke und Interoperabilität

Der Begriff „Medizinische Informatik" findet eine erste Nutzung im deutschsprachigen Abstract eines englischen Artikels im Jahre 1970 und nur zwei Jahre später entstand der erste Studiengang zur Medizinischen Informatik in Deutschland in Heidelberg/Heilbronn (REICHERTZ 1970; JUHRA & BORN 2020). Technisch liegen die Wurzeln der Medizininformatik in Deutschland hingegen in der Telematik und den Netzinfrastrukturen, die in West- und Ostdeutschland ab den 1960er-Jahren zunehmend aufgebaut wurden. Der Begriff wurde durch die Studie zur *Informatisierung der Gesellschaft* (NORA & MINC 1978) geprägt, in der die Fachgebiete „Telekommunikation" und „Informatik" zu dem neuen Begriff „Telematik" verknüpft wurden und die Vorteile der digitalen, Software-basierten Datenübertragungstechnik gegenüber konventionellen Verfahren unter anderem im Gesundheitswesen beleuchtet wurden. Die Telekommunikationskomponente des Begriffes beschreibt dabei die Nutzung von Vermittlungsnetzen um die räumliche Distanz bei der Übertragung von digitalen Daten zwischen Behandlungseinrichtungen, Kostenträgern und regulatorischen Einrichtungen und anderen Stakeholder*innen zu überwinden und die Informatik-Komponente betrifft die maschinelle Informationsverarbeitung (*ebd.*; LUX 2019: 2–3). Moderne Internetprotokolle und -Dienste sind somit die Voraussetzung für die Telematik im Gesundheitswesen, die heutzutage einen Teilbereich der Medizininformatik ausmacht.

Graduell entwickelten sich verschiedene Bezeichnungen für die Nutzung von Telematiksystemen im Gesundheitswesen, dazu gehören: „Telehealth", „E-Health", „Telemedizin", „medizinische Informatik" und „Medizininformatik" (*ebd.*: 3). Die Telematikinfrastruktur (TI) ist heutzutage ein geschlossenes Netzwerk aus Krankenhäusern, Apotheken, niedergelassenen Ärzt*innen, Zahnärzt*innen und Psychotherapeut*innen, zu dem nur nach Vorlage eines Heilberufsausweises und einer Gesundheitskarte Zugang gewährt wird. Ziel der TI ist der Datenaustausch zwischen den IT-Systemen aller Teilnehmer, inklusive der Krankenkassen. Damit soll unter anderem die telekommunikative Übersendung von elektronischen Rezepten und Arztbriefen (eRezept, eArztbrief) unterstützt werden. Die von den Spitzenorganisationen des deutschen Gesundheitswesens gegründete Gesellschaft für Telematikanwendungen der Gesundheitskarte mbH (gematik) ist beauftragt mit der Koordination der TI (DUGAS 2017: 137–138), die heute aber über staatliche Netzstrukturen weit hinausgeht und z. B. auch *Wearables* und digitale Gesundheitsanwendungen privater Konzerne beinhaltet.

Im Kontext der Telematikinfrastruktur und -anwendungen hat die Medizininformatik heutzutage eine Mannigfaltigkeit an Aufgabengebieten. Sie stellt sich der Aufgabe, das Design und die Optimierung von Anwendungssystemen sowie den täglichen Prozessabläufen innerhalb von medizinischen Einrichtungen zu betreuen und die Anbindung medizinischer Systeme und bildgebender Verfahren an Informationssysteme zu fazilitieren. Neben vielen anderen Aufgabengebieten ist auch der Aufbau, Betrieb und die Pflege von Wissensdatenbanken und Lern- und Lehrsystemen hervorzuheben (BVMI 2021). Den Aufgabengebieten sind drei Ziele übergeordnet: die Verknüpfung der Stakeholder*innen des Gesundheitssystems, sowie die Verwendung integrierter IT-Systeme zur Eingliederung der relevanten Prozesse und Behandlungspfade und letztlich die Etablierung von semantischer und syntaktischer Interoperabilität der Prozesse, zugrundeliegenden Daten und IT-Systeme (LUX 2017: 20–21). Die Wichtigkeit jeder dieser komplementären Aufgaben ist nicht zu unterschätzen. Während die Verknüpfung der wichtigsten Akteur*innen im Gesundheitswesen vor allem auch auf politischer Ebene stattfindet, sehen wir unsere Aufgabe darin, auf Ebene der Universitätskliniken und Partner*innen, die Verwendung von semantischen und syntaktischen Standards voranzutreiben und interoperable Datenmodelle zu erstellen, die deutschlandweit verwendet werden können.

Eine Herausforderung der Medizininformatik, der Telematik und allgemein der Arbeit mit (medizinischen) Daten ist hierbei die Tatsache, dass das Feld lange von männlichen Akteuren geprägt war. Die Medizininformatik muss sich der Aufgabe stellen, die gleichberechtigte Repräsentation und Förderung von Frauen zum Beispiel in Gremien, Professuren, aber auch als Meinungs- und Informationsvertreterinnen auf Kongressen und in Anstellungen in der freien Wirtschaft umzusetzen. Um Frauen in der Medizininformatik zu unterstützen und zu stärken, wurde 2015 die informelle Initiative *SHEHEALTH – Women in Digital Health* von der Vorsitzenden des Ärztinnenbundes, Dr. Christiane Groß, und der Autorin Dr. Sylvia Thun ins Leben gerufen. *SHEHEALTH* umfasst ein Netzwerk von über 670 Expertinnen aus dem Bereich *Digital Health*. Die Expertinnen verfolgen das Ziel, das Bewusstsein für geschlechtsspezifische Themen im Medizininformatik Bereich, insbesondere die Sichtbarkeit und Anerkennung von weiblichen Rednerinnen und Führungskräften, zu stärken. Durch die Vernetzung von Frauen in digitalen Gesundheitsberufen, z. B. über die LinkedIn-Gruppe von *SHEHEALTH*, wird auch die aktive Mitgestaltung in der Digitalen Medizin angestrebt, um beispielsweise Aufmerksamkeit auf die gendergerechte Entwicklung von Algorithmen zu lenken und gemeinsam konkrete Empfehlungen zu entwickeln (SHEHEALTH 2021; DEUTSCHER ÄRZTINNENBUND 2020).

Verbände der Medizininformatik: die Medizininformatik-Initiative (MII), das Nationale Forschungsnetzwerk (NUM) und der internationale Kontext

Um die Medizininformatik und Digitalisierung des Gesundheitswesens in Deutschland voranzutreiben, fördert das Bundesministerium für Bildung und Forschung (BMBF) eine Reihe an nationalen, universitätsübergreifenden Initiativen, zu denen die Medizininformatik-Initiative (MII) und das Nationale Forschungsnetzwerk der Universitätsmedizin zu Covid-19 (NUM, Netzwerk-Universitätsmedizin: NUM 2022) gehören. Die vom BMBF in 2016 neu ins Leben gerufene MII vereinigt 4 Konsortien mit insgesamt 64 Teilvorhaben und damit alle deutschen Universitätskliniken, Industriepartner*innen und weitere Forschungseinrichtungen. Aktuelle, lokal vorhandene Daten, Forschungsergebnisse, und medizinisches Fachwissen sollen damit großflächiger verfügbar gemacht und gebündelt werden, um maximal zum Wohle der Patient*innen ausgeschöpft und in den Versorgungsalltag eingebunden werden zu können (BMBF 2021). In der neunmonatigen Konzeptphase der MII von 2016 bis 2017 wurden Entwürfe für den gemeinsamen Datenaustausch und die Datennutzung innerhalb der aufzubauenden Datenintegrationszentren sowie konkrete Anwendungsfälle (*Use Cases*) ausgearbeitet. Diese Zentren sind die Kernelemente des Förderkonzeptes und schaffen die technischen und organisatorischen Voraussetzungen für den Austausch und die gemeinsame Nutzung von Daten an den datenbereitstellenden Institutionen.

Ein Schwerpunkt wurde auf die Interoperabilität der integrierten IT-Systeme gesetzt, sprich es werden geeignete Schnittstellen und internationale Standards für den Datenaustausch und die Datenverarbeitung zwischen verschiedenen Datenquellen genutzt (BMBF 2019). Das erfordert den Entwurf von technischen und semantischen Rahmenbedingungen, damit medizinische Daten rechtssicher übertragen und verwendet werden können. Von entscheidender Bedeutung dabei sind die Schnittstellen medizinischer Inhalte mit HL7 und die *Integrating the Healthcare Enterprise* (IHE)-Profile, die von allen Konsortien eingesetzt werden. In der angeschlossenen Vernetzungsphase von 2018–2022 wird der Aufbau digitaler Infrastrukturen und die Entwicklung von IT-Lösungen ausgeweitet. Ein großer Erfolg der MII ist die Entwicklung des Kerndatensatzes (Abb. 1) für den Austausch von Gesundheitsdaten auf Basis internationaler Standards, der mit entsprechend eindeutigen Terminologien abgebildet und Konsortien übergreifend interoperabel ist (THUN 2021).

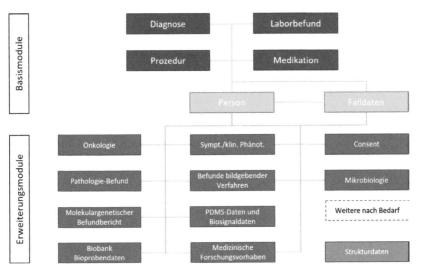

Abb. 1: Kerndatensatz der Medizininformatik-Initiative. Grafik: TMF e.V.

Eine entscheidende Herausforderung für die Standorte der Datenintegrationszentren der MII ist die zwischen den Standorten harmonisierte Normierung und technische Zusammenführung der Daten aus unterschiedlichen Quellen, damit sie auswertbar sind und für Forschungsfragestellen genutzt werden können (*ebd.*). Diese Herausforderung wächst vor dem Hintergrund, dass keine deutschlandweit verbindlichen Vorgaben für die medizinische Dokumentation existieren und in einer zweiten Förderphase ab 2023 die erarbeiteten Lösungen auf weitere Partner und Kliniken ausgeweitet werden sollen (BMBF 2021). Der eigentliche Erfolg dieser Arbeiten wird in der Verwendung der Datenmodelle im klinischen Alltag liegen.

Nationales Forschungsnetzwerk der Universitätsmedizin zu Covid-19 (NUM)

Komplementär zur Kompetenz des MII fördert das BMBF seit 2020 als Reaktion auf die Corona-Pandemie das NUM, welches das Ziel verfolgt, Forschungsdaten, Maßnahmen und Behandlungs- sowie Diagnostikstrategien der Universitätskliniken und anderer Akteure zusammenzuführen, um das Krisenmanagement und die Patient*innenversorgung zu unterstützen (NUM 2021).

Innerhalb des NUM wurden dreizehn Themen festgelegt (Abb. 2), zu denen klinikübergreifende Forschungsprojekte durchgeführt werden. Dazu zählen unter anderem das NAPKON-Projekt (Nationales Pandemie Kohorten Netz), das auf Grundlage des *German Corona Consensus* (GECCO) Kerndatensatzes deutschlandweit Corona-Patient*innendaten aus drei Kohorten erhebt (SASS *et al.* 2020), welche langfristig in die zentrale Datenbank des CODEX Projektes eingespeist werden sollen. Die Partner*innen im CODEX Projekt arbeiten daran, das zentrale Repositorium zur bundesweit einheitlichen und datenschutzkonformen Speicherung von Covid-19-Forschungsdatensätzen zu entwickeln und für die Forschung bereitzustellen. Vernetzungen dieser Art zwischen den existierenden Medizininformatik-Projekten und -Initiativen sind absolut erforderlich, um Interoperabilität im deutschen Gesundheitswesen herzustellen. Dieser Prozess der Abstimmung zwischen Akteuren und die Entwicklung einheitlicher Lösungen wurde bisher teilweise durch unklare gesetzliche Zuständigkeiten der Akteur*innen

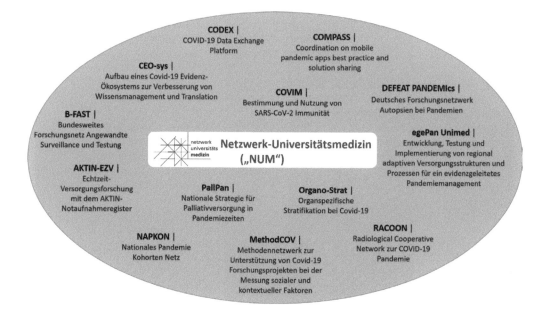

Abb. 2: Übersicht der dreizehn Themenprojekte des NUM. Grafik: Thun & Stellmach.

und das Eigeninteresse einiger Vertreter*innen aus der Industrie, gebremst und behindert. Hier gibt es noch erhebliche Potenziale zur Verbesserung – Projekte wie das NUM zeigen allerdings heute schon, in welche Richtung diese Entwicklungen gehen könnten.

Internationale Entwicklungen

Die Entwicklungen der Medizininformatik in Deutschland spiegeln sich auch auf im Ausland wider. Internationale Trends beeinflussen selbstverständlich auf die Bemühungen auf nationaler Ebene, und geben unter Umständen Hinweise darauf, welche Technologien zukünftig auch für die Medizininformatik in Deutschland Bedeutung haben könnten. Illustriert sei dies hier kurz anhand von zwei Beispielen.

Es ist davon auszugehen, dass sogenannte *Wearables*, also tragbare digitale Gesundheitsanwendungen, in der Zukunft zunehmend als erweiternde diagnostische und therapeutische Hilfsmittel an Bedeutung gewinnen werden und damit in den Fokus der Aktivitäten der Medizininformatik rücken. So ist die gleichnamige mobile App für die Apple Watch das Herzstück des *EpiWatch*-Forschungsprojektes der Johns Hopkins University. Die *EpiWatch* soll dazu beitragen, Epilepsie besser zu behandeln. Bisher überwacht die App das Aufkommen von epileptischen Anfällen von 600 Nutzer*innen innerhalb der Studie in den USA (JOHNS HOPKINS MEDICINE 2021). Auch in Deutschland wird seit 2021 nun ein eigenes *Epiwatch*-Projekt gefördert, dessen Ziel es ist, ein Sensorsystem für die Epilepsieerkennung zu entwickeln (BMBF 2021). Sowohl in den USA als auch in Deutschland werden *Wearables* und ähnliche Gesundheitsanwendungen von Start-Ups entwickelt. Große, ressourcenstarke Unternehmen – insbesondere Technologiekonzerne – spielen hier natürlich auch eine wichtige Rolle, um die Entwicklungen voranzutreiben. Es bleibt jedoch abzusehen, wie die Verzahnung dieser Angebote mit Deutschlands Telematikinfrastruktur – im Vergleich zu jener in den USA – stattfinden wird.

Ein zweites Beispiel ist der Einsatz von Künstlicher Intelligenz (KI) im Gesundheitswesen. KI-Algorithmen werden von vielen Anbieter*innen und Forschungseinrichtungen genutzt und weiterentwickelt. Ein bedeutsames Beispiel für medizininformatische Entwicklungen im Ausland ist die Arbeit des *Stanford University Center for Artificial Intelligence in Medicine & Imaging*, das einer der Vorreiter im Bereich der KI-basierten Befundung von bildgebenden Verfahren im medizinischen Bereich ist. Derzeit arbeiten sie vor allem an der Optimierung der Kennzeichnung („*Labeling*") von radiologischen Bildern, um ein möglichst präzises Set an Trainingsbildern für KI-Modelle bereitstellen zu können (STANFORD UNIVERSITY 2021). In diesem Zusammenhang wurde 2016 das Snorkel-Projekt ins Leben gerufen, das mittlerweile eine *end-to-end* KI-Entwicklungsplattform geschaffen hat, die von Unternehmen wie Intel, Google und IBM genutzt und weiterentwickelt wird (SNORKEL AI INC. 2021). Im Snorkel-Projekt sollen Daten in qualitativ hochwertiger Form erfasst werden, um die Algorithmen zu verbessern. So etwas ist auch in Deutschland gewünscht, wo es in der Forschung ebenfalls Bemühungen gibt bildgebende Verfahren zu entwickeln und zu verbessern – wie das seit 2019 in Freiburg angesiedelte DFG-Schwerpunktprogramm *Radiomics: Next Generation of Biomedical Imaging* (RADIOMICS 2022). Für die Medizininformatik geht es bei diesen Forschungsprojekten vor allem um Fragen der hochwertigen Datenspeicherung und -übertragung. In der MII wird das Thema „*Data Quality*" direkt „an der Quelle" angegangen. So einigte man sich beispielsweise auf die Verwendung des semantischen Standards zur Verschlüsselung von Laborwerten, LOINC, in Laborinformationssystemen (LIS), also an dem Ort, an dem Bilder entstehen und bearbeitet werden.

Die beiden Beispiele zeigen, dass für viele Entwicklungen im hier exemplarisch gewählten US-amerikanischen Kontext in Deutschland Entsprechungen existieren. Die ausgewählten Projekte zeigen jedoch auch erwähnenswerte Unterschiede – so sind die strukturellen Bedingungen in Deutschland durch die TI andere, auch die Rolle von Konzernen und landesspezifischen Institutionen – beispielsweise Universitäten, aber auch Verbänden wie die MII – muss immer mitgedacht werden. Mit Blick auf die internationale Entwicklung lassen sich große Trends nachzeichnen, jedoch – selbst wenn die Entwicklungen in vielen Ländern ähnlich verlaufen – nicht für jedes Land vergleichbare Rückschlüsse zur Entwicklung der Medizininformatik ziehen.

Zentrale Aufgabe der Medizininformatik: Verwendung internationaler Interoperabilitätsstandards in Deutschland und Rolle des Austauschformates FHIR

Voraussetzend für die Übertragung und den Austausch von Daten zwischen Leistungsbringer*innen (z. B. Ärzt*innen), Patient*innen, Kostenträger*innen und Medizinprodukten ist das Vorhandensein von Interoperabilität. Für die Interoperabilität gibt es aus IT-Perspektive vier wesentliche Ebenen: technische Interoperabilität (Systemvernetzung anhand von IT-Infrastrukturen), organisatorische Interoperabilität (Prozessabläufe und Berechtigungen), syntaktische Interoperabilität (Datenaustauschformate wie XML), semantische Interoperabilität (Verwendung von Ontologien und Terminologien). In unserer Arbeit ist neben der semantischen Interoperabilität die syntaktische Interoperabilität relevant, die wir hier auch beispielhaft eingehender diskutieren wollen. Diese stellt sicher, dass Daten durch die Verwendung eines einheitlichen Formates, z. B. des von der *Organisation Health Level 7* (HL7) herausgegebenen internationalen Austauschstandards *Fast Healthcare Interoperability Resources* (FHIR), zwischen Systemen vermittelt werden (THUN UND LEHNE 2019).

Auch wenn sich die Digitalisierungsbemühungen der Länder aufgrund der divergierenden Anforderungen ihrer Gesundheitssysteme unterscheiden, gibt es vor allem in Fragen der Interoperabilität einige Trends, die inter-, aber zunehmend auch transnational eine Rolle spielen. Der Austauschstandard für Gesundheitsdaten FHIR gewinnt immer mehr an Bedeutung: 2019 hat die Kassenärztliche Bundesvereinigung (KBV) FHIR als einheitliche Schnittstelle für Praxisverwaltungssysteme festgelegt und damit dem gesetzlichen Auftrag gemäß § 371 Abs. 1 SGB V umgesetzt (KBV 2022, THUN 2021). Auch in den USA sind Kostenträger*innen innerhalb der staatlich geförderten *Centers for Medicare and Medicaid Services* (CMS) verpflichtet, Leistungsnehmer*innen bis zum 01.07.2021 Zugang zu ihrer elektronischen Patientenakte (ePA) mittels einer *Health Level 7* (HL7) FHIR R.4 Schnittstelle zu ermöglichen (CMS 2020). Hier ist also nicht nur auf nationaler Ebene eine klare Entwicklung hin zur vermehrten Verwendung von Interoperabilitätsstandards festzustellen – auch ein internationales „Zusammenwachsen" von Gesundheitssystemen soll in der Zukunft über solche Standards möglich werden.

Interoperable Schnittstellen erleichtern den Austausch von medizinischen Daten über Institutions-, System- und Sektorengrenzen hinweg. Rein technisch wird durch die Verwendung von FHIR der internationale Austausch von Gesundheitsdaten ermöglicht. An dieser Stelle kommen jedoch datenschutzrechtliche Bestimmungen ins Spiel. Neben standardisierten Austauschformaten bedarf es außerdem der semantischen Interoperabilität der Daten. Diese bezieht sich auf die Verwendung standardisierter Terminologien und Klassifikationen (z. B. ICD-10, SNOMED CT, LOINC oder ATC), so dass medizinische Konzepte eindeutig bezeichnet sind und Grenz- und Domänen-übergreifend verstanden werden können (THUN UND LEHNE 2019).

Aber auch auf nationaler Gesetzesebene hat die Interoperabilität in Deutschland einen sehr hohen Stellenwert: so wurden mit dem Digitale-Versorgung-Gesetz (DVG) und der Digitale-Gesundheitsanwendungen-Verordnung (DiGAV) zwei Grundsteine für die Digitalisierung und Implementierung von Standards im Gesundheitswesen gelegt. Krankenkassen müssen seit 01.01.2021 ihren Versicherten die Möglichkeit einer ePA anbieten, da Patient*innen Anspruch darauf haben, dass Behandler*innen im ambulanten und stationären Setting Daten in ihre ePA eintragen. Damit einher geht die Erweiterung der Telematik-Infrastruktur (TI), nämlich der Anschluss aller Apotheken und Krankenhäuser an die TI (AOK-BUNDESVERBAND 2021). Im Rahmen der Entwicklung der ePA wurde in § 355 SGB V außerdem ein klares Verfahren für die Entwicklung von Medizinischen Informationsobjekten (MIOs) festgelegt. MIOs geben medizinischen Informationen durch die Verwendung internationaler Standards und Bezugssysteme ein festgelegtes, interoperables Format, das den Austausch der Daten zwischen den Stakeholder*innen des Gesundheitssystems vereinfacht. Der digitale Impfpass ist ein Beispiel für ein MIO.

Der syntaktischer Standard FHIR wird zum Austausch von MIOs und der in der ePA enthaltenen Informationen verwendet. FHIR ist aus kleinsten Informationseinheiten, sogenannten Ressourcen, aufgebaut, innerhalb derer ressourcenspezifische Daten strukturiert erfasst werden.

Zu den wichtigsten Ressourcen gehören zum Beispiel das „Observation"- und das „Patient"-Profil. Die KBV hat Basis(-FHIR)-Profile definiert, beispielsweise für Diagnosen und Patient*innen, die im deutschen Gesundheitswesen zur Verwendung bereit stehen (GEMATIK 2022a). Ferner sollen das DiGAV und der begleitende Leitfaden des BfArM ultimativ dazu führen, dass Patient*innen durch Verschreiber*innen Zugang zu innovativen Gesundheitsapps bekommen. Entwickler*innen müssen bei dem Aufbau von digitalen Gesundheitsanwendungen derweil klare Vorgaben zum Datenschutz und der Interoperabilität umsetzen. Laut § 139e Absatz 2 SGB V wird Interoperabilität dabei als wesentliches Qualitätsmerkmal von DiGAs gesehen. Zu den empfohlenen technischen Standards für DiGAs gehören die im Vesta-Verzeichnis der Gematik gelisteten Standards und die MIOs (BFARM 2022).

Auf Ebene der Interoperabilität im Gesundheitswesen ist die Abstimmung zwischen den Akteur*innen essentiell, damit keine von den Vorgaben des Gesetzgebers (und damit den durch die KBV/Gematik in Kooperation mit dem BfArM umgesetzten Lösungen) losgelösten Einzellösungen entstehen. Beispielsweise wurde der innerhalb der MII entwickelte Kerndatensatz für die Forschung und Versorgung in Deutschland (siehe Arbeitsfelder der Medizininformatik) mit der KBV bzw. Gematik abgestimmt. Um die Koordinierungsstelle für Interoperabilität im Gesundheitswesen (Gematik) durch Identifikation von Standardisierungsbedarf und Ausspruch von Empfehlungen zu unterstützen, wurde im Dezember 2021 das interdisziplinäre Expertengremium, die Interop-Council, mit sieben Mitgliedern ins Leben gerufen (GEMATIK 2022b). Komplementär zur Interop-Council gibt es das Interoperabilitätsform, das von HL7 Deutschland gemeinsam mit IHE Deutschland, dem Fachbereich Medizinische Informatik des DIN und der AG Interoperabilität des bvitg 2008 gegründet wurde. In vierteljährigen Treffen werden Interoperabilitätsanwendungen vorgestellt und praktische Probleme und Fragen zur Interoperabilität diskutiert, sowie mögliche Lösungsansätze skizziert (HL7 DEUTSCHLAND 2021). Der Gesamtkomplex der Interoperabilität stellt damit eine Vielzahl von Herausforderungen auf verschiedenen technischen und strukturellen Ebenen dar – es lässt sich jedoch feststellen, dass auf Seiten des Bundes und der Länder ebenso wie auf Seiten der umsetzenden Institutionen und Akteur*innen, wie der Medizininformatik, ein Wille zum Dialog existiert, der hoffentlich in Zukunft eine noch bessere und umfassendere Vernetzung und Datenarbeit möglich macht.

Allgemeine Arbeitsfelder der Medizininformatik: Datenschutz und Dokumentation

Das Gesundheitswesen in Deutschland umfasst eine Reihe an Hauptakteuren, die auf verschiedenen Ebenen agieren und Einfluss auf die Digitalisierung und die Entwicklung der Medizininformatik in Deutschland nehmen (Abb. 3.). Wie auch in allen anderen Wirtschaftsbereichen sind den Aktivitäten im Gesundheitswesen Gesetze übergeordnet, die den Rahmen für alle medizininformatischen Entwicklungen schaffen.

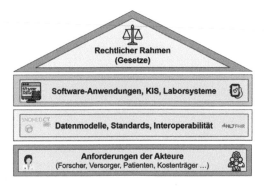

Abb. 3: Schema zu den Herausforderungen der Medizininformatik in Deutschland. Grafik: Thun & Stellmach.

Prinzipiell definieren die Stakeholder*innen, also Forschende, Leistungsgeber und auch implizit Patienten die Anforderungen an medizininformatische Lösungen. Diese Definitionen müssen damit sie interoperabel und institutions- und sektorübergreifend verwendet werden können in Datenmodellen repräsentiert und mit Standards abgebildet werden damit sie schlussendlich in Software-Anwendungen oder IT-Systemen implementiert werden können. In vielen Fällen liegt es dann am Gesetzgeber, diese Lösungen anhand von Gesetzen und Verordnungen in die aktive Verwendung zu bringen. Anhand der geschilderten Beteiligungsebenen lassen sich aktuelle und künftige Herausforderungen der Medizininformatik beschreiben.

Dies sei hier an zwei Beispielen einmal eingehender getan: Datenschutz und Dokumentation.

Datenschutzrechtliche und Zertifizierungs-Anforderungen und Vertrauen

Eine der größten Hürden für die Medizininformatik ist die Anforderung, den datenschutzrechtlichen Verordnungen für Gesundheitsdaten gerecht zu werden, die sich auf Patient*innen beziehen oder von diesen bezogen werden können. Diese Daten gelten nach § 3 Abs. 9 des Bundesdatenschutzgesetzes (BDSG) als besonders schützenswert. Entsprechend sind die Anforderungen für den Austausch und die Verarbeitung dieser Gesundheitsdaten sehr hoch und limitieren oder verhindern dadurch teilweise ihre Nutzung und Nutzbarkeit (*ebd.*: 10–11).

Insbesondere die entstandene Komplexität der Vernetzung zwischen medizinischen Systemen und Computernetzwerken birgt ein erhöhtes Sicherheitsrisiko für den Zugriff Unberechtigter auf Patient*innendaten (DUGAS 2017: 85), welchen es unter allen Umständen zu vermeiden gilt (LAUTERBACH & HÖRNER 2019: 129). Außerdem gelten seit Inkrafttreten der EU-Datenschutzgrundverordnung (DSGVO) am 25.05.2018 strenge Bestimmungen für die Verarbeitung personenbezogener Daten durch in der EU eingesetzte Systeme (*ebd.*: 61). Krankenhausträger*innen und Praxisinhaber*innen sind dafür verantwortlich, geeignete technische und organisatorische Maßnahmen zu etablieren, um personenbezogene Daten adäquat zu schützen. Verwendete IT-Systeme müssen den Anforderungen des DSGVO und BDSG im Hinblick auf die Dokumentation der Bearbeitung, Eingabe, Löschung und Wiederherstellbarkeit von personenbezogenen Daten entsprechen (FEHN 2021: 45).

Die Gesetze zum Datenschutz gliedern sich ein in die Datenschutzgesetze des Bundes, zu denen das BSG gehört, sowie in weitere Regelungen und Gesetze zu Spezialbereichen, wie dem Bundeskrebsregisterdatengesetz. Auf Länderebene gibt es jeweils ein landeseigenes Datenschutzgesetz und außerdem Landesgesetze und –regelungen für spezifische Bereiche, so etwa das Gesundheitsdatenschutzgesetz in Nordrhein-Westfalen. Damit gilt in Deutschland nicht nur eine universale Verordnung für den Datenschutz, die für alle Belange

heranzuziehen ist, sondern es existiert ein „Meer" an Gesetzen und Regelungen, die beachtet werden müssen (DATENSCHUTZ.ORG 2022). Dies befördert kleinteilige Lösungen und behindert mitunter bundesweite Projekte, aber auch den medizinischen Alltag allgemein. Praktische Beispiele für diese Hürden im Hinblick auf die Übermittlung und Speicherung von Patient*innendaten lassen sich einige finden. Im Krankenhaus zum Beispiel können aus datenschutzrechtlichen Gründen die üblichen Einsichtsnahme- und Weitergabeverfahren für Patient*innendaten nicht ohne Bedenken auf die elektronische Patient*innenakte (ePA) und das Krankenhausinformationssystem (KIS) übertragen werden. Außerdem ist es in nationalen und internationalen klinischen Studien gängig, dass Patient*innendaten in Cloud-Datenrepositorien gespeichert sind. Diese Art der Datenspeicherung kann potenziell die Schweigepflicht verletzen, besonders wenn die Speicherung der Daten außerhalb des deutschen Rechtsraums stattfindet (DUGAS 2017: 150ff.). Es bestehen zudem weitere gesetzliche Regelungen, die beispielsweise den Marktzugang für innovative DiGA und andere Medizinprodukte definieren und zum Teil erschweren. Sowohl das Medizinproduktegesetz (MPG) als auch das Digitale-Versorgungsgesetz (DGV) stellen eine Reihe von Anforderungen an die Zulassung neuartiger Medizinprodukte, so beispielsweise ihre Zertifizierung und CE-Kennzeichnung (LUX 2019: 10–11). Die DiGAV reguliert beispielsweise die Zulassung von DiGA. In diesem Bereich wird die semantische und technische Interoperabilität der verwendeten Standards und Profile als entscheidendes Qualitätsmerkmal gesetzlich festgelegt und vorausgesetzt (BFARM 2020).

Die Medizininformatik wird sich in kommenden Monaten und Jahren insbesondere mit den sich ändernden europäischen Bestimmungen für die Zulassung von Software, die im klinischen Umfeld angewandt wird und die Anforderungen eines Medizinproduktes erfüllt, auseinandersetzen müssen. Am 25. Mai 2017 ist die vom Europäischen Parlament verabschiedete Medizinprodukteverordnung (*Medical Device Regulation*, MDR) in Kraft getreten (EUROPEAN COMMISSION 2021). Sie erweitert den Definitionsbereich von Medizinprodukten. Ein Beispiel für eine solches Programm, das laut MDR nun als zulassungspflichtiges Medizinprodukt anzusehen ist, wäre eine App, die Patient*innen die Erfassung der täglich aufgenommenen Flüssigkeits- und Nahrungsmenge auf dem Handy ermöglicht. Sie könnte von Behandler*innen eingesehen und in der Entscheidungsfindung berücksichtigt werden, wenn diese erwägen, ob eine Magensonde zur Ernährung notwendig ist. Für die Zulassung eines Medizinproduktes gemäß MDR ist nach CE-Zertifizierung die eindeutige Kennzeichnung des Produktes mittels eines *Unique Device Identifier* (UDI) notwendig. Die UDI ist damit konkret an den *Ist*-Zustand eines Produktes gebunden. Das bedeutet, dass für technisch unabdingbare Software-Updates der Zulassungsprozess theoretisch neu durchlaufen werden und eine neue UDI generiert werden muss, was mit einem erheblichen Arbeits- und Dokumentationsaufwand einhergeht (EUROPEAN UNION 2018). Diese Problematik wurde von den europäischen Behörden noch nicht ausreichend angesprochen. In der Zukunft müssen aber konkrete Lösungsansätze bzw. Empfehlungen gefunden werden, wie mit Updates in Medizinprodukte-Software im Rahmen der Anforderungen der MDR umzugehen ist.

Insgesamt ist festzuhalten, dass im deutschsprachigen (und in Erweiterung im europäischen) Raum eine erhebliche Regulierung der medizinischen Daten und damit der Arbeit der medizinischen Informatik stattfindet, die häufig auch mit größerem bürokratischem Aufwand verbunden ist. Hier müssen die Informatik-Fachverbände mitunter aktiv entgegenwirken, um die Arbeit zu vereinfachen oder zu ermöglichen. Die MII hat sich den rechtlichen Herausforderungen und resultierenden Problemen beispielsweise entgegengestellt und kann als Erfolg vorzeichnen, dass eine übergreifende Nutzungsordnung zum Austausch von Patient*innendaten, Biomaterialien und analytischen Methoden für alle MII-Standorte entwickelt wurde. Die Nutzungsordnung skizziert die benötigten Prozessabläufe (z. B. Antragsverfahren), Organisationsstrukturen (wie *Use & Access Committees* und Transferstellen) und spezifische Nutzungsbedingungen (MII 2021).

Medizinische Dokumentation für Arbeit, Aus- und Weiterbildung

Besonders die Digitalisierung der medizinischen Dokumentation von Behandlungen und Verwendung einheitlicher Standards zur Vernetzung der Beteiligten befinden sich in Deutschland noch in

den Kinderschuhen. Das liegt zum Teil daran, dass finanzielle Anreize für die nötigen digitalen Lösungen fehlen. Außerdem müssen Schulungs- und Studieninhalte angepasst werden, um den Wandel zu einer Standards-basierten medizinischen Dokumentation zu vollziehen. Die Grundlage dafür ist auch ein Umdenken der Akteure, nämlich von dem aktuell existierenden Fokus auf die punktuelle Behandlung von Patient*innen hin zu dem Bemühen, die Qualität und Effizienz des Behandlungs- und Dokumentationsprozesses langfristig zu optimieren (LUX 2019: 10–11).

Die Verwendung einheitlicher Standards muss in der medizinischen Dokumentation seitens des Gesetzgebers gefördert werden, um den erheblichen Arbeitsaufwand, der aus dem fragmentierten Feld der Dokumentationspflichten resultiert, zu reduzieren, und die Qualität und Wiederverwendbarkeit und Verarbeitbarkeit der Daten zu erhöhen (DUGAS 2017: 85). Momentan ist es so, dass in Krankhäusern, in der Ambulanz, Wissenschaft und Rehabilitationseinrichtungen eine Vielfalt an Kommunikationsstandards verwendet werden und besonders Ärzt*innen zahllosen Dokumentationsanforderungen entsprechen müssen. Insbesondere papierbasierte, handschriftliche Dokumentation von medizinischen Daten und die Verwendung von unstrukturierten Freitexten im digitalen Format für den gleichen Zweck finden weiterhin statt. Und obwohl für die Abrechnung die ICD-10-GM- und OPS-Klassifikationen verwendet werden, gibt es für die Primärdatenerfassung bislang keine einheitlichen nationalen Vorgaben. Es wäre sinnvoll von ihnen auszugehen, aber Diagnoseklassifikationen bilden nur einen Aspekt der medizinischen Daten ab und liefern keine Details zu ergänzenden dokumentarischen Details wie Symptombeschreibungen, der familiären Krankengeschichte, den demografischen Charakteristika, etc. (THUN 2009: 131–140). Die komplementäre Verwendung weiterer semantischer und syntaktischer Standards zur strukturierten Abbildung der Informationen wäre deshalb wünschenswert. Sie sollte den Dokumentationsaufwand und besonders die Mehrfachdokumentation in der Medizin stark reduzieren und würde als Nebeneffekt zugleich die technische Austauschfähigkeit der Daten erhöhen. Die SNOMED CT Terminologie hat beispielsweise den Anspruch und das Potential, klinische Daten einheitlich und international standardisiert zu erfassen, denn sie organisiert medizinische Inhalte hierarchisch und zielt darauf ab, Gesundheitsdaten eindeutig abzubilden (SNOMED INTERNATIONAL 2020).

In Zusammenhang mit den Fragen zur Dokumentation in Arbeitsabläufen steht für die Medizininformatik aber auch die Herausforderung, dass es in Kliniken an adäquaten Aus- und Weiterbildungsangeboten hinsichtlich technischer Entwicklungen mangelt. Es ist wichtig, das Vertrauen in die Nutzung neuer digitaler Produkte und Dienstleistungen auf Seiten der Leistungsgeber*innen im deutschen Markt zu erlangen, damit diese verwendet werden und Patient*innen davon profitieren können (LAUTERBACH & HÖRNER 2019: 129). Ein konkretes Beispiel liefert die Digitalisierung der Genom- und Exomanalyse mittels moderner Sequenzierungsmethoden (*Next Generation Sequencing*, NGS) und neuer Aufarbeitungsverfahren. Die daraus resultierenden neuen IT-gestützten gendiagnostischen Verfahren stellen hohe Anforderungen an die klinischen Informationssysteme und die nachgelagerte Dateninterpretation. Nicht nur müssen in Krankenhäusern oder Laboren Speicher- und Rechenkapazitäten aufgestockt werden, sondern auch Sicherheitsinfrastrukturen und Dokumentations- und Informationssysteme entsprechend angepasst werden. Diese notwendigen Ausgaben und Aktivitäten müssen natürlich langfristig finanziert werden. Begleitend müssen die komplexen Hintergründe der Entwicklungen anhand von Aus- und Weiterbildungen auf allen Ebenen den Stakeholder*innen (also von medizinischem Personal und IT-Experten*innen – hier bedeutsam wäre vor allem ein größerer Anteil von Frauen in Führungspositionen) bereitgestellt werden (SAX & HAMER 2009: 303 ff.). Hier bietet beispielsweise die MII bereits Lerneinheiten zur Medizininformatik und relevanten Inhalten an.

Für die Verarbeitung der dokumentierten Daten kommt außerdem vor allem in den letzten Jahrzehnten auch immer mehr die Frage der Künstliche Intelligenz (KI) zum Tragen. KI-Anwendungen nehmen in der Medizininformatik an Prominenz und Verbreitung zu. KI hat großes Potenzial, die Wissenschaft zu revolutionieren, in dem sie unter Umständen für einen Menschen höchst anspruchsvolle, zeitintensive Aufgaben automatisiert und optimiert ausführen könnte. Behandlungsdaten, wie beispielsweise Ergebnisse bildgebender Verfahren (MRT oder Röntgen), können von Algorithmen in hoher Geschwindigkeit verarbeitet und verglichen werden, um Auffälligkeiten zu kennzeichnen, die dann den Ärzt*innen als Grundlage für Entscheidungen zur weiteren Diagnostik und Behandlung dienen (VEIT, WESSELS & DEITERS 2019: 25).

Jedoch stellt die Komplexität der den Anwendungen zugrundeliegenden Algorithmen ein Risikofeld und damit eine Herausforderung für die Medizininformatik dar. Denn wenn wissenschaftliche oder technologischen Entscheidungen im Rahmen von KI-gestützten Anwendungen auf Grundlage eines in ihren systemischen, strukturellen oder sozialen Dimensionen begrenzten Datensets getroffen werden, kann die drauf aufbauende Technologie bestimmte Gruppen vorziehen oder benachteiligen (YUSTE *et al.* 2017). In Fachkreisen wird dies als ‚Bias‘ bezeichnet. Häufiger Punkt der Kritik in diesem Kontext ist die unausgeglichene Rekrutierung von Männern und Frauen für klinische Studien und das damit einhergehende Risiko, ein geschlechterbasiertes Bias in den Daten zu generieren. Ein unter Umständen unbewusst vorhandenes, geschlechtsbezogenes Bias beschränkt sich nicht nur auf die in KI-Anwendungen verwendeten Daten, sondern erstreckt sich – wie eingangs skizziert – als systemisches Problem bis in die Medizininformatik als universitärem Lehrfach. Eine Veränderung muss also auf vielen Ebenen einsetzen – von der universitären Struktur der Medizininformatik bis zur Arbeitsstruktur mit medizinischen Daten. Notwendig sind hier die bereits skizzierten Initiativen, aber auch der Auf- und Ausbau medizininformatischer Ethik-Kommissionen.

Fazit

Das gesellschaftliche Leben weist eine zunehmende Digitalisierung auf, von der das Gesundheitswesen nicht unberührt bleibt. Innovationstreiber der technologischen Entwicklungen im Gesundheitswesen in Deutschland ist die Medizininformatik, die sich mit der technischen Implementation beschäftigt, die den effizienten Austausch von digitalen Daten zwischen Versorgungseinrichtungen, Leistungsgebern, Forschenden und Kostenträger*innen unterstützt und die selbst Impulse für neue Softwareprodukte- und Lösungen setzt. Auf Grundlage der Implementierung von Interoperabilität im Gesundheitswesen soll damit langfristig die Patient*innenbehandlung optimiert werden.

Als deutschlandweite Initiative arbeitet die MII seit 2016 daran, zwischen den teilnehmenden Universitätskliniken die notwendige Infrastruktur für den Austausch von Forschungsdaten aufzubauen. Komplementär zur MII verfolgen vielzählige Projekte des Netzwerkes Universitätsmedizin seit 2020 das Ziel, die Patient*innenversorgung mittels datenseitiger Vernetzung und der Etablierung moderner technischer Lösungen in deutschen Versorgungseinrichtungen im Covid-19-Kontext zu verbessern. Die Fortschritte der Medizininformatik werden begleitet von einer Reihe an datenschutzrechtlichen, technischen und wirtschaftlichen Herausforderungen. Die aufwendige medizinische Dokumentation muss einen Wandel hin zur effizienten, Standard-basierten Dokumentation vollziehen. Damit technische Entwicklungen akzeptiert und implementiert werden, ist außerdem ein umfassendes Schulungs- und Weiterbildungsangebot für Behandler*innen und andere Leistungsgeber*innen unabdingbar.

Um diesen Aufgaben gerecht zu werden, sollte die Medizininformatik als universitäres Forschungs- und Lehrfach in der Zukunft die Diversität unserer Gesellschaft aktiv wiederspiegeln und fördern. Junge Menschen sollten während ihrer Ausbildung und frühen Karrierejahren in ihrem Bestreben, die Patient*innenversorgung durch medizininformatischen Anwendungen zur verbessern, stärker vernetzt und in der Umsetzung neuer Ideen unterstützt werden. Ein bereits existierendes Tool genau zu diesem Zweck ist zum Beispiel das *Digital Health Accelerator Programm* des Berlin Institute of Healths, das Mitarbeitenden hilft, ihre Ideen in marktreife digitale Anwendungen umzusetzen (BERLIN INSTITUTE OF HEALTH AT CHARITÉ 2022). Es wäre zu wünschen, dass weitere Programme folgen und dass wir gemeinsam daran arbeiten, Deutschland zu einem erfolgreichen Standort der digitalen Medizin im 21. Jahrhundert zu machen.

Literatur

AOK-BUNDESVERBAND 2021. Gesetz für eine bessere Versorgung durch Digitalisierung und Innovation. https://www.aok-bv.de/hintergrund/gesetze/index_22127.html [23.05.2022].

BERLIN INSTITUTE OF HEALTH AT CHARITÉ 2022. BIH Digital Health Accelerator. https://www.bihealth.org/de/translation/innovationstreiber/innovation/digital-labs/digital-health-accelerator [30.05.2022].

BFARM 2020. Das Fast Track Verfahren für digitale Gesundheitsanwendungen (DiGA) nach §139e SGB V: Ein Leitfaden für Hersteller, Leistungserbringer und Anwender. Stand 23. Oktober 2020. https://www.bfarm.de/Shared Docs/Downloads/DE/Service/Beratungsverfahren/DiGA-Leitfaden.pdf?__blob=publicationFile&v=11 [26.11.2020].

BMBF 2019. Medizininformatik – erklärt in 3½min. https://www.gesundheitsforschung-bmbf.de/de/medizininformatik-erklart-in-3-min-9643.php [14.06.2021].

—— 2021a. EPIWATCH – Radiofrequenz-Sensorsystem mit KI-Auswertung zur Überwachung von Epilepsie-Patienten. https://www.elektronikforschung.de/projekte/epiwatch [22.04.2022].

—— 2021b. Medizininformatik Aufbau- und Vernetzungsphase. https://www.gesundheitsforschung-bmbf.de/de/medizininformatik-aufbau-und-vernetzungsphase-7639.php [14.06.2021].

BMG 2021. Infografik Gesundheitspersonal. Basierend auf Daten vom Statistisches Bundesamt (Destatis). https://www.bundesgesundheitsministerium.de/fileadmin/Dateien/2_Bilder/2_Grafiken/2_Infografiken/Gesundheit/Infografik_Gesundheitspersonal.pdf [21.06.2021].

BVMI 2021. Medizinische Informatik. https://www.bvmi.de/med-informatik/medizinische-informatik [16.06.2021].

CMS 2020. Reducing Provider and Patient Burden by Improving Prior Authorization Processes, and Promoting Patients' Electronic Access to Health Information CMS-9123-P: Fact Sheet. https://www.cms.gov/newsroom/fact-sheets/reducing-provider-and-patient-burden-improving-prior-authorization-processes-and-promoting-patients [08.06.2022].

DATENSCHUTZ.ORG 2022. Bundesdatenschutzgesetz. https://www.datenschutz.org/bdsg/ [20.05.2022].

DEUTSCHER ÄRZTINNENBUND 2020. Initiative #SheHealth: Für die angemessene Anerkennung von Frauen in der Digitalen Medizin. http://aerztinnenbund.de/Initiative_SheHealth_Fuer_die.3236.0.2.html [18.10.2021].

DUGAS, MARTIN 2017. *Medizininformatik. Ein Kompendium für Studium und Praxis.* Berlin: Springer Vieweg.

EUROPEAN COMMISSION 2021. Medical Devices – Sector. https://ec.europa.eu/health/md_sector/overview_en [18.10.2021].

EUROPEAN UNION 2018. Unique Device Identification (UDI) System under the EU Medical Devices Regulations 2017/745 and 2017/746. https://ec.europa.eu/health/system/files/2020-09/md_faq_udi_en_0.pdf [10.06.2022]

FEHN, KARSTEN 2021. Rechtliche Aspekte der Telemedizin. In MARX, GERNOT; ROSSAINT, ROLF & MARX, NIKOLAUS (eds) *Telemedizin: Grundlagen und praktische Anwendung in stationären und ambulanten Einrichtungen.* Berlin: Springer: 9–52.

GEMATIK GMBH 2022a. Medizinische Informationsobjekte. https://www.ina.gematik.de/themenbereiche/medizinische-informationsobjekte [18.05.2022].

—— 2022b. Expertengremium. https://www.ina.gematik.de/mitwirken/expertengremium [16.05.2022].

GFISCO 2019. FAIR Principles. https://www.go-fair.org/fair-principles/ [14.10.2021].

GMDS 2021. Medizinische Informatik. https://www.gmds.de/aktivitaeten/medizinische-informatik/ [14.10.2021].

HL7 DEUTSCHLAND 2021. Interoperabilitätsforum. https://wiki.hl7.de/index.php?title=Interoperabilit%C3%A4tsforum [24.05.2022].

JUHRA, CHRISTIAN & BORN, JUDITH 2020. Klinik 4.0 – Das digitale Krankenhaus. In: FRENZ, WALTER (ed) *Handbuch Industrie 4.0: Recht, Technik, Gesellschaft.* Berlin et al.: Springer: 1037–1051.

KBV 2022. Festlegung der Schnittstelle für Verordnungssoftware. https://www.kbv.de/html/35632.php [08.06.2022].

LAUTERBACH, MARC & HÖRNER, KATHRIN 2019. Erfolgsfaktoren in der Digitalisierung der Gesundheitsversorgung. In HARING, ROBIN 2019. *Gesundheit digital. Perspektiven zur Digitalisierung im Gesundheitswesen.* Berlin: Springer: 123–142.

LUX, THOMAS et al. 2017. Digitalisierung im Gesundheitswesen – zwischen Datenschutz und moderner Medizinversorgung. *Wirtschaftsdienst* 97: 687–703.

LUX, THOMAS 2019. E-Health: Begriff, Umsetzungsbarrieren, Nachhaltigkeit und Nutzen. In HARING, ROBIN 2019. *Gesundheit digital. Perspektiven zur Digitalisierung im Gesundheitswesen.* Berlin: Springer: 1–14.

MII 2021. Nutzungsordnung. https://www.medizininformatik-initiative.de/de/nutzungsordnung [21.06.2021].

NORA, SIMON & MINC, ALAIN 1979. *Die Informatisierung der Gesellschaft.* Frankfurt/Main: Campus.

NATIONALES FORSCHUNGSNETZWERK DER UNIVERSITÄTSMEDIZIN ZU COVID-19 (NUM) 2022. Aufgaben und Ziele. https://www.netzwerk-universitaetsmedizin.de/aufgaben-und-ziele [09.06.2022].

VEIT, KIM; WESSELS, MICHAEL & DEITERS, WOLFGANG 2019. Gesundheitsdaten und Digitalisierung – Neue Anforderungen an den Umgang mit Daten im Gesundheitswesen. In PFANNSTIEL, MARIO A., DA-CRUZ, PATRICK & MEHLICH, HARALD (eds) *Digitale Transformation von Dienstleistungen im Gesundheitswesen VI. Impulse für die Forschung.* Wiesbaden: Springer Gabler: 19–33.

RADIOMICS 2022. Welcome to the DFG Priority Programme SPP2177. https://www.uniklinik-freiburg.de/radiomics.html [02.06.2022].

REICHERTZ, PETER L. 1970. Requirements for Configuration and Management of an Integral Medical Computer Center. *Methods of Information in Medicine* 9 (1): 1–8.

SASS, JULIAN et al. 2020. The German Corona Consensus Dataset (GECCO): A standardized dataset for COVID-19 research in university medicine and beyond. *BMC Med Inform Decis Mak* 20 (1): 341. DOI: 10.1101/2020.07.27.20162636.

SAX, ULRICH & HAMER, BERIT 2009. Molekularmedizin und Bioinformatik. In JOHNER, CHRISTIAN & HAAS, PETER 2009. *Praxishandbuch IT im Gesundheitswesen.* München: Carl Hanser: 293–306.

SHEHEALTH 2021. Startseite. https://www.shehealth.org/index.php [18.10.21].

SNOMED INTERNATIONAL 2020. SNOMED CT Starter Guide. https://confluence.ihtsdotools.org/display/DOCSTART/4.+SNOMED+CT+Basics [26.11.2020].

SNORKEL AI, INC. 2021. Platform. https://snorkel.ai/platform/ [16.06.2021].

STANFORD UNIVERSITY 2021. Image Labeling & NLP. https://aimi.stanford.edu/research/focal-areas/image-labeling-nlp [16.06.2021].

JOHNS HOPKINS MEDICINE (TECHNOLOGY INNOVATION CENTER) 2021. Epiwatch. https://tic.jh.edu/work/epiwatch [16.06.2021].

THUN, SYLVIA 2009. Medizinische Dokumentation und Kommunikation. In JOHNER, CHRISTIAN & HAAS, PETER 2009. *Praxishandbuch IT im Gesundheitswesen.* München: Carl Hanser: 131–161.

—— 2021. Interoperabilität – IT-Standards für telemedizinische Netze. In: MARX, GERNOT; ROSSAINT, ROLF & MARX, NIKOLAUS (eds) *Telemedizin: Grundlagen und praktische Anwendung in stationären und ambulanten Einrichtungen.* Berlin: Springer: 389–399.

THUN SYLVIA & LEHNE MORITZ 2019. Intelligent dank Interoperabilität. *Das Krankenhaus* 4: 286–287. https://www.daskrankenhaus.de/de/archive/topic-of-the-month/74 [17.06.2021].

YUSTE, RAFAEL, GOERING, SARA, AGÜERA Y ARCAS, BLAISE, BI, GUOQIANG, CARMENA, JOSE M., CARTER, ADRIAN, FINS, JOSEPH J., FRIESEN, PHOEBE, GALLANT, JACK, HUGGINS, JANE E., ILLES, JUDY, KELLMEYER, PHILIPP, KLEIN, ERAN, MARBLESTONE, ADAM, MITCHELL, CHRISTINE, PARENS, ERIK, PHAM, MICHELLE, RUBEL, ALAN, SADATO, NORIHIRO, SPECKER SULLIVAN, LAURA, TEICHER, MINA, WASSERMAN, DAVID, WEXLER, ANNA, WHITTAKER, MEREDITH & WOLPAW, JONATHAN 2017. Four ethical priorities for Neurotechnologies and AI. *Nature* 551: 159–163. DOI: 10.1038/551159a.

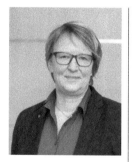

SYLVIA THUN, Prof. Dr. med., ist Professorin an der Charité, Berlin und leitet die Core Facility Digitale Medizin und Interoperabilität am Berlin Institute of Health at Charité (BIH). Ihre Forschungsschwerpunkte sind Standardisierung und semantische Interoperabilität. Zuvor arbeitete sie beim Deutschen Institut für Medizinische Dokumentation und Information (DIMDI) und war dort zuständig für eHealth, Terminologien und Arzneimittelinformationen. Sie koordiniert nationale und internationale Projekte (z. B. FP7 epSOS – Grenzüberschreitende Gesundheitsversorgung in der EU, Horizon 2020 ASSESS CT, BMBF AKTIN, EUCANCAN). Als stellvertretende Vorsitzende des DIN-NaMED-Arbeitsausschusses „Terminologie" ist sie Delegierte und Expertin bei CEN 215 und ISO 215. Dr. Thun ist Vorsitzende von HL7 Deutschland sowie „Past User Chair" und „Caretaker Pharmacy" bei IHE Deutschland und Trägerin des Bundesverdienstkreuzes am Bande.

Prof. Dr. Sylvia Thun
Direktorin für Digitale Medizin und Interoperabilität, Core Facility Digitale Medizin und Interoperabilität
Berlin Institute of Health at Charité – Universitätsmedizin Berlin
Telefon: +49 30 450 5430 71
e-mail: sylvia.thun@bih-charite.de

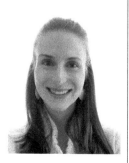

CAROLINE STELLMACH hat International Business Management im Bachelor in Berlin studiert. Ein Fulbright Stipendium ermöglichte es ihr, zwei Auslandssemester an der Rutgers Business School in New Jersey (USA) zu verbringen. Nach dem Studienabschluss war sie fünf Jahre lang in Pharmaunternehmen in Deutschland und den USA im Finanzbereich tätig, bevor sie ein Zweitstudium der Biochemie in Berlin mit dem Bachelor absolvierte und 2020 den Master in Mikro- und Zellbiologie erhielt. Momentan arbeitet Caroline als Wissenschaftliche Mitarbeiterin in der Core Facility Digitale Medizin und Interoperabilität am BIH at Charité – Universitätsmedizin Berlin.

Caroline Stellmach, M.Sc.
Wissenschaftliche Mitarbeiterin, Core Facility Digitale Medizin und Interoperabilität
Berlin Institute of Health at Charité – Universitätsmedizin Berlin
e-mail: caroline.stellmach@bih-charite.de

Ärzt*in, Patient*in und ein digitaler Dritter

Wie eine online-gestützte Informationstechnologie ärztliche Beratungen standardisiert und personalisiert

CHRISTINE SCHMID, FRAUKE MÖRIKE & MARKUS A. FEUFEL

Abstract Computerbasierte Informationstechnologien, die zur Gestaltung von Inhalten und Abläufen ärztlicher Beratungsgespräche eingesetzt werden, erhalten bisher erstaunlich wenig sozialwissenschaftliche Aufmerksamkeit – trotz des generell sehr großen Forschungsinteresses sowohl an Digitalisierung im Bereich der Gesundheitsversorgung als auch an Ärzt*innen-Patient*innen-Interaktionen. Gerade Technologien, die für eine maßgeschneiderte Informationsvermittlung oder zur strukturierten Erklärung unterschiedlicher Therapiemaßnahmen genutzt werden, bleiben bisher nur ausschnitthaft untersucht. Unser Beitrag diskutiert, wie sich das traditionell dyadisch gedachte Ärzt*in-Patient*in-Gespräch durch digitale Informationssysteme verändert, wenn diese nicht nur zur Dokumentation, sondern zur inhaltlichen und strukturellen Unterstützung des Beratungsgesprächs und damit als dritter Akteur eingebunden sind. Anhand von empirisch ethnografischem Material zu einem online-gestützten, digitalen Beratungstool für die familiäre Krebsberatung – iKNOW – beschreiben wir, wie verschiedene Relationen zwischen Ärzt*innen, Ratsuchenden und dem Beratungstool entstehen. Wir führen insbesondere aus, wie durch das Beratungstool verschiedenes Wissen, verschiedene Akteurspositionen und verschiedene materielle Arrangements situativ relevant werden – und dadurch letztlich verschiedene Formen der Beratung durch das Tool als digitalem Dritten ko-produziert werden. Dabei wird deutlich, dass sich zwei scheinbar gegensätzlichen Motive durch die Beratungen mit digitalem Dritten ziehen: die *Standardisierung* der medizinischen Versorgung einerseits und deren *Individualisierung* bzw. *Personalisierung* andererseits. Das digitale Beratungstool aktiviert dabei verschiedene Formen von Standardisierung und Personalisierung und hilft diese im Sinne einer „situierten Standardisierung" zu verknüpfen (ZUIDERENT-JERAK 2007: 316, Übersetzung CS). Das Tool fungiert somit als „wissenschaftlicher Sammelpunkt" (TIMMERMANS & MAUCK 2005: 26, Übersetzung CS) über den die verschiedenen Formen und Prozesse von Standardisierung und Personalisierung durch die Moderationsleistung der Ärzt*innen situativ zusammengefügt und damit bedarfsgerecht und patient*innenzentriert in das Beratungsgespräch integriert werden können.

Schlagwörter digitale Medizintechnologien – Digital Health – Arzt-Patienten-Interaktion – Mensch-Technik-Interaktion – qualitative Versorgungsforschung

Einleitung

Die Patientin steht auf, um auf den Bildschirm schauen zu können. Die Ärztin schüttelt den Kopf und sagt: „Ich drehe den Bildschirm gleich zu Ihnen, damit Sie Ihr Risiko sehen können." (Feldnotiz vom 04.09.2020)[1]

Die besondere Bedeutung der Interaktionen zwischen Ärzt*innen und Patient*innen und ihre Erforschung hat eine lange Geschichte – vor allem in Bezug auf ärztliche Beratungsgespräche und die Verhandlung des Patient*innenwohls innerhalb dieser Kontexte (BERG UND BOWKER 1997; HA 2010; REBENSBURG 2009; HERITAGE & MAYNARD 2006). Zugleich erfolgte die „Computerisierung", d. h. der Einsatz von digitalen Technologien in der Medizin, bereits seit den 1950er Jahren, zunächst mit Versuchen in der medizinischen Datenverarbeitung (INTHORN & SEISING 2021). Heute werden „diagnostische Verfahren, Therapien und Therapieentscheidungen, Prävention, aber auch Handlungsfelder in der Pflege, Patientendatenverwaltung und Abrechnung in verstärktem Maß durch

IT-gestützte Prozesse begleitet und strukturiert" (*ebd.*: 7).

Der Einfluss digitaler Systeme auf die gesundheitliche Versorgung wird dabei insbesondere auf wirtschaftliche, klinische und technische Effekte hin analysiert (BLUMENTHAL 2010; PIPER & HOLLAN 2008). Aber auch ihr Einfluss auf therapeutische oder pflegerische Beziehungen ist Gegenstand vieler Untersuchungen (u. a. POLS 2017; POLS 2018; BHAT, JAIN, & KUMAR 2021). Derzeit stehen insbesondere die durch Telesprechstunden bedingten Veränderungen (u. a. AGHA *et al.* 2009; BRAUNS & LOOS 2015; MIRASOL 2020) im Forschungsfokus, wenn es um das Gespräch zwischen Ärzt*in und Patient*in (APG) an sich und die vermehrte Nutzung digitaler Systeme hierin geht (GIBSON *et al.* 2005; NEUHAUSER & KREPS 2003).

Trotz dieses sehr großen und disziplinär breit gefächerten Forschungsinteresses am APG sind tiefergehende Betrachtungen möglicher Auswirkungen durch digitale Computersysteme, deren informationsverarbeitende Möglichkeiten *explizit* zur Gestaltung der medizinischen Beratungsinhalte und -abläufe entwickelt und eingesetzt werden, nach wie vor selten (LIEBRICH 2017; VENTRES 2006). In unserem ethnografischen Fall steht die maßgeschneiderte Informationsvermittlung und strukturierte Erklärung unterschiedlicher Therapiemaßnahmen mit Hilfe eines digitalen Beratungstools – iKNOW – im Zentrum, das speziell für den Einsatz in der Beratung zu familiärem Brust- und Eierstockkrebs konzipiert wurde. Das Beratungstool iKNOW benötigt zwar Informationen, die teilweise auch in Klinikinformationssystemen zu finden sind, ist aber ansonsten vom digitalen Ökosystem der Klinik weitgehend unabhängig. Daher schließen wir an bisherige Arbeiten an, welche die Informationen aus einer elektronischen Patient*innenakte und deren Verwendung in der Sprechstunde in den Blick nehmen (ENGESTRÖM *et al.* 1988; HEATH 1986), gehen jedoch insofern darüber hinaus, als hier digitale Informationen und der Beratungsprozess dezidiert aufeinander abgestimmt sind (bzw. sein sollen).

Die Frage, mit der wir uns in diesem Beitrag im Detail beschäftigen, ist folglich: Wie wird das traditionell dyadisch gedachte APG durch ein digitales Informationssystem beeinflusst, welches explizit darauf ausgerichtet ist die Beratung für Ärzt*innen wie Patient*innen zu unterstützen?

Im Folgenden beschreiben wir anhand ethnografisch-empirischer Materialien, wie in Konsultationen mit dem Beratungstool verschiedene Formen des Wissens sowie verschiedene Interaktionen und verschiedene Akteurs-Positionen entstehen. Wir entwickeln vier analytische Perspektiven auf diese ärztliche Beratungssituationen mithilfe der *Modes of Ordering* von John LAW (1994) als theoretischer Basis: 1. Standardisiertes Personalisieren, 2. Personalisiertes Entlanghangeln, 3. Situiertes Vermitteln und 4. Speichern & verfügbar machen. Mithilfe dieser vier *Modes of Ordering* beschreiben wir zunächst, wie Ärzt*in, Patient*in *und* das online-gestützte Beratungstool in einem (Beratungs-)Raum interagieren und welche Rollen das Beratungstool und die damit verbundene aktive Einbindung von Bildschirm, Maus und Tastatur in ärztlichen Beratungsprozessen einnehmen. So werden verschiedene, situativ angepasste Ausprägungen der ärztlichen Beratungsgespräche möglich, die aufgrund der strukturierenden Funktion des Beratungstools dennoch alle standardisierten Beratungskriterien genügen. Auf dieser empirischen Analyse aufbauend diskutieren wir, wie digitale Beratungstools zwei (nur scheinbar) gegensätzliche, zentrale Diskurse der Gesundheitsversorgung – nämlich um Standardisierung und Personalisierung – verschränken und für die Beratungssituation nutzbar machen können. Wir versuchen also die Analyse unseres ethnografischen Falles in Zusammenhang mit einer heftig diskutierten Verwerfung innerhalb der Gesundheitsversorgung zu bringen (TIMMERMANS & BERG 2003: 1997) und zu zeigen, dass die empirische Untersuchungen dieses sozio-cyber-materiellen Artefakts in Aktion zumindest teilweise quer zu diesen Diskussionen verläuft und diese Perspektive dazu auffordert, Standardisierung und Personalisierung in der Gesundheitsversorgung stärker zusammenzudenken und zu diskutieren.

Wir geben zunächst eine kurze Übersicht über digitale Technologien in der Gesundheitsversorgung und deren Rolle(n) im Arzt-Patient*innen-Gespräch. Anschließend charakterisieren wir kurz das digitale Beratungstool, über dessen Nutzung wir berichten (iKNOW), und grenzen es zu anderen digitalen Technologien ab. Dann geben wir einen Überblick über sozialwissenschaftliche Perspektiven auf die APG, verdeutlichen die Forschungslücke, die wir in diesem Artikel bearbeiten und ordnen unseren theoretischen Blickwinkel auf soziomaterielle Praktiken und das analytische Konzept der *Modes of Ordering* ein. Für die Analyse führen wir unser empirisch-methodisches Vorgehen aus, um schließlich unsere Funde anhand von vier verschiedenen *Modes of Ordering* im Beratungssetting vorzustellen. Abschließend diskutieren wir, inwiefern digitale Beratungstools wie iKNOW die vermeintlich gegensätzlichen Bewegungen von Standardisierung und Personalisierung in der medizinischen Versorgung zusammenbringen können und welche verschiedenen Strategien hierzu mit solchen Tools mobilisiert werden.

Der Computer im Kontext von Gesundheitsversorgung

Während der Begriff „Computer" in der Geschichte der Rechenmaschinen zunächst Menschen in spezifischen technischen Berufen und anschließend die ersten Großrechner beschrieb (CERUZZI 2012: 20), wird er heute vor allem im Kontext des PC (*Personal Computer*) verwendet. Ein PC besteht aus einer Recheneinheit (Hardware), die über Ein- und Ausgabegeräte wie Tastatur, Maus und Bildschirm mittels formalisierter Rechenvorgängen (Software) kontrolliert werden kann. Seit den Ursprüngen des PCs in den 1980er Jahren hat sich im Gesundheitsbereich nicht nur die Bandbreite der genutzten Hardware stetig erweitert (z. B. Smartphone, Tablets, Smartwatches), vor allem die Menge und Varianz der Software-Anwendun-

gen ist inzwischen sowohl für Patient*innen als auch für medizinisches Personal stark angestiegen (LUPTON 2015: 473). Um dem Zusammenspiel zwischen den zahlreichen Formen der Hard- und Software Rechnung zu tragen, ist der allgemeinere Begriff der „digitalen Technologien" inzwischen treffender als „Computer".

Digitale Technologien in Interaktionen zwischen Ärzt*innen und Patient*innen

Gesundheitsbezogene digitale Unterstützungsangebote werden häufig unter den Sammelbegriffen *E-Health*, *mHealth* oder *Health-Technology* zusammengefasst und sind aus dem Alltag von Mitarbeiter*innen im Gesundheitssystem und deren Patient*innen nicht mehr wegzudenken. Digitale Technologien beeinflussen das Zusammenspiel zwischen Ärzt*innen und Patient*innen schon seit den 1950er Jahren, haben aber vor allem auch im Kontext von Beratungsgesprächen, u. a. bedingt durch den verstärkten Bedarf an digitalen Lösungen während der Corona-Pandemie, zuletzt weiter an Bedeutung gewonnen (QUINN *et al.* 2020, SMITH *et al.* 2020).

Mit dem fortschreitenden Prozess der „Mediatisierung" (HEPP 2013: 54) sind gesundheitsbezogene Informationen sowohl vor als auch nach Gesprächen zwischen Ärzt*innen und Patient*innen zugänglich, sodass die Grenzen zwischen Gesundheitssystem und Privat- bzw. gesellschaftlichem Leben immer fließender werden (vgl. Abb. 1).

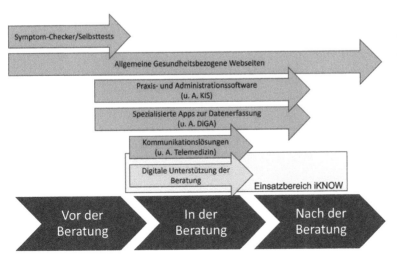

Abb. 1: Einbindung digitaler Technologien in das APG. Diese Abbildung soll vor allem unterschiedliche Nutzungsverhältnisse digitaler Tools zum Ärzt*in-Patient*in-Gespräch verdeutlichen und ist keine vollumfängliche Darstellung aller medizinischer digitaler Systeme. KIS = Krankenhausinformationssystem, DiGA = Digitale Gesundheitsanwendungen. Grafik: Feufel, Mörike und Schmid.

Gerade die Nutzung gesundheitsbezogener Online-angebote mit detaillierten Beschreibungen für unterschiedlichste Krankheitsbilder und Symptome („Dr. Google") stellt für die Forschung zum APG einen zentralen Bereich dar (ÄRZTEBLATT 2018), da die dort gewonnenen Erkenntnisse „essenzieller Bestandteil der kommunikativen Konstruktion der AP-Beziehung" (MEINZER 2019: 5) werden.

In der Gesundheitskommunikation wird dabei zum einen erforscht, wie sich Patient*innen gesundheitsbezogene Onlineangebote aneignen (u. a. FEUFEL & STAHL 2012) und wie sie diese nutzen und zum anderen, welchen Einfluss diese Wissensaneignung auf das Ärzt*innen-Patient*innen Gespräch (APG) und allgemein für die AP-Beziehung hat (u. a. MEINZER 2019). Bezüglich der Verwendung von Informationen spielen aktuell sogenannte *Symptom-Checker* eine zentrale Rolle, die anhand von mehr oder weniger differenziert ausgestalteten Fragen nach Symptomen, Patient*innen Diagnose- und/oder Dringlichkeitseinschätzungen zur Verfügung stellen (z. B. ob eine Notbehandlung angezeigt ist oder Selbstmedikation ausreicht) (u. a. KOPKA *et al.* im Druck; MEYER *et al.* 2020). Diese Angebote können beeinflussen, ob es überhaupt zu einer Interaktion oder einem Gespräch mit Ärzt*innen kommt.

Krankenhausinformationssysteme (KIS) haben den Anspruch, eine zentrale Informationsbasis für die interprofessionelle Gesundheitsversorgung zu liefern und bieten Möglichkeiten zur Ablage und zum Abruf von Befunden und weiteren gesundheitsbezogenen Informationen. Allerdings sind die spezifischen Anforderungen unterschiedlicher Fachgebiete nur bedingt in einem standardisierten System zu erfassen (CHIANG *et al.* 2011). Wenn es darum geht, spezifische klinische Informationsbedarfe zu decken, spielen deshalb zusätzlich oft auch noch papierbasierte Patient*innenakten eine Rolle bzw. es werden ergänzende (mehr oder weniger informelle) digitale Lösungen lokal eingebunden, was zusätzlichen Aufwand für Ärzt*innen und letztlich auch Patient*innen bedeutet (z. B. FITZPATRICK 2004; VENTRES *et al.* 2006; MÖRIKE *et al.* 2022).

Digitale Technologien, die *in* den Konsultationen und ärztlichen Beratungsgesprächen zum Einsatz kommen, wie beispielsweise die elektronische Patient*innenakte, werden bisher vor allem vonseiten der Ärzt*innen und Mitarbeiter*innen ge-

neriert, gemanagt und genutzt (ALMUNAWAR *et al.* 2015). Dabei findet auch die Eingabe von Informationen im Rahmen der Sprechstunden statt und beeinflusst nach Einschätzung von Ärzt*innen die Möglichkeiten für die Interaktion im APG, beispielsweise durch deutlich reduzierten Blickkontakt mit den Patient*innen (PELLAND *et al.* 2017). Patient*innen erscheinen vor allem als passive Empfänger*innen von Gesundheitsversorgung, die nicht oder wenig mit diesen Technologien interagieren (*ebd.*). Der Einfluss von softwarebasierter Informationsverarbeitung und Darstellung von *Beratungsinhalten* auf das APG wird bisher wenig untersucht (LIEBRICH 2017). Allerdings werden Computersysteme, mit denen man Beratungsinhalte und -abläufe *aktiv* gestalten und auf die persönlichen Bedarfe und Fragen von Patient*innen abstimmen kann, aktuell vor allem in der personalisierten Medizin entwickelt und teilweise bereits genutzt. Das online-gestützte Beratungstool iKNOW ist in diese Kategorie einzuordnen.

Das online-gestützte Beratungstool iKNOW

Das Beratungstool iKNOW ist für Ratsuchende mit familiärer Brust- und Eierstockkrebsbelastung konzipiert und wurde im Rahmen eines interdisziplinären Projekts der Charité-Universitätsmedizin Berlin und der Technischen Universität Berlin gemäß der Leitlinien des Konsortiums Familiärer Brust- und Eierstockkrebs (KREIENBERG *et al.* 2013) entwickelt (RAUWOLF *et al.* 2019). Es richtet sich an Frauen mit einer *BRCA1/2*-Mutation, die ein erhöhtes Risiko haben, an Brust- und/oder Eierstockkrebs zu erkranken (KUCHENBAECKER *et al.* 2017). Ziel von iKNOW ist es, u. a. genetische Grundlagen zu erklären, das Risikoverständnis und das Verständnis der Handlungsmöglichkeiten der Ratsuchenden durch Visualisierungen zu verbessern und die zum Teil sehr komplexen Beratungsinhalte auch nach der Beratung weiter verfügbar zu machen. Aufgrund der sich schnell wandelnden Datenlage in diesem Forschungsfeld, werden Inhalte des Beratungstools regelmäßig aktualisiert. Um die vielfältigen Beratungsinhalte für eine möglichst verständliche Vermittlung aufzubereiten, sind sie über das Navigationsmenü in vier Themenbereiche strukturiert (Abb. 2).

Im ersten Bereich werden Daten zur Patientin u. a. im Hinblick auf Besonderheiten der Muta-

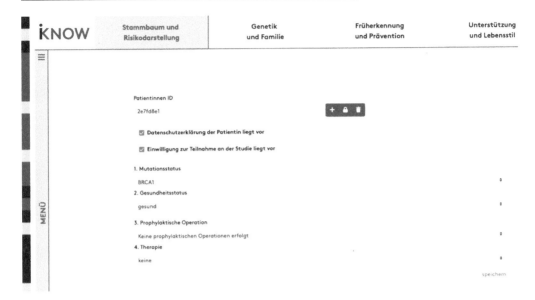

Abb. 2: Übersicht über das Navigationsmenü und die Kategorien, mit denen Ärzt*innen Beratungsinhalte auf die individuelle Situation einer Ratsuchenden zuschneiden können. Screenshot: Feufel, Mörike und Schmid.

tionsart (*BRCA1* oder *BRCA2*-Mutation), eventuell bereits erfolgte prophylaktische Operationen (z. B. Ovarektomie oder Mastektomie), Krebserkrankungen (ja/nein) und Therapien auf die individuelle Situation der Ratsuchenden zusammengestellt (Abb. 2). Zudem wird in diesem Bereich der *Stammbaum* der Ratsuchenden im Hinblick auf Krebserkrankungen in der Familie eingegeben und darauf basierend mit Hilfe eines validierten Algorithmus (LEE *et al.* 2019) *individuelle Erkrankungsrisiken* berechnet und dargestellt (Abb. 3).

Themenbereich zwei enthält Informationen zu *Grundlagen der Genetik und Familienplanung*, Themenbereich drei gilt dem *Risikomanagement* und enthält Informationen zu den Möglichkeiten der intensivierten Früherkennung und risikoreduzierender Maßnahmen wie prophylaktischen Operationen. Der vierte Themenbereich enthält Hinweise zu den Möglichkeiten eines die Risikoreduktion unterstützenden *Lebensstils* und *weiterführende Informationen* zu Selbsthilfeangeboten und Telefonnummern für die Buchung von Folgeterminen etc.

Das iKNOW-Beratungstool wird direkt vor oder im APG initialisiert und in der Beratung eingesetzt. Um dem Recht der Ratsuchenden auf Nichtwissen gerecht zu werden (siehe §9 Abs. 2 Nr. 5 Gendiag-

nostikgesetz), werden die Inhalte der Themenbereiche nur auf Wunsch und mit Einverständnis der Ratsuchenden besprochen. Sie können zudem auf Wunsch freigeschaltet werden, sodass sie nach der Sprechstunde zuhause als Nachschlagewerk weiter genutzt werden können. iKNOW bietet damit die Möglichkeit, Informationen auch zu Themen bereitzustellen, die in der Sprechstunde nur am Rande thematisiert werden (können), aber für die Ratsuchende von Interesse sind (z. B. Fragen zum Lebensstil).

Weitere Beispiele für online-gestützte Beratungstools, die direkt in das APG eingebunden sind, befinden sich im Aufbau oder der frühen Einsatzphase in mehreren Ländern, auch wenn die jeweiligen Schwerpunkte stark variieren (für einen Überblick entsprechender Tools im Kontext von *BRCA1/2*-Mutationen siehe BESCH *et al.* 2020). Inwiefern diese Beratungstools das Wissen, Entscheidungen und/oder die Lebensqualität der damit beratenen Patient*innen verbessern, wurde zum Teil evaluiert. Inwiefern diese Tools die Praxis des APG beeinflussen, ist eine offene Forschungsfrage, deren Beantwortung immer drängender wird, da digitale Beratungstools zunehmend auf dem Markt bzw. in die klinische Praxis drängen (POSENAU 2020: 50).

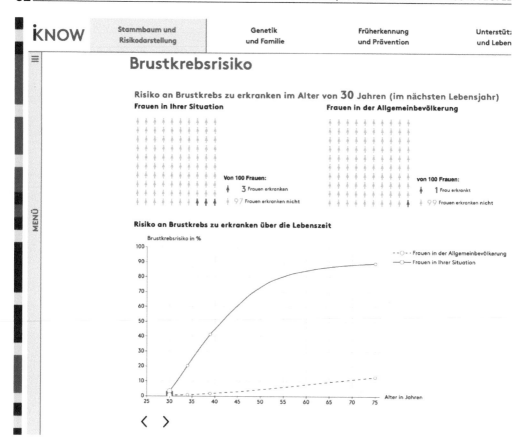

Abb. 3: Individualisierte Risikodarstellung im online-gestützten Beratungstool iKNOW. Die Abbildung zeigt, wie die individuellen, altersabhängigen Risiken der Ratsuchenden im Beratungstool dargestellt sind. Die Icon-Arrays (oben) bilden die 10-Jahres Risiken ab und das Kurvendiagramm (unten) bildet die Risiken im Zeitverlauf und im Vergleich zur Allgemeinbevölkerung ab. Screenshot: Feufel, Mörike und Schmid.

Sozialwissenschaftliche Perspektiven auf die Interaktion zwischen Ärzt*innen und Patient*innen

Wie bereits erwähnt, hat die Begegnung zwischen Ärzt*innen und Patient*innen und ihre empirische Erforschung, gerade im Kontext von ärztlichen Konsultationen und Beratungsgesprächen, eine lange Geschichte, deren Beginn manche Forscher*in gar bei Hippokrates ansiedelt (REBENSBURG 2009). Für die moderne empirische Sozialforschung sind Ärzt*in-Patient*in-Beziehungen – beginnend unter anderem mit der wegweisenden Veröffentlichung zur ärztlichen Rolle von Talcott Parsons in den 1950er Jahren (PARSONS 1951) – spätestens seit den 1970er Jahren

ein zentraler Forschungsgegenstand mit einem (vorläufigen) Höhepunkt der Publikationen in den 1980er Jahren (TODD & FISHER 1983; NOWAK 2010). Dies gilt vorwiegend für den angloamerikanischen Sprach- und Forschungsraum. Aber auch die Fülle an deutschsprachigen Auseinandersetzungen ist groß. Dabei stehen beispielsweise die Beantwortung spezifischer Fragestellungen für bestimmte Beratungssettings, wie beispielsweise geschlechtsspezifische Unterschiede in der Sprechstunde (KISSMANN 2008; LAW & BRITTEN 1995; SIEVERDING & KENDEL 2012) oder die Kommunikation mit einzelnen Patient*innengruppen, wie beispielsweise Krebspatient*innen (SATOR et al. 2008; VOGD 2013) im Zentrum der Forschungen. Auch der thematische Fokus auf Brust- und Eierstockkrebs und insbesondere die spezielle genetische Disposition einer *BRCA1/2*-Mutation, die maßgeblich für das von uns beforschte Beratungstool iKNOW sind, wurde weitreichend – quantitativ wie qualitativ – untersucht (BLAKESLEE *et al.* 2017; GUNN *et al.* 2019; LOCK 1998).[2] Entsprechend der oben beschriebenen zunehmenden Einbettung von digitalen Technologien in der Gesundheitsversorgung nehmen auch sozialwissenschaftliche Studien zu, die diese im Kontext des APG betrachten (u. a. PIRAS & MIELE 2019).[3] HENWOOD & MARENT (2019) bemerken, dass – trotz der Tiefe und Breite der Untersuchungen – jedoch weiterhin die Tendenz besteht, von der Funktionsweise bestimmter digitaler Geräte auszugehen, um deren wahrscheinliche Auswirkungen auf die Gesundheitsversorgung zu bewerten oder die Veränderungen in der Gesundheitsversorgung den Geräten zuzuschreiben. Die Analyse der Art und Weise, wie digitale Technologien in die (Neu-)Gestaltung der Gesundheitspraktiken eingebunden sind, wird weiterhin wenig betrachtet (*ebd.*: 2). Es ist unser Ziel in diesem Beitrag anhand unseres ethnografischen Materials eine solche Einbettung in das APG genauer zu beschreiben.

Die Interaktion zwischen Ärzt*in und Patient*in in Konsultationen ist ein intensiv und aus verschiedenen Perspektiven und Disziplinen untersuchtes Forschungsfeld, dessen Zentralität für die medizinische Domäne weitgehend einstimmig angenommen wird (HERITAGE & MAYNARD 2006).[4] Ein spezifisches Merkmal sozial- und kulturanthropologischer Perspektiven ist sicherlich, dass die Bedeutung des APG über einzelne Beratungssituationen und den Fokus auf sprachliches Geschehen hinausreicht. Mit dem Blick auf Krankenbehandlung wird angenommen, dass die Begegnung zwischen Ärzt*innen und Patient*innen weitergehende Relationen zwischen Körper, Bewusstsein und Gesellschaft aufzeigen kann. Marc Berg und Geoffrey Bowker nahmen beispielsweise Ende der 90er Jahre das Artefakt der Patient*innenakte zum Ausgangspunkt und argumentierten, dass dieses materielles Artefakt ein zentrales Untersuchungsfeld sei, das im Netzwerk von Individuen, organisationalen Routinen und Materialitäten den zeitgenössischen Körper bzw. multiple zeitgenössische Körper, mitgeneriere (BERG & BOWKER 1997: 514):

The record does not merely mirror the bodies it maps, we argue – but neither does it determine them (...) the record mediates the relations that it organizes, the bodies that are configured through it. (*ebd.*: 514)

So beschreiben sie unter anderem, wie durch die Patient*innenakte verschiedene Körper, wie der Körper als legale Einheit oder der Körper mit medizinischer Geschichte ko-produziert werden. Die Autoren verweben die Verhandlung moderner Körperverständnisse im Krankenhaus mit der Patient*innenakte (und damit auch des APG) und sehen die Akte nicht nur als Repräsentanten, sondern in Akteur-Netzwerk-theoretischer Perspektive als aktiven Produzenten in diesen Verhandlungen an.

FRANZISKA HERBST zeichnet ähnliche Verhandlungsprozesse zwischen biomedizinisch dokumentierten Krankheitsgeschichten in der Patient*innenakte, medizintechnologischer Artefakte wie Röntgenbildern, und lokalen Erklärungsmustern der Schadensmagie für den melanesischen Kontext nach, welche die Interaktion zwischen Patient*innen und dem medizinischen Fachpersonal prägen (2016). Auch viele weitere ethnografische Studien fokussieren die Patient*innenakte oder die digitale Patient*innenakte im Kontext des APG. Sie untersuchen demgegenüber jedoch vor allem die Relationen und Einflüsse dieses (digitalen) Artefakts auf das therapeutische und kommunikative Geschehen im Konsultationssetting und weniger die gegenseitige Bedingtheit von Technologie und beteiligten Akteur*innen. Häufig wurden und werden dabei disruptive Aspekte digitaler Technologien in den Vordergrund gestellt: Seien es die störenden Laute und Brummgeräusche, die Computer ausstoßen oder Berichte darüber, dass die digitale Patient*innenakte vor allem die Aufmerksamkeit der Ärzt*in binde und von der Patient*in ablenke (PELLAND *et al.* 2017; HEATH 1986; ALKUREISHI *et al.* 2016). ENGESTRÖM und Mitautor*innen (1988) analysierten, basierend auf ethnografisch-empirischen Material, wie die Nutzung der Patient*innenakte zu inhärent widersprüchlichen Arbeitsroutinen führe – unter anderem zwischen Zeitdruck und Fokus auf Versorgungsqualität, zwischen Kompartementalisierung in der elektronischen Akte und einer ganzheitlichen Einschätzung der Patient*in.

Unabhängig davon, ob eher ein solch kritischer Blickwinkel auf die Auswirkungen von digitalen Technologien eingenommen wird, oder vor allem die gegenseitige Konstitution von digitalem Artefakt und Sozialität in den Blick genommen wird, ist man sich jedoch darin einig (und dies schon seit den 1980er-Jahren), dass Computer (und digitale Technologien) Teil zukünftiger ärztlicher Konsultationen sein werden und beide Parteien sich an die Anforderungen der Technologie anpassen werden müssen (HEATH 1986). Teilweise werden die digitalen Technologien aber auch als Ausgangspunkt gewertet, um Einfluss auf die Begegnung zwischen Ärzt*innen und Patient*innen auszuüben, schlussfolgern ENGESTRÖM *et al.* (1988: 83):

> To turn computerized medical records into an instrument of collaboration between practitioners – and eventually between practitioners and patients – the records must be seen as only one element of a complex activity system. (...) However, computerized records may become a strategic tool in the self-reflection, evaluation and planning needed in bringing about this change.

Was für die Autor*innen damals ein Blick auf die Zukunft von digitalen Patient*innenakten war, ist Gegenstand unserer ethnografischen Studie heute: ein digitales Beratungstool, welches nicht mehr nur für einzelne Funktionen wie Kommunikation oder Dokumentation, sondern als digitales Beratungstool direkt im APG eingesetzt wird. Für diese vergleichsweise neue Einsatzvariante einer digitalen Technologie im APG, die aktiv den Beratungsprozess strukturieren soll und mit der sowohl Ärzt*innen als auch Patient*innen aktiv interagieren, sind uns bis dato keine sozial-und kulturanthropologischen Studien bekannt.

Anhand des Beratungstools iKNOW wollen wir beispielhaft darstellen, dass die Beziehungen zwischen Technologien und Menschen nicht vorhergesagt, sondern empirisch untersucht werden müssen (POLS 2017), um zu verstehen, wie dieses sozio-cyber-materiale Artefakt verschiedene Formen des Wissens, verschiedene Interaktionen und Ausprägungen von Beratungsgesprächen in der Brustkrebsberatung mitgeneriert (LUPTON 2015). Das heißt auch, dass die Innovation neuer digitaler Apps empirisch begleitet werden müssen, um zu diskutieren, wie genau solche digita-

len Technologien als strategische Tools genutzt werden können, um die Konsultationen zu verändern. Hier sind die kultur- und sozialwissenschaftlichen Ansätze direkt anschlussfähig an das Feld der Mensch-Computer-Interaktion: seit Mitte der 2000er Jahre werden in diesem Forschungsfeld verstärkt Studien vorgestellt, die den weiter gefassten Kontext von Technologien – ähnlich wie hier vorgestellt – in den Blick nehmen (HARRISON *et al.* 2007). Im Folgenden beschreiben wir unsere theoretische Linse sowie die methodische Herangehensweise, mit der wir uns diesem Forschungsgegenstand genähert haben.

Theoretische Einordnungen und methodisches Vorgehen

Theoretische Linse – *Modes of Ordering*

In unserer Analyse machen wir Anleihen aus dem Korpus der Soziologie, der *Science and Technology Studies* und der Sozial- und Kulturanthropologie, der sich seit den 80er Jahren vermehrt mit den Beziehungen zwischen Menschen und Computern bzw. digitalen Technologien auseinandersetzt (HARAWAY 1988; POLS 2017; SUCHMAN 1987). Da wir hier nicht im Detail auf die verschiedenen Ausprägungen dieses Korpus eingehen können, wollen wir unsere Verortung schematisch darlegen: Wir verfolgen eine Perspektive, die die Komplexität der Beziehungen zwischen menschlichen und nicht-menschlichen Akteur*innen anerkennt und meist als sozio-materielle Perspektive bezeichnet wird (HARAWAY 1988; LAW & MOL 2002; LUPTON 2016). Diese sozio-materielle Perspektive nimmt digitale Technologien – und zwar sowohl ihre materiellen und fassbaren Aspekte als auch ihre Nutzung – zum Ausgangspunkt und versteht sie als Zusammenspiel „komplexer Interaktionen von ökonomischen, technologischen, sozialen und kulturellen Logiken" (LUPTON 2015: 24). Diese Perspektive ermöglicht uns die (an)fassbaren als auch sozialen Konsequenzen, die Kontingenzen und pragmatischen Kompromisse im Umgang von Ärzt*innen und Patient*innen mit einem digitalen Beratungstool in den Blick zu nehmen und dadurch eine Perspektive auf die Wirkmacht dieses Tools in der Praxis der APG zu werfen.

Mit dieser Hinwendung zur Praxis beziehen wir uns grundsätzlich auch auf einen praxistheoretischen Ansatz. Am nächsten scheint unser Ansatz zu Stefan Becks Fassung einer Praxistheorie 3.0 zu sein, die: „Assemblagen aus menschlichen und nicht-menschlichen Elementen in konkreten Handlungszusammenhängen daraufhin untersuchen, was ihr zugrundeliegendes Organisationsprinzip ausmacht […]" (BECK 2015: 10). Dabei nutzen wir ein Analysekonzept, das sozio-technische Ordnungsprozesse als *Modes of Ordering* (LAW 1994, MOSER 2005) fasst.

Modes of Ordering ist ein Analysebegriff, den der Soziologe JOHN LAW ursprünglich im Kontext einer ethnografischen Forschung in einem nuklearen Strahlungsforschungslabor in Großbritannien entwickelte. Dieser analytische Fokus versucht eine Abkehr von der durch Dualismen charakterisierten sozialen Ordnung der Moderne – wie beispielsweise den Paaren Körper & Geist, Mikro & Makro oder Struktur & Agency – und löst sie durch einen Blickwinkel auf die Pluralität von sozio-technischen Ordnungsprozessen ab. Dadurch sollen Genese, Prozesshaftigkeit und Pluralität von Ordnungen betont werden. Er selbst charakterisiert *Modes of Ordering* als: „... patterns or regularities that may be imputed to the particulars, that make up the recursive and generative networks of the social" (LAW 1994: 83). Diese Ordnungsmodi produzieren laut Law bestimmte Formen von Organisationen, von materiellen Arrangements, bestimmte Subjektpositionen und bestimmte Formen des Wissens (*ebd.*). Jeder Ordnungsmodus ist mit eigenen Leitmotiven verknüpft und betont bestimmte Praktiken und bestimmte Akteur*innen. Es geht JOHN LAW insbesondere darum, (nicht notwendigerweise explizite) Strategien zu identifizieren, die in einer sozio-technischen Situation oder einer Organisation, Ordnung herstellen: „The argument is that a mode of ordering is like a Foucauldian mini-discourse which runs through, shaping, and being carried in the materially heterogeneous processes which make up the organization" (LAW 2003: 2).

Für die ärztliche Beratung mit und ohne iKNOW wollen wir vier solcher Mini-Diskurse vorstellen und zur Debatte stellen, ob und inwieweit sie über diesen Einzelfall hinaus für andere digitale Beratungstools in medizinischen Beratungskontexten wirkmächtig werden. Dabei dienen die vier *Modes of Ordering* auch dazu, nicht primär zu fokussieren, welche Störungen des APG hierbei entste-

hen, sondern zu betrachten, wie (und mit welchen Strategien) eine spezifische Technologie in dieses eingebettet wird, bzw. werden kann und welche Wirkmächtigkeiten sich hieraus auf die Konfiguration von verschiedenen Formen des Wissens und Akteurspositionen ergeben.

Methodisches Vorgehen

Wir haben die Implementierung des Beratungstools iKNOW in den ärztlichen Beratungsalltag ethnografisch mit teilnehmenden Beobachtungen und semi-strukturierten Interviews über einen Zeitraum von 10 Monaten begleitet. Zwischen Februar und Dezember 2020 haben zwei der drei Autor*innen (FM, CS) 16 in-situ teilnehmende Beobachtungen in ärztlichen Beratungsgesprächen durchgeführt. Anschließend an die Beobachtungen wurden zudem 16 qualitative Leitfadeninterviews mit Ratsuchenden und Patient*innen durchgeführt – zum Großteil handelte es sich bei den Gesprächspartner*innen um die Ratsuchenden aus den beobachteten Beratungsgesprächen. Zwei weitere leitfadengestützte Interviews wurden mit beratenden Ärztinnen geführt. Darüber hinaus haben wir Interviews mit drei Studienassistentinnen geführt, die im Zusammenhang mit einer parallel zur ethnografischen Untersuchung laufenden, randomisiert kontrollierten Interventionsstudie zur quantitativen Evaluation des Beratungstools regelmäßig vor Ort waren und ebenfalls bei vielen Beratungsgesprächen anwesend waren.

Die Beratungsgespräche, die wir begleitet haben, wurden sowohl mit als auch ohne das digitale Beratungstool durchgeführt. Dies ermöglicht uns einen Abgleich zwischen beiden Beratungssituationen. Allerdings fiel unsere Erhebungsphase mitten in die erste (und auch zweite) Welle der Corona-Pandemie und den damit verbundenen Lockdowns. Währenddessen war es nicht möglich persönlich vor Ort im Krankenhaus bei Beratungsgesprächen anwesend zu sein. Jedoch war es mögliche Beobachtungen von virtuellen Beratungen durchzuführen, da – bedingt durch die Corona-Pandemie – die genetische Beratung auch als telemedizinische Sprechstunde per Videokonferenz angeboten und durchgeführt wurde. Insofern entstanden mindestens vier verschiedene Settings des von uns beobachteten ärztlichen Beratungsgesprächs: das *persönliche* (face-to-face) Beratungsgespräch mit iKNOW (1) und ohne iKNOW (2) sowie das *telemedizinisch durchgeführte* Beratungsgespräch mit iKNOW (3) und ohne iKNOW (4).

Einerseits erschwert diese Vielfalt eine dezidierte Abgrenzung einzelner Konsequenzen des Beratungstools oder gar einen klaren Vergleich von verschiedenen Einzelaspekten. Andererseits machte gerade auch die Einführung einer weiteren digitalen Variante Aspekte im Gespräch sichtbar, die uns andernfalls nicht begegnet wären, wie etwa die Flexibilisierung von physischen Kontexten, innerhalb derer eine Beratung stattfinden kann: So hatte sich eine Ratsuchende für die Online-Sprechstunde offensichtlich vom Stehcafé einer Bäckerei aus eingewählt, bei einer anderen tauchten plötzlich mehrere Familienmitglieder aus dem Hintergrund auf, die, bis dahin unbemerkt, anscheinend das gesamte Gespräch mitverfolgt hatten.

Unser empirisches Material, entstand in Beratungssituationen im Krankenhaus und in Einzelinterviews zu einem sehr persönlichen und sensiblen Thema in einem häufig engen Beratungszimmer. Neben forschungsethischen Aspekten (z. B. einer strikten Anonymisierung der von den beteiligten Personen erhobenen Daten), ist die Anwesenheit der Forscher*in in diesen Settings auch forschungspraktisch eine Herausforderung, wie die Kulturanthropologin GITTE WIND betont. Demnach sei es in solchen Settings und bei Krankenhausethnographien wichtig, sich nicht in eine von drei typischen unauffälligen Rollen – der Patient*in, der Besucher*in oder der Angestellten – zu begeben, sondern explizit und offensiv sich als Forscher*in zu positionieren (WIND 2008).[5]

Das empirische Material haben wir mithilfe der Software MAXQDA auf Grundlage der *Grounded Theory Methodology* (GTM) organisiert und codiert (GLASER & HOLTON 2004). Wir haben uns an den Abläufen von GTM orientiert und in einem Zweierteam nach einer Phase des offenen Codierens, eine Phase der Reduktion des Codebaums und anschließend der selektiven Codierungen durchgeführt. Parallel entwickelten wir über Memos theoretische Überlegungen. Dennoch gehen wir nicht, wie es ursprünglich von GLASER UND STRAUSS intendiert war, davon aus, dass wir uns dem Datenmaterial ohne jegliches theoretische

Vorwissen genähert haben und mit dieser Methode zu einer objektiven Auswertung gelängen (GLASER & STRAUSS 1999). Vielmehr verstehen wir diese Methode als induktive Strategie, um Daten zu organisieren und „Theorien mittlerer Reichweite" (MERTON 1968: 39, Übersetzung CS) zu generieren (CHARMAZ 2008; EMERSON *et al.* 1995).

Ordnung in das Beratungsgespräch bringen: Vier *Modes of Ordering*

Das Beratungstool iKNOW ist in der ärztlichen Beratung nicht allein Kommunikationsmedium, sondern ein zentraler und integrativer Bestandteil der Interaktion zwischen Ärzt*in und Patient*in, indem es u. a. den Gesprächsablauf (mit)strukturiert und als Informationsquelle über die konkrete Beratungssituation hinausweist. Folgende vier verschiedene Ordnungsmodi sind unserer Analyse nach zentral in der Nutzung von iKNOW: 1. Standardisiertes Personalisieren, 2. Personalisiertes Entlanghangeln, 3. Situiertes Vermitteln und 4. Speichern & verfügbar machen. Wie oben ausgeführt, betonen diese *Modes of Ordering* jeweils unterschiedliche Wissensaspekte, verschiedene Organisationsformen, materielle Arrangements und Subjektpositionen in der Arzt-Patient*innen Interaktion. Diese führen wir im Folgenden in Bezug auf jeden Ordnungsmodus aus:

Standardisiertes Personalisieren:
Vorbereitungsarbeit für die Sprechstunde

Das ärztliche Konsultationsgespräch ist kein in sich geschlossenes System, sondern in größere kulturelle und gesundheitssystemische Strukturen und Zusammenhänge eingebettet (CUBELLIS *et al.* 2021). Die Bedeutung des digitalen Beratungstools iKNOW für Arzt-Patient*innen Interaktionen lässt sich daher nicht nur als ein in der unmittelbaren Situation beobachtbares, sozio-materielles Wechselverhältnis verstehen, sondern wird durch Prozesse außerhalb des Beratungsgespräches (mit-)gestaltet und (mit-)bestimmt. Zentral für das beobachtete Beratungssetting ist beispielsweise bereits die *Vorbereitung* auf das Gespräch: Ratsuchende werden vorab gebeten, ein Formular mit Informationen zu ihrem Stammbaum und eventuell ihrer Krankheitsgeschichte auszufüllen und dieses digital als E-Mail an das Beratungszentrum zu schicken, alternativ kann es auf Papier vor Ort im Warteraum ausgefüllt werden.

Auf ärztlicher Seite geben Arztbriefe, Patient*innenakten und Laborbefunde Auskunft über den medizinischen Status und genetische Dispositionen der Ratsuchenden. Diese Vorinformationen in Bezug auf Vererbung, Familienkonstellationen und Diagnosen bestimmen nicht nur den Ablauf der Sprechstunde, sondern bilden eine Art Mindestvoraussetzung für das Gespräch. Sie werden im Gespräch situativ bestätigt, ausgehandelt und als Bezugspunkt für Erklärungen und Einschätzungen durch die Ärzt*innen eingesetzt. Gerade wenn es Unklarheiten über diese Informationen über die Ratsuchenden gab, wurde ihre Bedeutung im Gespräch deutlich. Vielfach fehlten während unserer Hospitationen Informationen zu entfernten Bekannten oder zu Geburtsdaten von Großeltern und oft waren ganzen Familienzweige und ihr ‚krebsdiagnostisches Schicksal‘ unbekannt. Ärzt*in und Patient*in sahen sich dann infolge von fehlenden und unvollständigen Informationen in einer Gesprächssituation wieder, in der zunächst Informationen abgeglichen wurden, um *Common Ground* (CLARK & BRENNAN 1991) zwischen Ärztin, Ratsuchender und (bei Nutzung) dem Beratungstool zu etablieren, bevor mit der eigentlichen Beratung begonnen werden konnte.

Umgekehrt verlief die Sprechstunde an sich in den meisten Fällen schneller, wenn die Informationen vorab eindeutig als gemeinsame Gesprächsgrundlage vorlagen. Die Ärzt*innen waren hierbei darauf angewiesen, dass die Ratsuchenden Informationen über Familie und Gesundheitszustand vor und in der Beratung offenlegen, um ihre medizinische Expertise anbringen zu können (zur verteilten Informations- und Handlungsmacht von Ärzt*innen und Patient*innen im APG LIPPA et al. 2016). Die zentrale Bedeutung der Vorbereitung für die Sprechstunde, aber auch ihr zeitlicher Aufwand, klingt auch in folgender Beschreibung einer Ärztin an:

Einige Tage vorher schaue ich sozusagen in die Unterlagen, die die Hotline-Mitarbeiter mir entweder ins Fach gelegt haben oder aber die auf dem Computer gespeichert sind. Das sind ja meistens Frauen, die schon mal bei uns waren, aber die ich jetzt nicht unbedingt kenne oder schon mal gesehen habe. Das heißt, ich muss mich wirklich komplett noch mal eindenken in die Akte und mir durchle-

sen: ist die Frau selber betroffen oder nicht. Ist es eine Angehörige einer Erkrankten oder nicht. Und dann versuche ich – nicht versuche – dann erstelle ich einen aktuellen Stammbaum. (...) Also es sind ganz unterschiedliche Situationen. Dementsprechend auch ganz unterschiedliche Wissensstände der Patientinnen. Und auch ganz unterschiedliche Erwartungen, mit denen sie kommen oder fragen. Bei einigen ist ja schon ganz viel passiert, bei anderen nicht. Und dann erstelle ich den Stammbaum, mache die Unterlagen fertig. Und währenddessen kann ich mich natürlich in die Akte einlesen und Arztbriefe finden, genetische Befunde finden, sehen, was alles schon gelaufen ist. Und versuche anhand dessen mich auf den aktuellsten Stand zu bringen. (Interview A1)

Aus der großen Bandbreite an unterschiedlichen Situationen der zu Beratenden – von Frauen, die sich bereits in Behandlung befanden bis zu Frauen, die sich über ihre genetische Disposition informieren wollten – mit extrem unterschiedlichen Wissensständen, unterschiedlichen Alters- und Lebensumständen müssen sich Ärzt*innen, so diese Interviewpartnerin, vorab auf die einzelne Person einstellen und mithilfe verschiedener Dokumente wie Akten und Briefen auf „den aktuellsten Stand … bringen" (*ebd.*).

Die Ärzt*innen bereiten sich also anhand der Dokumente auf die Ratsuchenden vor und kategorisieren sie grob in Gruppen entsprechend dieser Informationen. Gerade in der personalisierten Krebsforschung wird die Nutzung von genetischen und anderen Informationen über einzelne Patient*innen als große Chance und Ideal gewertet, um Varianz in der medizinischen Versorgung zu begegnen und die präventive und therapeutische Versorgung maßgeschneidert zu verbessern (FENSTERMACHER et al. 2011; VERMA 2012). Der Anspruch personalisierte Medizin umzusetzen, baut dabei – wie sich in unserem empirischen Beispiel zeigt – sowohl aufseiten der Ärzt*innen wie der Patient*innen auf inhaltlicher als auch administrative Vorarbeit auf. Dennoch bleibt diese Arbeit häufig unbeachtet bzw. der dafür notwendige Zeitaufwand gerade für Ärzt*innen wird selten anerkannt. Dies gilt sowohl für Beratungen mit dem digitalen Tool als auch ohne.

Im Vergleich zur Beratung ohne Tool schien die Vorbereitung und Informationsbeschaffung vor der Sprechstunde *mit dem Beratungstool* jedoch intensiver und auch zeitaufwändiger zu verlaufen. Zum einen beschrieben die Ärzt*innen eine größere Notwendigkeit oder ein größeres Bedürfnis sich auf die Sprechstunden vorzubereiten, was sicherlich auch darauf zurückzuführen ist, dass es sich um eine digitale Technologie handelte, deren Nutzung die Ärzt*innen noch nicht gewohnt waren. Zum anderen erfolgte die Sprechstundenvorbereitung durch iKNOW stark formalisiert. Für jede Ratsuchende musste ein individueller Login eingerichtet und ein digitaler Stammbaum angefertigt werden (siehe Abb. 3 oben). Auf dessen Grundlage wurden dann – idealerweise noch vor der Sprechstunde – Erkrankungsrisiken von Brust- und Eierstockkrebs mittels eines Algorithmus berechnet (LEE *et al.* 2019) und mit den Ergebnissen eine individuelle Visualisierung von Risiken erstellt (siehe Abb. 3). In Kontrast zu den herkömmlichen Beratungen war also Ziel, dass schon vor der Sprechstunde ein individuell angefertigter Stammbaum der Ratsuchenden sowie eine individualisierte Berechnung der Erkrankungsrisiken existierte und diese nicht erst in der Sprechstunde erstellt wurden.

Da die Visualisierung der Erkrankungsrisiken über das Tool, aber auch das Beratungsgespräch ohne iKNOW, auf den vorab vorhandenen Informationen aufbaut, war ein zentraler Teil des Gespräches immer die explizite sprachliche Versicherung der Ärzt*innen, darüber, dass diese korrekt sind und eine mehrfache Prüfung der Daten. Die Überprüfung bot zugleich immer einen Einstieg in die Diskussion des individuellen Risikos – eines der zentralen Themen der meisten Beratungsgespräche:

> Ärztin: So. Hier sehen Sie ihren Stammbaum. Da sind Sie mit 38 Jahren und ihre Schwester, und ihre Mutter, die ja jetzt verstorben ist – was ich nicht wusste. Die Seite Ihres Vaters habe ich nicht mit einbezogen (...). Also stimmt das so? Das hier ist die Basis der Berechnung und wenn sich da etwas ändert, dann kann das natürlich auch die Berechnung verändern. (Feldnotiz vom 07.09.2021)

Auffällig ist in diesen Vignetten, dass hier Wissen über die Ratsuchenden als etwas gehandelt wird, das entlang vorgegebener Kategorien entweder vollständig vorliegt oder fehlt und ergänzt werden muss (wohingegen in anderen Ordnungsmodi verstärkt die Zwischentöne im Umgang mit

der genetischen Disposition in den Vordergrund rücken). Ohne klare Aussagen zu den kategorialen Angaben, die das Beratungstool zur Vorbereitung benötigt (z. B. liegt ein Befund für eine *BRCA1*- oder *BRCA2*-Mutation vor?), können die Darstellungen der individuellen Erkrankungsrisiken nicht vor der Sprechstunde berechnet werden und erfordern Nachfragen in der Sprechstunde, bevor mit der eigentlichen Beratung begonnen werden kann.

Das Tool zeigt den Ärzt*innen also an, welche Informationen fehlen bzw. noch nicht mit einer Ratsuchenden abgeklärt wurden oder überprüft werden müssen. Es trägt damit zu einer Fokussierung der Vorbereitung und der Gesprächssituation bei, die ohne das Tool mehr oder weniger detailliert und abhängig von persönlichen Eigenheiten der beratenden Ärzt*in abläuft. Zwar orientieren sich auch Beratungen ohne das Tool an den aktuellen Leitlinien (KREIENBERG *et al.* 2013) als Standard. Allerdings sind die Leitlinien sowohl in Bezug auf den Ablauf und die Reihenfolge der ärztlichen Vorbereitung als auch in Bezug auf den für den Start der Beratung notwendigen Umfang der zu sammelnden Daten, weniger spezifisch und lassen mehr Raum für individuelle Auslegung und Umsetzung. In der Nutzung des Beratungstools entsteht also eine vergleichsweise stärkere Standardisierung des an sich individualisierten Beratungsgesprächs, die schon vor der Beratungssituation wirkmächtig wird und Wissenslücken oder konfligierende Informationen aufzeigt. Dieses besondere Zusammenspiel von Standardisierung und Personalisierung – hier in Bezug auf Gruppen von Ratsuchenden – halten wir für das Leitmotiv dieses *Mode of Ordering*. In diesem ist keine klare Unterscheidung in Ärzt*innen als Expert*innen und Ratsuchenden als Nicht-Expert*innen auszumachen (u. a. LIPPA *et al.* 2016) – vielmehr bildet sich motiviert und unterstützt durch das Beratungstool eine – im besten Fall schon vor dem Gespräch funktionierende – Allianz zwischen beiden, mit dem Ziel Daten zum Stammbaum zu sammeln und damit individualisierte Risikoberechnungen für eine möglichst zielgenaue Beratung zu ermöglichen.

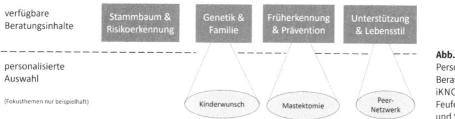

Abb. 4: Personalisierte Beratung mit iKNOW. Grafik: Feufel, Mörike und Schmid.

Personalisiertes Entlanghangeln: Thematische Ausrichtung des Sprechstundenablaufs

iKNOW gibt durch den Aufbau der Menüstruktur in vier verschiedene Reiter (siehe Abb. 2) ein klar strukturiertes Angebot für die Gesprächsthemen in der Beratung vor, das sich an existierenden Leitlinien orientiert (KREIENBERG *et al.* 2013). Neben den Darstellungen des oben abgebildeten individuellen Risikos sind beispielsweise auch die möglichen Präventionsmaßnahmen ein wichtiger Teil des Beratungsgesprächs. Das Beratungstool iKNOW nimmt dabei als inhaltliche Strukturierungshilfe für das Gespräch eine maßgebliche Rolle ein, wie eine Ärztin im Interview beschreibt:

A: Ich fühle mich viel besser mit iKNOW mittlerweile, weil ich einfach die Möglichkeit habe Dinge zu zeigen. Ich habe die Möglichkeit strukturiert durch die Themengebiete zu führen. (...) Aber das war ja auch eine Rückmeldung, die viele Kollegen hatten, dass man ruhig auch noch mehr Text in der Sprechstunde verwenden kann, auf den man sich beziehen kann. Es kann ja nur ein Satz sein, aber dass man sagen kann: „Hier, das ist jetzt die Hauptaussage." Und so weiter. Also dass man sich in der Sprechstunde an Dingen langhangeln kann, die über ein Inhaltsverzeichnis hinausgehen.
I: Stichwort Langhangeln. Welchen Einfluss hat iKNOW auf den Ablauf der Beratungssituation?
A: Also bei mir denke ich, dass ich das schon so durchgehe. Aber ich springe auch. Also ich gehe nicht diese Reiter einen nach dem anderen durch, sondern es war auch schon mal so, dass ich im Reiter Früherkennung und Prävention angefangen habe [...]. Aber es hilft halt Themen nicht zu vergessen. (Interview A2)

Neben der Unterstützung des Beratungsablaufs durch Vorgabe einer vollständigen Themenliste – also einer inhaltlichen Standardisierung orientiert an Leitlinien – sieht diese beratende Ärztin

in iKNOW zugleich eine Unterstützung für einen individualisierten, situativ gestalteten Ablauf der Beratung. Das System nehme den Ärzt*innen dabei die Sorge, Reproduzierbarkeit und Verlässlichkeit nicht herstellen zu können oder Themen zu vergessen. Auch in der Wahrnehmung einer Ratsuchenden, bietet das Beratungstool eine verlässliche Hilfestellung für die Inhalte und den Ablauf des Beratungsgespräches:

RS: Also das ist ja so ein Spezialwissen, das die (Ärzt*innen) dann auch immer abrufen müssen, sodass es auch für viele Ärztinnen auch eine Hilfe ist dieses Programm zu haben und dann nochmal anschauen zu können – Das sind so die Themen und das machen wir jetzt. (Interview RS02)

Das Tool bietet Kategorien an, die dann als Themen für das Gespräch ausgewählt werden können, aber nicht müssen, wie etwa zu den Themen Familienplanung und Kinderwunsch. So fragte eine der beratenden Ärztinnen im Gespräch, ob für die Ratsuchende mit Anfang 40 Kinderwunsch denn noch ein Thema sei. Nach der eindeutigen Antwort („Nein, damit bin ich durch. Ich habe mich beim letzten Kaiserschnitt sterilisieren lassen", Feldnotiz vom 20.08.2020), ging die Ärztin zum nächsten Thema weiter. Das inhaltliche Repertoire für eine bestimmte Kategorie von Ratsuchenden, die vorab für das Gespräch festgelegt wurde (zum Beispiel durch die Mutationsart oder bereits durchgeführte prophylaktische OPs), wird im Beratungstool als Startpunkt abgebildet, der dann basierend auf der individuellen Situation der Ratsuchenden im gemeinsamen Gespräch mit der Ärzt*in weiter spezifiziert werden kann (siehe Abb. 4).

Leitmotive in diesem *Mode of Ordering* sind die Strukturierung des Ablaufes und die Vollständigkeit von Inhalten, die in der Beratung besprochen werden sollten bei gleichzeitigem Versuch die Inhalte auf die einzelne Ratsuchende zuzuschneiden – wir fassen dies mit dem Begriff des „Personalisierten Entlanghangelns" zusammen. Dass das Beratungstool solche Vorgaben macht, wird von den beratenden Ärzt*innen zumeist positiv bewertet, aber auch in Teilen als zu starr kritisiert:

> Es nimmt einem manchmal die Freiheit komplett auf die Patientin einzugehen. Und wirklich sich noch mehr an ihre Fragen zu halten oder an ihre Bedürfnisse in dem Moment. (Interview A2)

Personalisiertes Entlanghangeln als *Mode of Ordering* betont demnach Wissen als eine Form des zunächst standardisierten Wissens, das jedoch in diesem Rahmen flexibel genutzt und angepasst werden muss. Dabei werden die Informationsinhalte zum einen von den beratenden Ärzt*innen auf Basis klinischer Indikationen definiert, müssen aber in einem zweiten Schritt von den Ärzt*innen und auch von den Patient*innen selbst nach deren Bedarfen und Präferenzen mit ausgewählt werden. Der traditionell dyadisch geprägte Interaktionsmodus des APG auf Ärzt*in und Patient*in wird damit in der Nutzung von iKNOW um eine dritte Instanz erweitert, die in das Gespräch mit einbezogen wird. Im Gegensatz zu digitalen Dokumentationssystemen, deren Nutzung in der Sprechstunde von Ärzt*innen häufig als ausgesprochen störend empfunden wird (PELLAND *et al.* 2017), ist iKNOW ein digitaler Akteur, der dem Ablauf des APG eine Richtung gibt, diese aber nicht bestimmt, indem es modular aufgebaut ist und individuelle Verknüpfungen und Schwerpunktsetzungen ermöglicht und in den Vordergrund stellt.

Dadurch, dass Ärzt*in und Patient*in über eine vorgegebene bzw. zu Beginn festgelegt Liste an Inhalten interagieren, hat iKNOW eine strukturierende und standardisierende Wirkung auf das Beratungsgespräch und stellt gleichzeitig den Ausgangspunkt und das Ergebnis der Beratung für beide Seiten verbindlich dar – wie im vierten *Mode of Ordering* noch deutlicher werden wird. Zusätzlich können Ärzt*in und Patient*in im gemeinsamen Gespräch auf die Inhalte einwirken, indem sie Inhalte auslassen oder Schwerpunkte setzen. Jedoch sind die Möglichkeiten zur Gestaltung von Beratungsinhalten asymmetrisch verteilt: in ihrer Rolle als Expertin hat die Ärztin die Kontrolle über die Inhalte – nicht nur ideell, sondern auch physisch, indem sie Maus und Tastatur bedient. Sie lenkt die Aufmerksamkeit der Patientin, indem sie aktiv Themen auf den Bildschirm bringt und auch für die spätere Nutzung durch die Patientin aktiv freischaltet. Die Patientin kann dagegen nur verbal Einfluss auf die Informationsinhalte nehmen, indem sie selbst Fragen stellt und/oder auf Rückfragen der Ärztin reagiert. Auf diese Weise entsteht durch „Personalisiertes Entlanghangeln" eine Verknüpfung von formal anerkanntem medizinischem Wissen und den individuellen Bedarfen und Wissenshintergründen der Ratsuchenden.

Situiertes Vermitteln:
Einen gemeinsamen Bezugspunkt herstellen

Während des Beratungsablaufs wird das Beratungstool iKNOW immer wieder sprachlich, aber auch der dafür verwendete Computer und seine Hardware durch Hin- und Herdrehen des Bildschirmes als gemeinsamer Bezugspunkt aktualisiert. Die Patientin steht in einem Szenario beispielsweise auf, um auf den Bildschirm schauen zu können. Die Ärztin schüttelt den Kopf und sagt: „Ich drehe den Bildschirm gleich zu Ihnen, damit sie Ihr Risiko sehen können" (Feldnotiz vom 04.09.2020).

Das Drehen des Bildschirms und anschließend die gemeinsame Fokussierung auf eine Darstellung wird sowohl aufseiten der Ärzt*innen als auch aufseiten der Ratsuchenden als Besonderheit in der Nutzung von iKNOW beschrieben. Zum einen führt iKNOW im Beratungssetting dazu, dass es mit dem Bildschirm, zusätzlich zum Blickkontakt zwischen den Personen, der häufig als Inbegriff von Reziprozität gilt, einen weiteren visuellen Ankerpunkt im Raum gibt. Mit dem Beratungstool verändert sich andererseits das materielle Arrangement in der Beratung von einem Gegenüber-Sitzen zu einem Neben-Einander-Sitzen, gerade auch bedingt durch das Hin- und Herdrehen des Bildschirms. Im ärztlichen Beratungsgespräch bleibt der Blickkontakt dabei auch mit dem Beratungstool weiter möglich und wird vonseiten der Ärzt*innen explizit eingesetzt, um *Common Ground* zwischen den anwesenden Personen herzustellen und zu bestätigen. Zugleich kann der Blickkontakt auch ausgesetzt werden, um „einen dritten Akteur" mit in die Beratung einzubeziehen. Eine Ärztin beschreibt dies folgendermaßen:

> Ich finde das auch interessant mit iKNOW, weil es einen gemeinsamen Bezugspunkt von uns beiden gibt. Wir gucken dann beide auf eine Darstellung.

> Wir haben eine gemeinsame Basis. Sonst ist es oft so, dass die Patientin quasi mich anguckt und ich aber im Grunde oftmals nicht sehen kann, ob sie das jetzt genauso sieht wie ich. Ob sie die Sachen so versteht, wie ich sie verstehe. (Interview A2)

Die gemeinsame Basis, die hierbei laut Ärztin entsteht, scheint als Verbindungelement zu dienen, um Inhalte besser zu vermitteln und verweist auf ein didaktisches Moment in der Beratung. Das Motiv der Vermittlung von Inhalten, die unter Anderem unter den Schlagworten Gesundheitskommunikation und *Health Literacy* in aktuellen medizinischen Diskursen diskutiert werden (COLEMAN 2020, NETER & BRAININ 2012), ist zentral in diesem *Mode of Ordering*. Das Beratungstool wird beispielsweise über Blicke und Blickwechsel als dritter digitaler Akteur in die Beratung integriert und gerade vonseiten der Ärzt*innen für ihr Ziel der Vermittlung von Inhalten zur *BRCA1/2* genutzt. Diese explizite Nutzung des Tools und der Blickwechsel als didaktisches Hilfsmittel wird noch deutlicher in einer kontrastierenden Erzählung einer Ärztin zwischen Videoberatung und Präsenzberatung mit iKNOW, als die Frage aufkommt, wie es eigentlich funktioniere, räumlich getrennt auf einen geteilten Bildschirm zu schauen:

> Aber ich habe es auch schon oft so gemacht, dass ich dann mal wieder zwischendurch (den Bildschirm) entteilt habe sozusagen. Dass dann, wenn es irgendwie doch ein bisschen in andere Richtungen ging oder andere Sachen wichtig wurden – eine Frau hat sehr auf Nebenwirkungen oder Folgen der Adnektomie, der frühen Adnektomie, gesprochen. Und natürlich haben wir dann da in iKNOW die Bilder angeguckt oder das Bild des Hormonabfalls sozusagen. Das war ganz schön. Aber dann ging das Gespräch mehr in die Tiefe und sie wollte wissen, was sie denn zusätzlich machen könne und was aktuell möglich sei. Da habe ich die gemeinsame Ansicht wieder entteilt und gesagt, okay, wir sprechen jetzt erst mal so ein bisschen weiter. Und habe es dann hinterher wieder geteilt so. Also die Möglichkeit hat man.
> Im Gespräch kannst du dich dann doch eben immer vom Bildschirm abwenden und wieder miteinander reden. Und musst nicht immer nur zusammen auf den Bildschirm starren. (Interview A2)

Auch bei einer Videoberatung versucht die Ärztin einen – hier den digital vermittelten – Blickkontakt einzusetzen, um einen Bezug herzustellen, um Verständnis abzuschätzen und möglicherweise weitere Erklärungen zu ergänzen, falls notwendig. Die Gegenüberstellung im ersten Zitat von einem gemeinsamen, räumlichen Blickwinkel auf die Darstellungen in iKNOW und einem gemeinsamen Verständnis von der Sache: „... ob sie die das jetzt genauso sieht wie ich. Ob sie die Sachen so versteht, wie ich sie verstehe" (Interview A2), verweist auf die Verbindung von Wissensständen und die Erzeugung von *Common Ground*, die durch iKNOW erleichtert wird. Anders formuliert fungiert iKNOW hier als eine Form des *Boundary Objects*, d. h. als eine Art des Arrangement, das es Ärzt*in, Ratsuchender und eventuell bei der Beratung anwesenden Familienmitgliedern erlaubt, über die Beratungsinhalte zu kommunizieren, sie auszuwählen und zu vertiefen, ohne dass notwendigerweise vollständiger Konsens über die Inhalte herrschen müsste (STAR 2010). *Boundary Objects* ermöglichen dabei einerseits interpretative Flexibilität, auch wenn sie den Akteur*innen teilweise unbewusst bleibt. Andererseits sind *boundary objects* gleichzeitig robust genug, um eine gemeinsame Wissensproduktion über die sozialen und hierarchische Gruppen-Grenzen im APG hinweg zu ermöglichen (STAR 2010).[6]

Allerdings spricht bei der Nutzung von iKNOW einiges dafür, dass gerade in der gemeinsamen Betrachtung von Abbildungen, den nachfolgenden Erklärungen und der Vermittlung von Inhalten zwar die Grenzen zwischen verschiedenen Wissensbeständen überbrückt werden können – aber nicht die Gruppengrenzen. Die Grenzen zwischen Ärzt*in als Expert*in und Ratsuchenden als Nicht-Expert*innen bleiben im *Mode of Ordering* des situierten Vermittelns erhalten und werden eher in einer Art Schüler*innen-Lehrer*innen Moment betont. Die einordnende und kontextualisierende Expertise aufseiten der Ärzt*innen tritt in den Vordergrund:

> Die Ärztin dreht den Bildschirm wieder zu sich hin, prüft etwas, klickt auf einen neuen Reiter und dreht den Bildschirm wieder rüber. Nun ginge es an das individuelle Risiko für die Ratsuchende und sie weist nochmal explizit darauf hin, dass es hier nun um die individuelle Situation geht. Beide schauen auf den Bildschirm und die Ärztin erklärt den Screen mit den zwei Icon Arrays und der Kurve (siehe Abb. 3). Dabei benutzt sie den Mauszeiger

in kreisenden Bewegungen, um zu verdeutlichen, wo sie gerade ist. Sie erklärt das Risiko im Zeitverlauf. Die Ratsuchende nickt konzentriert immer wieder. Sie sehe sich in ihrer Entscheidung bestätigt, eine Mastektomie zu machen, der erste OP Termin sei bereits am Freitag und ja, die Eierstöcke würde sie auch noch entfernen lassen. Die Ärztin weist darauf hin, dass die Ratsuchende mit der durchgestandenen Chemotherapie bereits einen großen Beitrag zur Risikoreduktion geleistet habe und dass die Eingriffe nun eine gute Ergänzung seien. (Feldnotiz vom 09.03.2020)

Wissen wird hier also als zu vermittelnder Inhalt im Angesicht einer genetischen Disposition, die Krebsrisiken erhöht, konzipiert. Die Ärzt*innen passen ihre Beratung dabei individuell an die jeweiligen Ratsuchenden an und werden dabei in ihren einordnenden Fähigkeiten gefordert. Die Ratsuchenden nehmen umgekehrt eine eher passive und empfangende Rolle ein. Zudem wird auch auf die Konsistenz in Bezug auf die Kommunikation von Inhalten – bedingt durch Abbildungen und Darstellung auf dem Bildschirm – verwiesen.

> Ärztin: [...] Wenn ich ihr nur was erzähle und sage: „Haben Sie das so verstanden?", dann kann sie [eine Ratsuchende] „Ja" sagen, ohne dass sie es eigentlich verstanden hat. Und das ist mit iKNOW schon etwas eingegrenzt. Natürlich kann sie [die Ratsuchende] es immer noch anders verstanden haben. Aber es ist zumindest eine gewisse, andere Ebene gefunden – und das finde ich sehr angenehm – wo ich wirklich sagen kann, das habe ich jetzt vermittelt. Und das kriegt sie auch mit und das kann sie sich wieder angucken. Und wenn sie dann das Gefühl hat, das hat sie nicht verstanden, kann sie sich wieder melden. Wohingegen, wenn man nur spricht und gar keine Basis hat, ist das ja irgendwie weg und im schlimmsten Fall kann sie sagen ich [als Ärztin] hätte irgendeinen Quatsch erzählt. Da kann der Arzt anschließend sagen: „Ja nein, das habe ich nie gesagt" oder die Patientin kann sagen: „Aber nein, das hat er nicht gesagt." Gerade, wenn es auch um so schwierige Dinge geht, die man als Patientin oder Ratsuchende auch nicht machen möchte oder so, dann ist es oftmals auch wichtig zu sagen: „Doch, ich habe darauf hingewiesen, das und hier und so." Das ist jetzt nicht die Idealsituation, aber oftmals notwendig.
> I: Das heißt, verstehe ich dich richtig, dass du in der Nutzung von iKNOW einen Vorteil darin siehst, vor allem in der Vermittlung von diesen komplexen Themen und dem quasi für dich Check, ob das verstanden wurde?
> Ärztin: Genau. Und die Reproduzierbarkeit. Dass ich also quasi im nächsten Gespräch genau darauf wieder zurückkommen kann und mich eben nicht auf ein gesprochenes Wort verlassen muss, sondern sagen kann: „Und hier haben wir doch gesagt beim letzten Mal das sieht so aus, wenn die Eierstöcke rauskommen. Es gibt die und die, den Abfall von Hormonen."
> (Interview A1)

Die Gestaltung der Beratung ohne das Beratungstool wird aus Sicht der Ärztin als viel fluider, flüchtiger, weniger greifbar und weniger verlässlich für beide Seiten (d. h. für Ärzt*in und Patientin) wahrgenommen. Die von der Ärztin hier anklingende Verantwortung für die Vermittlung bestimmter Inhalte wird durch iKNOW mitgetragen durch die Möglichkeit, sich nach der Sprechstunde auf angesprochene Themen berufen bzw. diese nachschlagen zu können – wie auch im nachfolgenden *Mode of Ordering* noch deutlicher werden wird.

Beratungsinhalte speichern & verfügbar machen

Der Inhalt in iKNOW wird im Laufe der Sprechstunde zu einem maßgeschneiderten und stabilen Informationsprodukt, das eine Art Protokoll der Sprechstunde ist. Die Informationen in iKNOW stehen nicht nur in der Sprechstunde zur Verfügung, sondern bleiben für die Ratsuchenden über einen individuellen Log-in auch nach der Sprechstunde zugänglich, wenn sie das möchte. Das Tool übernimmt damit die Funktion eines Informationsspeichers zu den in der Beratung besprochenen Inhalte. Bereits über das gemeinsame Ein- und Ausschließen von Themenblöcken und einzelnen Unterthemen im Beratungsgespräch beginnt die Arbeit am Informationsspeicher iKNOW: per Klick in Auswahlboxen können die Inhalte auf der jeweiligen Seite für die Version der Ratsuchenden freigeschaltet werden. So entsteht im Laufe der Sprechstunde beim „Abarbeiten" der Themenblöcke mit jedem Klick in die Auswahlboxen die jeweils individuelle Zusammenstellung von Inhalten und damit eine personalisierte Version von iKNOW für die Ratsuchende:

> Die Ärztin erklärt nun die möglichen Maßnahmen, mit denen das zuvor dargestellte individuelle Risi-

ko der Ratsuchenden noch weiter minimiert werden könnte. [...]
Ärztin: „Es gibt die Möglichkeit der prophylaktischen Chemo"
Die RS schüttelt den Kopf: „Ich glaube, das kommt für mich jetzt nicht infrage."
Ärztin: „Ich kann Ihnen das hier trotzdem nochmal [freischalten], das können Sie sich vielleicht später nochmal anschauen. Aber Sie hat ja sehr das Thema prophylaktische OP interessiert, um den Krebs zu verhindern."
RS: „Ja, genau!"
Beide schauen auf den Bildschirm mit einer Abbildung der Brust mit dem Drüsengewebe und die Ärztin erklärt, dass dieses entfernt wird. [...]
Ärztin: „Und dann gibt es noch die Möglichkeit des Brustaufbaus mit Eigengewebe, zum Beispiel am Bauch--"
RS unterbricht schnell und direkt: „Ah, das mach' ich nicht, können wir gleich wegmachen. Ich will meinen Bauch oder Hintern nicht an meiner Brust haben." (es folgt kurzes Auflachen von beiden)
(Feldnotiz vom 13.08.2020)

Ärzt*innen müssen im Gespräch eruieren, welche Inhalte für die Patient*innen relevant sind und vermittelt werden sollten, um dann entsprechenden Expert*inneninput zu liefern. Hierbei ist insbesondere das gesetzlich verankerte Recht auf Nichtwissen zu berücksichtigen (siehe §9 Abs. 2 Nr. 5 Gendiagnostikgesetz), das durch vorsichtiges Nachfragen im Gespräch und das explizite Freischalten von Inhalten für die Zeit nach der Beratung gewährleistet wird.

Die im Rahmen der Beratung mit dem Tool individualisierte Information wird von Ratsuchenden als spezifisch verschieden zu selbst recherchierten Informationen bewertet:

Ich habe Allgemeines dazu [BRCA1/2-Mutation] gelesen, aber noch nicht ganz verstanden – das ist jetzt vielleicht einfacher. (Feldnotiz vom 09.03.2020)

Das fand ich halt (...) sehr gut, so dass ich den Eindruck hatte wie so eine Art Datensammlung. Gibt also relevanten Informationen in Bezug auf die Genmutation, auf die Diagnose und aber auch im Zusammenhang. Dass ich da auch Vergleiche ziehen kann. Dass da noch mehr als meine eigenen Daten drinnen sind; auch noch allgemeingültige Daten. Und das fand ich ganz gut, wenn ich das richtig verstanden hab. Und dass man da halt Zugriff darauf hat. (Interview RS02)

Die Verknüpfung zwischen allgemeineren Informationen und individuellen Informationen wird von diesen Ratsuchenden als Besonderheit des Tools gewertet und zumindest teilweise als Ermächtigung der eigenen Position beschrieben. Interessant ist hier die Möglichkeit eines größeren Verständnisses für die Sachverhalte, durch die im Beratungstool aufbereiteten Ergebnisse. Eine Ratsuchende beschrieb, wie sie über die Informationen in iKNOW nun selbst als Informationsverteilerin agieren konnte:

Ich hab den Link [zu iKNOW] denen [meinen Schwestern] per Whatsapp einfach mal rübergeschickt und habe gesagt: „Hier Mädels, da ist was Interessantes für uns. Loggt euch da mal ein, guckt euch das mal an." (Interview RS08)

iKNOW ermöglicht den Zugang zu aktuellen, aufbereiteten Informationen und erleichtert es den Patient*innen, diese nach eigenen Bedarfen zu nutzen und mit anderen im Sinne selbst aufgebauter „illness support groups" (COREIL et al. 2004) zu teilen. Hier tritt die Ärztin nicht mehr primär als Informationsquelle auf, sondern agiert vielmehr im Sinne einer Informationsmanager*in, die die Informationen zielgerichtet für die Patient*innen zusammenstellt und für die weitere Verwendung nach der Beratung freischaltet und damit langfristig verfügbar macht. Die Patientin wird im Anschluss der Sprechstunde zur Expertin gegenüber dem eigenen persönlichen Umfeld und kann damit selbst Wissen über die relevanten Sachverhalte weitergeben oder bei Bedarf Nachfragen stellen. Ob dies als Aspekt von *Empowerment* (zu Deutsch Selbstermächtigung) interpretiert werden kann, können wir nicht sagen. Aktuelle Diskussionen um Empowerment in der Gesundheitsversorgung betonen häufig die Idee, dass Menschen – hier Patient*innen – Kontrolle über ihr eigenes Leben (zurück-)gewinnen sollten (KNUF 2009).[7] Da iKNOW Patient*innen über einen Login den Zugriff auf ihre personalisierten Informationen ermöglicht, könnte das Tool als Teil tatsächlich das Patient*innen Empowerment unterstützen. Allerdings muss betont werden, dass der Großteil der interviewten Ratsuchenden angab, die Informationen im Beratungstool in den zwei bis drei Wochen nach ihrem Beratungsgespräch weder genutzt noch aufgerufen zu haben. Stattdessen scheint ein entlastendes Moment für die Ratsuchenden bereits in der Option der Nutzung zu stecken: Allein die Möglichkeit auf Informationen weiterhin zugreifen zu können, verringere den Druck sich alles merken zu müssen:

> Irgendwann hab' ich so generell noch mal alles nachgeschaut. Und irgendwann hab' ich dann doch mal wegen der Nachsorge einfach geguckt. Und ich glaub so generell noch mal durchgelesen mit dem BRCA2 und so weiter. Also weil im Moment ist mein Gehirn noch nicht ganz, glaub ich, auf 100 %. Ich vergess' leider oft ziemlich viel. Und hab mir davon einfach noch mal nachgelesen. (Interview RS01)

Ob die beschriebenen Aspekte des Informationszugangs durch Beratungstools wie iKNOW Ratsuchende eher stärkt, für die meisten irrelevant ist oder durch die stärkere Patientenbefähigung die Patient*innen eher belastet, muss in zukünftigen Studien weiter untersucht werden. In jedem Fall unterscheidet sich eine Beratung mit iKNOW dahingehend von traditionellen Beratungsgesprächen, dass auf die individuellen Bedarfe der Patient*in zugeschnittene Beratungsinhalte (die nicht zu Abrechnungszwecken oder zur Dokumentation von Symptomen, Diagnosen oder Ähnlichem gedacht sind) im Verlauf gespeichert werden und so für eine zukünftige Nutzung – sei es bei der Patient*in zuhause oder in weiteren Beratungsgesprächen mit der Ärzt*in – weiter verfügbar bleiben.

Diskussion und Ausblick

Das Ziel unserer Ausführungen war erstens zu zeigen, wie digitale Informationstechnologien, mit denen Beratungsinhalte und -abläufe *aktiv* auf die Bedarfe von Ratsuchenden zugeschnitten werden können, das Arzt*innen-Patient*innen Gespräch (APG) beeinflussen. Um die Forschungslücke sozialwissenschaftlicher Perspektiven auf die Rolle solcher digitalen Beratungstools im APG zu bearbeiten, haben wir zweitens anhand von empirisch ethnografischem Material beschrieben, wie in einer spezifischen ärztlichen Beratungssituation verschiedene Relationen zwischen Ärzt*innen, Ratsuchenden und einem digitalen Beratungssystem entstehen. Insbesondere haben wir ausgeführt, wie dabei in vier verschiedenen *Modes of Ordering* situativ verschiedene Formen des Wissens, verschiedene Akteurspositionen und verschiedene materielle Arrangements relevant wer-

den. In der Auswertung des empirischen Materials wurde drittens die Rolle des Computers als digitaler Dritter – d. h. als materielles Vermittlungsobjekt, als visuelle Schnittstelle und als personifizierte Wissensstruktur – im Spannungsfeld zwischen den Diskursen um *Standardisierung* in der medizinischen Versorgung einerseits und der *Individualisierung bzw. Personalisierung* andererseits herausgearbeitet. Die oben beschriebenen Beispiele legen aus unserer Sicht nahe, dass durch und in den *Modes of Ordering,* die im Zusammenspiel von Ärzt*in, Ratsuchenden und digitalem Beratungstool entstehen, verschiedene Verständnisse und Umsetzungsmöglichkeiten von Standardisierung und Personalisierung erst möglich und miteinander vereinbar werden.

Eine der Grundideen beim bereits seit Jahren diskutierten Motiv der Standardisierung in der Gesundheitsversorgung (TIMMERMANS & BERG 2003) ist das Verständnis, dass sich Ärzt*innen – um ihren Patient*innen die bestmögliche Versorgung zu garantieren – an evidenzbasierten Erkenntnissen über die besten Behandlungsmethoden halten und diese umsetzen sollten (COCHRANE 1971; SACKETT *et al.* 1996). Der Weg, um Gesundheitsversorgung zu optimieren, sei es, Qualitätsstandards zu etablieren, die sich an möglichst vollständigen und aktuellen Informationen orientieren und eine als problematisch konzipierte Varianz in der ärztlichen Behandlung minimieren (TANENBAUM 2012). Die Entwicklung von Leitlinien auf Basis von randomisiert kontrollierten Studien (RCT) und systematischen Metaanalysen dieser Studien sind dabei das akzeptierte Vorgehen, um Behandlungsstandards zu etablieren (*ebd.*; TIMMERMANS & BERG 2003). Sozialwissenschaftliche Forschungen und Studien aus dem Bereich der Science & Technology Studies (STS) diskutieren aber seit langem über die Schwierigkeiten von Standardisierungen in der Gesundheitsversorgung, vor allem in Bezug auf die Übersetzung der Standards in die eher „unordentliche" und individuell häufig sehr unterschiedliche medizinische Praxis (POLS 2006; 2018; ZUIDERENT-JERAK 2015).

Demgegenüber und zum Teil auch als Reaktion steht das Motiv der *Individualisierung* oder *Personalisierung* der medizinischen Versorgung. Das Konzept der personalisierten Versorgung ist in den letzten Jahrzehnten im Rahmen der Optimierung medizinischer Versorgung unter anderem als Antwort auf die Mankos des evidenzbasierten, *one-size-fits-all*-Ansatzes entstanden (für eine Kritik dieses Ansatzes TANENBAUM 2012). Die Ergebnisse unserer Beobachtungen weichen deutlich von dem Bild der sich scheinbar unversöhnlich gegenüberstehenden Positionen ab und zeigen vielmehr ineinandergreifende Prozesse der Standardisierung und Personalisierung mittels eines digitalen Beratungstools, bei dem der Computer als zentrales Vermittlungsobjekt entlang verschiedener *Modes of Ordering* fungiert.

Im ersten *Mode of Ordering*, der *formalisierten Personalisierung*, steht eine Variante von Standardisierung im Zentrum, in der zunächst die große Bandbreite an individuellen Unterschieden und persönlich-familiären Situationen der zu Beratenden anhand von klar vorgegebenen Fragen zu genetischen und anderen Gesundheitsdaten kategorisiert und damit handhabbar gemacht wird. Personalisierung findet hier standardisiert anhand von Leitlinien und damit Kriterien der evidenzbasierten Medizin statt.

Im zweiten *Mode of Ordering*, dem *personalisierten Entlanghangeln*, werden an den zuvor systematisch zusammengestellten und damit standardisieren Informationskategorien nach klinischen Erfordernissen, die die Ärzt*in einbringt, sowie nach Bedarf und Interesse der Ratsuchenden Inhalte thematisch priorisiert und entsprechend der für das APG verfügbaren Beratungszeit in einer für beide Parteien sinnvollen Reihenfolge durchgesprochen.

Im dritten *Mode of Ordering*, in dem iKNOW zum *gemeinsamen Bezugspunkt* in der Sprechstunde wird, werden Standards vor allem in Form gemeinsamer Anker und Verständnispunkte deutlich, die es vermögen inhaltliche Missverständnisse auszuräumen und Verständnis zu erleichtern. Die Personalisierung der Informationen geht hier vor allem vonseiten der Ärzt*innen aus, die didaktisch versuchen, sich an den Bedarfen der Ratsuchenden zu orientieren.

Im vierten und letzten *Mode of Ordering* erscheint das Thema Standardisierung schließlich vorrangig als Vollständigkeit von persönlich relevanten Beratungsinhalten, die nachgelesen und so erinnert werden können. Die Personalisierung demgegenüber thematisiert hier Fragen von *Empowerment* durch die Möglichkeit zuhause, individuell auf Informationen zuzugreifen, diese mit anderen zu teilen oder sie auch nicht weiter zu nutzen, wie es den persönlichen Präferenzen der Ratsuchenden entspricht.

Zusammenfassend veranschaulichen die oben beschriebenen Fallbeispiele, wie ein digitales Beratungstool im Arzt*innen-Patient*innen Gespräch „situierte Standardisierung" (ZUIDERENT-JERAK 2007: 316; 2015: 68ff.) - also die flexible Anpassung von standardisierten Formen der Wissensproduktion und Versorgungspfaden an die individuellen Situationen und Bedarfe der zu Beratenden – ermöglicht. Mit anderen Worten fungiert das digitale Beratungstool iKNOW als *wissenschaftlicher Sammelpunkt* (TIMMERMANS & MAUCK 2005) über den die verschiedenen Formen und Prozesse von Standardisierung und Personalisierung durch die Moderationsleistung der Ärzt*innen zusammengefügt und in das Beratungsgespräch situativ integriert werden können (ZUIDERENT-JERAK 2007). Nicht zuletzt ermöglicht dabei die Darstellung, Auswahl und Speicherung der für die Ratsuchenden relevanten Beratungsinhalte über das Beratungstool eine Beratungs- *und* Dokumentationsform, die als Bindeglied zwischen Standardisierung und Individualisierung fungiert. Denn anders als die klassische Form der Beratung und deren anschließenden Dokumentation, die hauptsächlich die ärztlich-klinische Seite abbildet, werden Informationen in iKNOW zwischen Ärzt*in, Patient*in und Beratungstool im Laufe der Beratung nicht nur standardisiert ko-produziert und personalisiert, sondern gleichzeitig dokumentiert. Die Beratungsinhalte in iKNOW sind somit nicht nur integraler Bestandteil des Beratungsgesprächs, sondern ermöglichen gleichzeitig die standardisierte Dokumentation der personalisierten Beratungsergebnisse.

In diesem Sinne scheint das Beratungstool als digitaler Dritter eine Brücke zu bauen, über die etwaige Widersprüche in den Forderungen nach Standardisierung und Personalisierung nebeneinander bestehen können, ohne dass dies das APG beeinträchtigt, sondern idealerweise unterstützt und fördert. Was bedeutet das für die Gestaltung einer digital unterstützten Sprechstunde? Sicherlich müssen weitere Studien zeigen, ob ähnliche Effekte der „situierten Standardisierung" durch den Einsatz digitaler Informationstechnologien in der Beratung beobachtet werden können. Unsere Annäherung versteht sich dabei als erster Aufschlag. Aber: Wir denken, dass die Ausarbeitungen (1) deutlich machen, dass in und durch ein digitales Tool Standardisierungen und Personalisierungen nebeneinander (und ineinander verwoben) bestehen können. (2) Die vielfältigen Formen der Standardisierung und Personalisierung, die wir beobachtet und beschrieben haben, können durch empirische Forschung nutzbar gemacht werden, in dem sie zeigt, wie digitale Informationstechnologien Ärzt*innen und Ratsuchenden helfen bzw. von diesen genutzt werden, um die Beratungspraxis zu strukturieren. Wir schlagen (3) auf Basis unserer Ergebnisse vor, dass diese Formen der Standardisierung und Personalisierung am besten als ordnungsgebende Strategien verstanden und weiter untersucht werden können und diese *Modes of Ordering* (4) zurück in die Weiterentwicklung der personalisierten Sprechstunde und dafür konzipierter digitaler Beratungstools reflektiert werden sollten (BIELER *et al.* 2020). Wir hoffen, dass auf diese Weise empirische Forschungsergebnisse aktiv eingesetzt werden können, damit jetzige und zukünftige digitale Beratungstools nicht einfach neue, unflexible Beratungsvarianten forcieren, sondern stattdessen die Wirkmächtigkeit digitaler Beratungstools als ein digitaler Dritter im Gespräch zwischen Ärzt*in und Patient*in ausgeschöpft werden.

Anmerkungen

1 Aus Gründen der Lesbarkeit und da wir keine hermeneutische Interpretation vorlegen, sind Zitate aus Interviews und Feldnotizen grammatikalisch korrigiert und geglättet.
2 Besonderes Augenmerk liegt hier auf Fragen der informierten Entscheidungsfindung im APG, die eng mit einem Diskurs um Risikowahrnehmung verknüpft sind (BLAKESLEE *et al.* 2017; GUNN *et al.* 2019; VAN DIJK *et al.* 2003). Ebenso umfassend ist das Ausmaß an Untersuchungen, das sich allgemeineren sozialwissenschaftlichen Fragestellungen zur ärztlichen Beratung widmet.
3 Dies wird u. a. durch verschiedene Überblickswerke, die die Tiefe und Breite des Feldes kartieren, deutlich (u. a. LUPTON 2015; PETERSEN 2019).
4 Die Bandbreite der Forschungsfragen und Studien ist sicherlich auch durch das Aufeinandertreffen verschiedener disziplinärer Perspektiven auf den Forschungsgegenstand APG zu erklären. Allein für den Bereich qualitativer Untersuchungen gibt es einerseits eine Vielzahl an medizinsoziologischen (ATKINSON & HEATH 1981; FISHER 1987) und -psychologischen Annäherungen sowie eine Vielzahl von Studien aus der Linguistik und diskursanalytische Annäherungen aus unterschiedlichen

Fachbereichen (NOWAK 2010) neben dem sich relativ unabhängig entwickelnden Strang psychoanalytisch inspirierter Forschungen (LOCH 1995).
5 Zusätzlich hilfreich ist sicherlich die vorhanden Feldforschungserfahrung der Autor*innen in verschiedenen Krankenhaussettings (u. a. SCHMID 2020).
6 MAREN HEIBGES (2019) nutzt das Konzept des *boundary object*, um die Stammbaum-Arbeit in der familiären Krebsberatung zu analysieren.
7 Die Kritik an systemimmanenten Machtungleichheiten im Gesundheitssystem ist jedoch in sich vielgestaltig und es scheiden sich die Positionen dahingehend, ob eine Ermächtigung Einzelner im Angesicht systemischer Machtfragen überhaupt zu Veränderungen führen kann oder nicht (BRÖCKLING 2003).

Literatur

ÄRZTEBLATT 2018. Dr. Google kann Ärzte nicht ersetzen. https://www.aerzteblatt.de/nachrichten/99463/Dr-Google-kann-Aerzte-nicht-ersetzen [16.11.2021].

AGHA, ZIA; ROTER, DEBRA L. & RALPH M. SCHAPIRA 2009. An Evaluation of Patient-Physician Communication Style During Telemedicine Consultations. *Journal of Medical Internet Research* 11 (3): e36.

ALMUNAWAR, MOHAMMAD NABIL; ANSHARI, MUHAMMAD; YOUNIS, MUSTAFA Z.; & KISA, ADNAN 2015. Electronic Health Object: Transforming Health Care Systems from Static to Interactive and Extensible. *Inquiry* 52: 1–10.

ATKINSON, PAUL & HEATH, CHRISTIAN 1981. *Medical work: Realities and routines.* Farnborough: Gower.

BAUCH, JOST 2000. *Medizinsoziologie.* Oldenbourg: De Gruyter.

BENSING, JOZIEN 1991. Doctor-patient communication and the quality of care. *Social Science & Medicine* 32 (11): 1301–1310.

BERG, MARC 1999. Patient Care Information Systems and Health Care Work: A Sociotechnical Approach. *International Journal of Medical* 55 (2): 87–101.

BERG, MARC & BOWKER, GEOFFREY 1997. The Multiple Bodies of the Medical Record: Toward a Sociology of an Artifact. *Sociological Quarterly* 38 (3): 513–37.

BESCH, LAURA; HILGER, CAREN; SPEISER, DOROTHEE; FEUFEL, MARKUS A. & KENDEL, FRIEDERIKE 2020. Online-gestützte Beratungstools für BRCA1/2-Mutationsträgerinnen. *Journal Onkologie* 9: 54–59.

BHAT, KARTHIK S; JAIN, MOHIT & KUMAR, NEHA. 2021. Infrastructuring Telehealth in (In)Formal Patient-Doctor Contexts. *Proceedings of the ACM on Human-Computer Interaction* 5 (2): 1–28.

BLAKESLEE, SARAH B.; MCCASKILL-STEVENS, WORTA; PARKER, PATRICIA A.; GUNN, CHRISTINE M.; BANDOS, HANNA; BEVERS, THERESE B.; BATTAGLIA, TRACY A.; FAGERLIN, ANGELA; MÜLLER-NORDHORN, JAQUELINE & HOLMBERG, CHRISTINE 2017. Deciding on breast cancer risk reduction: The role of counseling in individual decision-making – A qualitative study. *Patient Education and Counseling* 100 (12): 2346–2354.

BLUMENTHAL, DAVID 2010. Chapter 1. Expecting the Unexpected: Health Information Technology and Medical Professionalism. In ROTHMAN, DAVID J. & BLUMENTHAL, DAVID (eds) *Medical Professionalism in the New Information Age.* New Brunswick u. a.: Rutgers University Press: 8–22.

BRAUNS, H.-J. & LOOS, WOLFGANG 2015. Telemedizin in Deutschland. *Bundesgesundheitsblatt – Gesundheitsforschung – Gesundheitsschutz* 58 (10): 1068–1073. https://doi.org/10.1007/s00103-015-2223-5.

CERRUZI, PAUL 2012. *Computing. A Concise History.* Cambridge: MIT Press.

CHARMAZ, KATHY 2008. Constructionism and the Grounded Theory Method. In HOLSTEIN, JAMES A. & GUBRIUM, JABER F. (eds) *Handbook of Constructionist Research.* New York: Guilford Press: 397–413.

CHIANG, MICHAEL F.; BOLAND, MICHAEL V.; BREWER, ALLEN; EPLEY, K. DAVID; HORTON, MARK B.; LIM, MICHELE C.; MCCANNEL, COLIN A.; PATEL, SAYJAL J.; SILVERSTONE, DAVID E.; WEDEMEYER, LINDA & LUM, FLORA 2011. Special Requirements for Electronic Health Record Systems in Ophthalmology. *Ophthalmology* 118 (8): 1681–1687.

CLARK, HERBERT H. & BRENNAN, SUSAN E. 1991. GROUNDING IN COMMUNICATION. IN RESNICK, LAUREN B.; LEVINE, JOHN M. & TEASLEY, STEPHANIE D. (eds) *Perspectives on socially shared cognition.* Washington: American Psychological Association: 127–149.

COCHRANE, ARCHIE L. 1971. Effectiveness and efficiency: Random reflections on health services. *Nuffield Trust.* https://www.nuffieldtrust.org.uk/research/effectiveness-and-efficiency-random-reflections-on-health-services [16.11.2021].

COLEMAN, CLIFF 2020. Health Literacy and Clear Communication Best Practices for Telemedicine. *Health Literacy Research and Practice* 4 (4): e224–e229.

COREIL, JEANNINE; WILKE, JAIME & PINTADO, IRENE 2004 Cultural models of illness and recovery in breast cancer support groups. *Qualitative Health Research* 14 (7): 905–923.

CUBELLIS, LAUREN; SCHMID, CHRISTINE & VON PETER, SEBASTIAN 2021. Ethnography in Health Services Research: Oscillation Between Theory and Practice. *Qualitative Health Research*, 31 (11): 2029–2040.

EMERSON, ROBERT M.; FRETZ, RACHEL I. & SHAW, LINDA L. 1995. *Writing ethnographic fieldnotes.* Chicago: University of Chicago Press.

ENGESTRÖM, YRJÖ; ENGESTRÖM, RITVA & SAARELMA, OSMO 1988. Computerized medical records, production pressure and compartmentalization in the work activity of health center physicians. In *Proceedings of the 1988 ACM conference on Computer-supported cooperative work.* CSCW '88. New York: Association for Computing Machinery: 65–84.

FENSTERMACHER, DAVID A.; WENHAM, ROBERT M.; ROLLISON, DANA E. & DALTON, WILLIAM S. 2011. Implementing Personalized Medicine in a Cancer Center. *Cancer Journal* 17 (6): 528–536.

FEUFEL, MARKUS A. & STAHL, FREDERICA S. 2012. What do Web-Use Skill Differences Imply for Online Health Information Searches? *Journal of Medical Internet Research* 14 (3): e87.

FITZPATRICK, GERALDINE 2004. Integrated care and the working record. *Health Informatics Journal* 10 (4): 291–302.

GIBSON, MARK J.; JENKINGS, K. NEIL; WILSON, ROB & PURVES, IAN N. 2005. Multi-tasking in practice: Coordinated activities in the computer supported doctor-patient consulta-

tion. *International Journal of Medical Informatics* 74 (6): 425–436.

GLASER, BARNEY G. & HOLTON, JUDITH 2004. Remodeling Grounded Theory. *Forum Qualitative Sozialforschung / Forum: Qualitative Social Research* 5 (2): 607.

GLASER, BARNEY G. & STRAUSS, ANSELM L. 1999. *Discovery of Grounded Theory: Strategies for Qualitative Research.* London: Taylor & Francis.

GUNN, CHRISTINE M.; BOKHOUR, BARBARA. G.; PARKER, VICTORIA A.; BATTAGLIA, PATRICIA A.; PARKER, ANGELA; FAGERLIN, ANGELA; MCCASKILL-STEVENS, WORTA; BANDOS, HANNA; BLAKESLEE, SARAH B. & HOLMBERG, CHRISTINE 2019. Understanding Decision Making about Breast Cancer Prevention in Action: The Intersection of Perceived Risk, Perceived Control, and Social Context: NRG Oncology/NSABP DMP-1. *Medical Decision Making* 39 (3): 217–227.

HA, JENNIFER F.; ANAT, DIP S. & LONGNECKER, NANCY 2010. Doctor-Patient Communication: A Review. *The Ochsner Journal* 10 (1): 38–43.

HARAWAY, DONNA 1988. Situated Knowledges: The Science Question in Feminism and the Privilege of Partial Perspective. *Feminist Studies* 14 (3): 575–599.

HARRISON, STEVE; DEBORAH TATAR & SENGERS, PHOEBE 2007. The Three Paradigms of HCI. In *Alt.Chi. Session at the SIGCHI Conference on Human Factors in Computing Systems* (CHI'07), San Jose, California, USA, 28 April 2007–3 May 2007: 1–18.

HEATH, CHRISTIAN 1986. *Body Movement and Speech in Medical Interaction.* Cambridge: Cambridge University Press.

HENWOOD, FLIS & MARENT, BENJAMIN 2019. Understanding digital health: Productive tensions at the intersection of sociology of health and science and technology studies. *Sociology of Health & Illness* 41: 1–15.

HEIBGES, MAREN 2019. Waldarbeit. Praxis der medizinischen Stammbaum-Arbeit in der familiären Krebsberatung. *Curare – Zeitschrift für Medizinethnologie* 42 (1+2): 31–47.

HEPP, ANDREAS 2013. *Cultures of Mediatization.* Cambridge: Polity Press.

HERBST, FRANZISKA A. 2016. *Biomedical Entanglements. Conceptions of Personhood in a Papua New Guinea Society.* Oxford: Berghahn.

HERITAGE, JOHN & MAYNARD, DOUGLAS W. 2006. Problems and Prospects in the Study of Physician-Patient Interaction: 30 Years of Research. *Annual Review of Sociology* 32: 351–374.

INTHORN, JULIA & SEISING, RUDOLF 2021. *Digitale Patientenversorgung.* Bielefeld: Transcript.

KISSMANN, ULRIKE T. 2008. Medizinische Formulare in Aktion: Der Umgang mit einem Routinebruch im Arzt-Patient-Gespräch. In BUDE, HEINZ (ed) *Die Natur der Gesellschaft, Verhandlungen des 33. Kongresses der Deutschen Gesellschaft für Soziologie in Kassel vom 9.-13.10.2006, Sektion Wissenschafts- und Technikforschung.* Frankfurt/M.: Campus: 3070–3081.

KREIENBERG, ROLF; ALBERT, UTE-SUSANN; FOLLMANN, MARKUS; KOPP, INA; KÜHN, THORSTEN & WÖCKEL, ACHIM 2013. Interdisziplinäre S3-Leitlinie für die Diagnostik, Therapie und Nachsorge des Mammakarzinoms. *Senologie – Zeitschrift für Mammadiagnostik und -therapie* 10 (3): 164–192.

KOPKA, MARVIN; SCHMIEDING, MALTE L.; RIEGER, TOBIAS; ROESLER, EILEEN; BALZER, FELIX & FEUFEL, MARKUS A. Im Druck. Determinants of Laypersons' Trust in Medical Decision Aids: Randomized Controlled Trial. *JMIR Human Factors*.

KUCHENBAECKER, KAROLINE B.; HOPPER JOHN L.; BARNES, DANIEL R. & ET AL. 2017. Risks of breast, ovarian, and contralateral breast cancer for brca1 and brca2 mutation carriers. *JAMA* 317 (23): 2402–2416.

LAW, JOHN 1994. *Organizing Modernity*. Hoboken: Wiley-Blackwell.

—— 2003. Ordering and Obduracy. https://www.lancaster.ac.uk/fass/resources/sociology-online-papers/papers/law-ordering-and-obduracy.pdf [16.11.2021]

LAW, JOHN & MOL, ANNEMARIE 2002. Complexities: An Introduction. In LAW, JOHN, & MOL, ANNEMARIE (eds) *Complexities: Social Studies of Knowledge Practices*. Durham: Duke University Press: 1–23.

LAW, SUSAN A. & BRITTEN, NICKY 1995. Factors that influence the patient centredness of a consultation. *The British Journal of General Practice* 45 (399): 520–524.

LEE, ANDREW; MAVADDAT, NASIM; WILCOX, AMBER N.; CUNNINGHAM, ALEX P.; CARVER, TIM; HARTLEY, SIMON; BABB DE VILLIERS, CHANTAL; IZQUIERDO, ANGEL; SIMARD, JACUES; SCHMIDT, MARJANKA K.; WALTER, FIONA M.; CHATTERJEE, NILANJAN; GARCIA-CLOSAS, MONTSERRAT; TISCHKOWITZ, MARC; PHAROAH, PAUL; EASTON, DOUGLAS F. & ANTONIOU, ANTONIS C. 2019. BOADICEA: A comprehensive breast cancer risk prediction model incorporating genetic and nongenetic risk factors. *Genetics in Medicine* 21: 1708–1718.

LIEBRICH, FABIAN 2017. *Digitale Medienprodukte in der Arzt-Patienten-Kommunikation: Chancen und Risiken einer personalisierten Medizin*. Wiesbaden: Springer Vieweg.

LIPPA, KATHERINE D.; FEUFEL, MARKUS A.; ROBINSON, F. ERIC & SHALIN, VALERIE L. 2016. Navigating the Decision Space: Shared Medical Decision Making as Distributed Cognition. *Qualitative Health Research* 27 (7): 1–14.

LOCH, WOLFGANG 1995. *Theorie und Praxis von Balint-Gruppen: Gesammelte Aufsätze*. Tübingen: Ed. diskord.

LUPTON, DEBORAH 2015. *Digital sociology*. London: Routledge.

—— 2016. Digitised health, medicine and risk. *Health, Risk & Society* 17 (7–8): 473–476.

MEINZER, DOROTHEE C. 2019. *Die Arzt-Patient-Beziehung in einer digitalisierten Welt: Zur kommunikativen Konstruktion einer mediatisierten Beziehung*. Wiesbaden: Springer VS.

MERTON, ROBERT K. 1968. *Social Theory and Social Structure*. New York: The Free Press.

MEYER, ASHLEY. N.; GIARDINA, TRABER D.; SPITZMUELLER, CHRISTIANE; SHAHID, UMBER; SCOTT, TAYLOR M. & SINGH, HARDEEP 2020. Patient Perspectives on the Usefulness of an Artificial Intelligence–Assisted Symptom Checker: Cross-Sectional Survey Study. *Journal of Medical Internet Research* 22 (1): e14679.

MIRASOL, EVA 2020. Videosprechstunde wegen Corona: „Wollen wir nicht telefonieren?" Die Tageszeitung: taz. https://taz.de/!5716122/ [16.11.2021]

MÖRIKE, FRAUKE; SPIEHL, HANNAH L. & FEUFEL, MARKUS A. 2022. Workarounds in the Shadow System: An ethnographic study of requirements for documentation and coopera-

tion in a clinical advisory center. *Human Factors Journal*, online first.

MOSER, INGUNN 2005. On Becoming Disabled and Articulating Alternatives: The multiple modes of ordering disability and their interferences. *Cultural Studies* 19 (6): 667–700.

NETER, EFRAT & BRAININ, ESTHER 2012. eHealth Literacy: Extending the Digital Divide to the Realm of Health Information. *Journal of Medical Internet Research* 14 (1): e1619.

NEUHAUSER, LINDA & KREPS, GARY L. 2003. Rethinking Communication in the E-health Era. *Journal of Health Psychology* 8 (1): 7–23.

NOWAK, PETER 2010. *Eine Systematik der Arzt-Patient-Interaktion: Systemtheoretische Grundlagen, qualitative Synthesemethodik und diskursanalytische Ergebnisse zum sprachlichen Handeln von Ärztinnen und Ärzten (Arbeiten zur Sprachanalyse 51)*. Frankfurt/M u.a.: Peter Lang.

PARSONS, TALCOTT 1951. Illness and the Role of the Physician: A Sociological Perspective*. *American Journal of Orthopsychiatry* 21 (3): 452–460.

PELLAND, KIMBERLEY D.; BAIER, ROSA R. & GARDNER, REBEKAH L. 2017. „It's like texting at the dinner table": A qualitative analysis of the impact of electronic health records on patient-physician interaction in hospitals. *Journal of Innovation in Health Informatics* 24 (2): 894.

PETERSEN, ALAN 2019. *Digital Health and Technological Promise: A Sociological Inquiry*. Abingdon: Routledge.

PIPER, ANNE MARIE & HOLLAN, JAMES D. 2008. Supporting medical conversations between deaf and hearing individuals with tabletop displays. In *Proceedings of the 2008 ACM conference on Computer supported cooperative work*. New York: Association for Computing Machinery: 147–56.

PIRAS, ENRICO M. & MIELE, FRANCESCO 2019. On digital intimacy: redefining provider–patient relationships in remote monitoring. *Sociology of Health & Illness* 41: 116–131.

POLS, JEANNETTE 2006. Accounting and washing: Good care in long-term psychiatry. *Science, Technology, & Human Values* 31 (4): 409–430.

—— 2017. Good relations with technology: Empirical ethics and aesthetics in care. *Nursing Philosophy* 18 (1): e12154.

—— 2018. Uncontrolled Evaluations: The Case of Telecare Innovations. In VISSE, MEREL & ABMA, TINEKE (eds) *Evaluation for a Caring Society*. Charlotte: Information Age Publishing: 127–142.

POSENAU, ANDRÉ 2020. Kommunikation im Kontext der Digitalisierung. In MATUSIEWICZ, DAVID; HENNINGSEN, MAIKE & EHLERS, JAN P. (eds) *Digitale Medizin: Kompendium für Studium und Praxis*. Berlin: Medizinisch Wissenschaftliche Verlagsgesellschaft: 49–58.

QUINN, LAUREN M.; DAVIES, MELANIE J. & HADJICONSTANTINOU, MICHELLE 2020. Virtual Consultations and the Role of Technology During the COVID-19 Pandemic for People with Type 2 Diabetes: The UK Perspective. *Journal of Medical Internet Research* 22 (8): e21609.

RAUWOLF, GUDRUN; SPEISER, DOROTHEE; KENDEL, FRIEDERIKE; FEUFEL, MARKUS A.; HILGER, CAREN; HEIBGES, MAREN & BESCH, LAURA 2019. iKNOW – Entwicklung und Evaluation eines online-gestützten Beratungstools für BRCA1/2-Mutationsträgerinnen. EbM und Digitale Transformation in der Medizin. *20. Jahrestagung des Deutschen Netzwerks*

Evidenzbasierte Medizin. Berlin, 21.–23.03.2019. Düsseldorf: German Medical Science GMS Publishing House; 2019. Doc19ebmP-EG02-09.

REBENSBURG, CHRISTIANE 2009. *Gefühlsbezogene und empathische Interaktion in der Sprechstunde des Hausarztes und seine Diagnostik psychischer und psychosomatischer Erkrankungen.* Dissertation vorgelegt an der Heinrich-Heine-Universität Düsseldorf.

SACKETT, DAVD L.; ROSENBERG, WILLIAM M.; MUIR GRAY, J.A.; HAYNES, R. BRIAN & W. RICHARDSON, SCOTT 1996. Evidence based medicine: What it is and what it isn't. *BMJ: British Medical Journal* 312: 71.

SATOR, MARLENE; GSTETTNER, ANDREAS & HLADSCHIK-KERMER, BIRGIT 2008. „Seitdem mir der Arzt gesagt hat ‚Tumor' – Das war's.": Arzt-Patient-Kommunikation an der onkologischen Ambulanz. Eine sprachwissenschaftliche Pilotstudie zu Problemen der Verständigung. *Wiener Klinische Wochenschrift* 120: 158–170.

SCHMID, CHRISTINE 2020. *Ver-rückte Expertisen. Ethnografische Perspektiven auf Genesungsbegleitung.* Bielefeld: transcript Verlag.

SIEVERDING, MONIKA & KENDEL, FRIEDERIKE 2012. Geschlechter(rollen)aspekte in der Arzt-Patient-Interaktion. *Bundesgesundheitsblatt – Gesundheitsforschung – Gesundheitsschutz* 55 (9): 1118–1124.

SMITH, ANTHONY C.; THOMAS, EMMA; SNOSWELL, CENTAINE L.; HAYDON, HELEN; MEHROTRA, ATEEV; CLEMENSEN, JANE & CAFFERY, LIAM J. 2020. Telehealth for global emergencies: Implications for coronavirus disease 2019 (COVID-19). *Journal of Telemedicine and Telecare* 26 (2): 309–313.

STAR, SUSAN L. 2010. This is Not a Boundary Object: Reflections on the Origin of a Concept. *Science, Technology, & Human Values* 35 (5): 601–617.

SUCHMAN, LUCY A. 1987. *Plans and situated actions: The problem of human-machine communication.* Cambridge: Cambridge University Press.

TANENBAUM, SANDRA 2012. Improving the quality of medical care: The normativity of evidence-based performance standards. *Theoretical medicine and bioethics* 33: 263–277.

TIMMERMANS, STEFAN & BERG, MARC 1997. Standardization in Action: Achieving Local Universality through Medical Protocols. *Social Studies of Science* 27 (2): 273–305.

——— 2003. *The Gold Standard: The Challenge Of Evidence-Based Medicine.* Philadelphia: Temple University Press.

TIMMERMANS, STEFAN & MAUCK, AARON 2005. The promises and pitfalls of evidence-based medicine. *Health Affairs* 24 (1): 18–28.

TODD, ALEXANDRA DUNDAS & FISHER, SUE (eds) 1983. *The Social Organization of Doctor-Patient Communication.* Washington: D.C: Center for Applied Linguistics

VAN DIJK, S.; OTTEN, WILMA; ZOETEWEIJ, M.W.; TIMMERMANS, D. ROXANA; VAN ASPEREN, C.J.; BREUNING, M.H.; TOLLENAAR, ROB A. E. M. & KIEVIT, JOB 2003. Genetic counselling and the intention to undergo prophylactic mastectomy: Effects of a breast cancer risk assessment. *British Journal of Cancer* 88 (11): 1675–1681.

VENTRES, WILLIAM; KOOIENGA, SARAH; VUCKOVIC, NANCY; MARLIN, RYAN; NYGREN, PEGGY & STEWART, VALERIE 2006. Physicians, Patients, and the Electronic Health Record: An Ethnographic Analysis. *The Annals of Family Medicine* 4 (2): 124–31.

VERMA, MUKESH 2012. Personalized Medicine and Cancer. *Journal of Personalized Medicine* 2 (1): 1–14.

VOGD, WERNER 2013. Arzt-Patient-Interaktion aus medizinsoziologischer Perspektive. In NITTEL, DIETER & SELTRECHT, ASTRID (eds) *Krankheit: Lernen im Ausnahmezustand? Brustkrebs und Herzinfarkt aus interdisziplinärer Perspektive.* Heidelberg: Springer: 455–467.

WIND, GITTE 2008. Negotiated interactive observation: Doing fieldwork in hospital settings. *Anthropology & Medicine* 15 (2): 79–89.

ZUIDERENT-JERAK, TEUN 2007. Preventing Implementation: Exploring Interventions with Standardization in Healthcare. *Science as Culture* 16 (3): 311–329.

——— 2015. *Situated Intervention: Sociological experiments in health care.* Boston: MIT Press.

Manuskript eingereicht: 26.11.2021
Manuskript akzeptiert: 18.05.2022

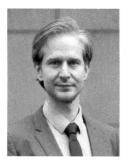

MARKUS FEUFEL, Prof. Dr., leitet das Fachgebiet Arbeitswissenschaft am Institut für Psychologie und Arbeitswissenschaft (IPA) der Technischen Universität Berlin. Er hat einen Abschluss als Dipl.-Ing. (FH) in Audiovisuellen Medien (2003) von der Hochschule der Medien in Stuttgart und einen MS (2006) sowie einen PhD (2009) von der Wright State University in Dayton, Ohio, USA. Er forscht zum Einfluss digitaler Innovationen auf Denk- und Entscheidungsprozesse sowie auf Kommunikations- und Koordinationsprozesse in von Unsicherheit geprägten Arbeitssystemen. Ziel seiner Forschung ist es, das Kosten-Nutzen Verhältnis der Digitalisierung durch menschzentrierte Systemgestaltung zu verbessern und Menschen durch „digitale Dritte" in die Lage zu versetzen, die dazu nötigen Anpassungs- und Entscheidungsprozesse effektiv und aktiv mitzugestalten (Empowerment). Seit 2019 ist er Vorsitzender der Ethikkommission des IPA.

Institut für Psychologie und Arbeitswissenschaft
Technische Universität Berlin
Marchstraße 23, 10587 Berlin
e-mail: markus.feufel@tu-berlin.de

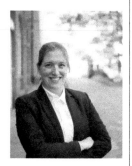

FRAUKE MÖRIKE, Dr. phil., studierte zunächst Wirtschaftsinformatik von 1999–2002 (Berufsakademie Mannheim/APU Cambridge) und war mehrere Jahre in der Wirtschaft als IT-Projektleiterin tätig, bevor sie 2006–2012 Ethnologie, Psychologie und Romanistik an der J.-W.-Goethe-Universität in Frankfurt/M., der Universidad Autónoma in Madrid und der Ruprecht-Karls-Universität Heidelberg studierte. Für ihre Promotion am Institut für Ethnologie der Universität Heidelberg 2017 zum Thema Missverständnisse bei Projektzusammenarbeit war sie 2013/14 für 11 Monate Feldforschung in Mumbai/Indien. Sie ist seit 2017 wissenschaftliche Mitarbeiterin am Fachgebiet Arbeitswissenschaft der TU Berlin und lehrt im MSc.-Studiengang Human Factors kultur- und sozialwissenschaftliche Perspektiven auf Mensch-Technik-Interaktion. Ihr Forschungsinteresse gilt zum einen der Computer Supported Cooperative Work (CSCW) im Gesundheitswesen, der Gestaltung inklusiver Arbeitssysteme, sowie der Entwicklung ethnografischer Methoden für das Design und die Evaluation digitaler Systeme.

Institut für Psychologie und Arbeitswissenschaft
Technische Universität Berlin
Marchstraße 23, 10587 Berlin
e-mail: f.moerike@tu-berlin.de

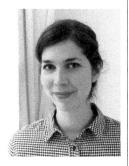

CHRISTINE SCHMID, Dr. phil., ist seit 2019 wissenschaftliche Mitarbeiterin am Institut für Psychologie und Arbeitswissenschaft an der Technischen Universität Berlin und der Medizinischen Hochschule Brandenburg Theodor Fontane. Sie studierte Europäische Ethnologie und Geographie in Berlin, London und Eriwan von 2006–2013 und promovierte in Europäischer Ethnologie an der Humboldt-Universität zu Berlin (2020). In ihrer Dissertation befasst sie sich mit der Koproduktion von Erfahrungswissen im Bereich der professionellen Peer-Support-Arbeit in der psychiatrischen Versorgung. Derzeit führt sie ethnografische Forschung zur Einführung eines online-basierten Beratungsinstruments in der Brustkrebs-Risiko-Beratung durch und evaluiert Home-Treatment-Modelle in der psychiatrischen Versorgung. Ihre Forschungsinteresse umfasst einerseits die Sozialanthropologie der Wissenschaft und Technik sowie die Anthropologie des Wissens und der Expertise im Kontext von psychiatrischer Versorgung. Andererseits gilt Ihr Interesse der ethnografischen Untersuchung von Digitalisierung im Gesundheitswesen.

Institut für Psychologie und Arbeitswissenschaft
Technische Universität Berlin
Marchstraße 23, 10587 Berlin
e-mail: christine.schmid@tu-berlin.de

Invisible Patients?

Patients' Agency within the Discourse on Telemedicine

LINA FRANKEN

Abstract A wide spectrum of telematics applications has emerged within the last few years, ranging from video consultations to health apps and infrastructures of telematics in surgeries. These are due to new possibilities within commercial initiatives as well as the statutory health insurance system. The discourse on challenges, possibilities and the acceptance of these developments formed in health communication in Germany is mainly guided by politics, doctors' associations and health insurance providers. Based on a web crawling corpus compiling statements by these actors and parliamentary transcripts, I examine patients' agency within the discourse on telemedicine, focusing on discourse/practice-formations. In the arenas of politics and regulation, patients do not have a voice even though their interests are discussed. When patients' organizations make statements, they miss further involvement. Even more, within the discourse arena of infrastructures and data security, patients become invisible. Although there is a lot of information addressing patients, in regard to changing treatment or new possibilities such as apps, their interests are captured by experts only, the agency of patients themselves is missing.

Keywords telemedicine – discourse analysis – discourse/practice-formations – power relations – infrastructures

Introduction

Digital healthcare in general is of growing relevance in health services, political discussions as well as in everyday life (LUPTON 2018; RUCKENSTEIN & SCHÜLL 2017). The ever-growing set of digital options within healthcare is connected to the terms of telemedicine, telehealth or e-health, not only focusing on remote services such as video consultations, but taking into account health apps and monitoring devices as well as the infrastructures of telematics in surgeries and hospitals:

> Telemedicine describes remote clinical services in the form of patient and clinician contact. It includes diagnosis, monitoring, advice, reminders, education, intervention, and remote admissions. […] In telehealth the scope expands beyond telemedicine to administrative meetings and other nonclinical services too (GOGIA 2019: 11).*

As LUPTON puts it, the term telemedicine can be understood in a broader sense than Gogia does:

As I use the term here, telemedicine involves the use of digital technologies by healthcare providers to communicate with patients and other providers, effect clinical diagnoses and deliver healthcare in remote locations. It also includes patient self-care and self-monitoring systems using digital technologies (these are also sometimes referred to as 'telehealth' or 'telecare' technologies) and online medical education programs. (2018: 5)

In this paper, I stick to this broad definition of telemedicine. Since the implementation of telemedicine is in many ways determined by governmental practices, the following analysis focuses on the situation in Germany. Here, legal conditions have been laid out in order to establish different new forms of treatment that are mainly implemented by commercial initiatives. Developments in legislative processes are in a constant state of transition. When introducing telemedicine and similar developments in digital healthcare, the arguments mostly focus on the benefits that digital healthcare might bring: better care for the chronically ill and the monitoring of long-term treatments, solutions for those living in rural areas with a lack of medi-

---

* All source material presented here is in German, quotes were translated into English by the author.

cal infrastructures, and a rise in communication between different medical instances made possible via telematics infrastructure, as well as general potential for a better quality of medical supply and personal medicine. A core constraint for digital health in its various shapes, stated by stakeholders such as the political opposition, is data security and privacy protection which are assumed to be inadequate.

As of 2020, some telematics applications in Germany are mandatory by law (DVG 2019). Most other services are offered on a voluntary basis, in large parts funded by public healthcare. Most made statutory only in recent years or still are in development. The Covid-19 pandemic gave rise to a growing usage of digital services within the doctor-patient relationship, since visiting a doctor online became more attractive than visiting a surgery in person. There also is a sector of health and fitness apps as well as digital platforms aiming at supporting patients. Within the last ten to 15 years, an ongoing discourse has emerged on the role and acceptance of telemedicine, mainly guided by politics, doctors' associations, health insurance providers and private stakeholders, which is at times also picked up by the media. This discourse is at the center of the study presented here, focusing on the role patients' agency plays.

Based on a discourse analysis examining documents from the web as well as from political decision-making processes, I focus on patients' agency in the emerging infrastructures and its implementation in governmental technologies. After giving some methodological background, I outline the concept of telemedicine and refer to related work, before linking to governmentality and infrastructure as core concepts for the analysis, connecting them with the role of agency and practices within discourses. I then turn to the question of patients' agency within the discourse on telemedicine. The first part of the analysis outlines discourse positions on telemedicine, asking for the role patients play therein, before in the second part moving on to the arenas of telemedicine implementation for patients. The paper closes with findings on the invisibility of patients' agency within the discourse and connections to the power relations described here as well as remarks on future work.

Researching agency through discourse analysis

When looking at complex phenomena like the emergence of telemedicine, discourse analysis in combination with grounded theory (GLASER & STRAUSS 2010 [1967]) can guide the research in order to reduce complexity in a reflected way, following strategies of theoretical sampling, coding, contrasting and saturation (TIMMERMANS & TAVORY 2012; MORSE 2007). Discourses produce social orders and introduce specific ways of knowing, contest others and materialize them into regulation, institutions and practices (FOUCAULT 2002 [1969]; KELLER 2011b [2005]). Discourse analysis ties together a variety of methods and materials, in order to gain a deeper understanding of the processes of social ordering within discourses and the relations between power and knowledge (KELLER et al. 2018; KELLER 2011a). Being strongly connected to the assumptions of social constructivist sociology of knowledge (BERGER & LUCKMANN 1967), discourse analysis focuses on staying open and critically reflecting assumptions throughout the study. For the research grounding the conclusions here, possibilities of automation within this approach were scrutinized for the generation of a corpus of relevant discourse material. This was part of the collaborative research project "Automated modelling of hermeneutic processes" (GAIDYS et al. 2017), incorporating different methods and tools from digital humanities and computational linguistics while collecting, contrasting and filtering the discourse material.

In order to achieve a broad overview of relevant statements and narrative structures within the discourse, a thematically focused webcrawl was conducted. It compiles statements found online starting with a semantic word field gathered out of prior knowledge of the field and controlled vocabularies, containing terms such as telemedicine or telecardiology (ADELMANN et al. 2019). Groups were identified as having agency within this discourse, ranging from health insurance providers, doctors as well as patients' associations within the emerging field of telemedicine. Websites of these groups served as entry points for the automated crawling (searching) and scraping (saving) of relevant discourse material (for technical details, see ADELMANN & FRANKEN 2020). From a range of 8.788 documents captured in the crawl in March

2019, a shortlist of the most relevant documents was filtered with different digital methods, using keywords clustered by frequency along the semantic word field created (for keyword clustering see EVERT 2009) and topic modeling (BLEI 2012) with 100 topics using the tool Mallet (MCCALLUM 2002) as well as syntactically informed concept sketches (ANDRESEN *et al.* 2020). 87 documents of different types, ranging from press releases to scientific studies stretching from 2012 to 2020, were selected. The timespan was not confirmed for all documents collected, but no documents dated earlier were found within the selection process. To gain insight into political and normative discourse, all parliamentary minutes of the German Federal Parliament (Bundestag) were filtered with the same semantic word field used for the crawling in order to find relevant discussions, resulting in 118 sets of minutes with passages of relevance ranging from 1993 to 2018, where 1993 is the first time one of the words searched for was mentioned within the minutes. During the annotation process, more recent minutes up until August 2020 were included for the latest discussions, leading to 20 additional sets of minutes within the corpus.

Within the manual analysis, more than 200 documents were therefore analyzed, using Qualitative Data Analysis Software (MaxQDA) with all its limitations (MACMILIAN 2005) for the coding process. Annotations as a way of coding were used in the process of systematic data collection when putting together the corpus to be analyzed as well as in analyzing the filtered source material in detail. As a matter of structuring (KOCH & FRANKEN 2020), annotation was done using the approach of grounded theory. Following theoretical sampling and saturation, additional discourse statements were added manually when the knowledge about the field grew within the annotation of the two large corpora gathered automatically.

The combination of computational sampling and manual analysis provided a broad spectrum of discourse statements but limited the corpus in other ways. Especially, due to technical reasons text was given a priority, cutting the multimodal structure a corpus gains in manual sampling strategies. In addition, only the discursive formations connected with a term from the semantic word field were considered. Even with the limitation that the discourse analysis stays incomplete in its

horizontal dimension, it becomes more comprehensive through its enlargement of the manual qualitative approach. This brings more concepts, nuances and perspectives within the discourse to the attention of the analysis that would otherwise not have been found due to the mass and complexity of potential eligible data. Thus, the chosen methodological approach as a combination of a computational and manual qualitative analysis allows for a more saturated understanding of the discourse arenas in question.

Agency in the context of telemedicine as governmental practices in infrastructures

Since the discourse is in many parts interconnected, it is reasonable to combine the developments of telemedicine and telehealth in their analysis. This involves a shift to the socio-technical entanglements patients are engaged within. Most of the many surveys on concrete usage of the possibilities of telemedicine (e. g. for intensive care units: KOENIG 2019, for Apps: ALBRECHT 2016) stay affirmative (LUPTON 2018: 2) and reflections on the changing role patients have within the digitization of healthcare are rare. If the patient is placed within the focus of interest, studies stay within clinical settings (e. g. BARDY 2019). In what follows, I examine the discursive developments that arise in the socio-technical implementation of telemedicine practices in German digital healthcare, including challenges, possibilities and acceptances.

Social practices cannot be understood without material configurations (SCHATZKI 2001: 3). Within the entanglements of more-than-human agency in socio-technical settings (BARAD 2003; 2007), agency is not limited to practices of (in my case) patients, health professionals and other human actors involved. It is reconfigured by materialities such as devices or infrastructures with their own agentic capacities. While discourse analysis focuses on semiotic systems, a turn to practices gives way to involve materialities and their agencies within what RECKWITZ calls practice/discourse-formations (2008: 193). These formations are heterogeneous and often compete with each other, giving way for an understanding of discourses as a specific group of practices that is embedded within communication (*ibid.*: 202–203). Therefore, health communication articulates discursive formations that make agency graspable in different practices, providing options for new routines and social forms (RECKWITZ 2002). When looking at the ruptures and contradictions within practice/discourse-formations, "boundary-making practices, that is, discursive practices" (BARAD 2003: 822) can become visible. Agency in its relational practices in this regard is therefore strongly connected to power relations and governmentality, since it is articulated in discursive formations.

Power relations always contain imbalances and are connected to knowledge, at the same time being individualizing and totalizing (FOUCAULT 1982). Foucault understands governmentality as a form of power between institutionalized sovereignty, discipline and government as a practice (FOUCAULT 1991 [1979]; LEMKE 2011). It is connected to agencies and technologies of the governmental state: governing practices, disciplinary technologies and technologies of power, "mediating between power and subjectivity" (LEMKE 2011: 3). Therefore, governmentality forms the guiding principle to an entrepreneurial self, becoming responsible for the decisions taken and governing oneself with technologies of the self (BRÖCKLING 2016).

Governmentality has its core function in the technologies of governing the population (FOUCAULT 1973; CURTIS 2002). Power therefore is a construction which comes into practices within socio-technical relations in a rather indirect form of shaping the possible options that are available (LEMKE 2011: 18). Overarching processes are governed without giving out rules for concrete practices. Forms of power and governmentality therefore are directed at populations rather than individuals – even though they of course have concrete effects on the agency of individuals. People as individual human agents become meaningful only through their practices within the disciplinary technologies, determined by the governmental technologies. Therefore, not the individuals directly, but their practices are formed throughout and incorporated via governmentality. Connecting these fundamental considerations with health as culture, LUPTON (1994; 2018) claims that medical power can become productive as a need for interpretation of the body from specific discursive viewpoints with digital health technologies being socio-cultural artefacts that are determined by sociotechnical norms and assumptions.

If we attach these reflections to infrastructures and technologies, we get a rather detailed picture of what digital healthcare can be about when it comes to the implementation of telemedicine. Infrastructures have to be understood as relational parts of a socio-technical setting, taking into account individuals, their practices, and structures as well as institutions. In many regards, infrastructures work in the background, taken for granted (STAR & RUHLEDER 1996; STAR 1999). In order to study them and their evolution, this invisibility has to be questioned: "Understanding the nature of infrastructural work involves unfolding the political, ethical, and social choices that have been made throughout its development" (BOWKER et al. 2010: 99). For the development of new kinds of infrastructure, as is the case in digital healthcare systems, the data has to "render a realm into discourse as a knowable, calculable and administrable object" (GOFFEY 2017: 371). The implementation of telemedicine in Germany can therefore be understood as an infrastructural regime in the making, which can be well captured with a discourse analysis, focusing on the emergence of discursive constructions, that are to be understood as practices.

Patients' agency within the discourse on telemedicine

One could argue that the political and practical implementation of technical infrastructures is usually accompanied by different discursive threads. Some concern the technical feasibility, others modes of participation. While both are often integrated into one sooner or later, they are – just like in other examples from media history (BRIGGS & BURKE 2010) – only partially interconnected in the implementation of telemedicine. The discourse on challenges and possibilities of telemedicine as well as the acceptance of these developments is mainly guided by the agency of politics, doctors' associations and health insurance providers. This does not mean that individual projects are not developed in cooperation with patients, patients' associations or advocacy groups, but on a discursive level, discussions remain about the general potential of telemedicine – or any other matter of digital medicine – and concern feasibility and financial matters first. As I will show, patients and their advocacy groups are mainly talked about, but not talked with. Where do they have their own voice, how do they materialize within the discourse? Where do they stay passive or invisible and why, and is there agency within this?

Supporting the needs of patients?
Discourse positions on telemedicine

Most documents retrieved within the webcrawl come from medical associations and health insurance providers, since both are directly confronted with legal changes and try to have an impact on the decisions taken on a political scale within the last years. They are responsible for the implementation in medical practice. In addition, their mode of communication is open and easy to find. Both try to ponder the pros and cons of telemedicine, but stick to the advantages most of the time. A lot of information for doctors is given, especially on existing projects in the context of telemedicine, on legal conditions and technical possibilities available. If patients are addressed as well, information is specialized and in an expert language unsuited for interested laypersons. Medical associations state that telemedicine is a support for patients, but stay with general assumptions of telemedicine being faster and more detailed since supported by technology. There are two main arguments for the support of telemedicine: additional service for patients and the availability of new forms of data for better health research. In both master narratives concerning the infrastructure (STAR 1999: 385), patients are mentioned very vaguely.

Health insurance providers mostly offer telemedical treatment today and advertise this as an additional service (e. g. AOK HESSEN 2019). They therefore encourage patients to use these services. It can be assumed that costs will as a result be reduced due to people contacting "only" the app or the hotline instead of visiting a doctor. A better surveillance of patients' health behavior would be possible as well. This governmental technology is implemented by most insurances, giving concrete advice on how to choose for example an app, stating that those apps helped other patients to get a better impression on their health and help to democratize medicine since information is available to everyone (AOK HESSEN 2018: 10–13). They also offer own teledoctor apps for video consultations instead of visiting a doctor. Medical prevention,

well-implemented within the German healthcare system, is now to be assisted via apps and online assessment for illnesses such as depression, obesity or tinnitus (e. g. BARMER 2018: 18; BIG DIREKT 2017; DOCDIREKT 2019; MHPLUS 2019; SBK 2019). The association of health insurance providers points out the possibilities for change that reside in telemedicine, but also references the developments as "resulting from legal mandate" (GKV 2018: 82). The partnerships and often non-transparent cooperations between health insurance providers, doctors and private companies, caused by an ongoing privatization of the health sector, can blur the boundaries of different institutions and interests in the implementation of telemedicine (LUPTON 2018: 3).

An economic as well as a scientific perspective points out that the potential big data made available through the digitization of health is of great relevance. Medical associations do want the data to be made available, in medical settings as well as in self-tracking, to be made accessible for research purposes (e. g. DEUTSCHE DIABETESHILFE 2019: 266). Foundations active in the health sector have initiated large studies in recent years, pointing out that more needs to be done to achieve better healthcare via the use of this data (e. g. BERTELSMANN STIFTUNG 2018: 64). The same can be said about some politicians, aiming at a wide use of telemedicine in order to get enough data to do reasonable health research based on this (as in DEUTSCHER BUNDESTAG 15/170). Within this argumentation, it is assumed that the quality of medical treatment will improve because of the availability of data. For politicians, the latter issue is seen in close conjunction with security of this data, but patients do not play an active role in these considerations (DEUTSCHER BUNDESTAG 16/112). Data collected goes to the companies developing the apps and platforms instead of research initiatives. Even though there are patients' organizations actively engaged within the field of healthcare data, these do not become visible within the political or the public discourse examined via the corpora studied here. GOFFEY (2017) sees an interest in this data from the economic angle much stronger than the connected scientific work that could enable a better healthcare. The opposition parties in parliament in this context raise security issues and the need for data security and argue for informational self-determination, but not pointing to patients in this regard (no results were found within the protocols from legislative period 16 and 17, 2005–2009 and 2009–2013). Only single voices within politics demand a right for patients to be involved in legal developments, and the issue of data security as a main concern that might keep patients from using the functionalities.

The economic sector focuses on the opportunities but does not take risks into account at all (DELOITTE 2014). Within these discussions, the role of the patient is limited to a data generator, not even mentioned within the conditions of an implementation of digital healthcare (STRATEGY & PWC 2016: 19). Most references to patients state rather generally that developments will help them. Patients are talked about as those who need help that can be granted better with technology. The medical association of surgeons lists potential benefits of telemedicine – but no risks – sorted by groups (BDC 2015). The main potential for patients is seen here in a faster treatment with fewer risks of mistreatments and better access to information. It remains unclear on what these potential benefits are based and whether patients were involved in these findings. As BARDY notes,

> the patient is situated upstream of expert knowledge (interpretation, diagnosis) constituted from life data transmitted by care devices, which are installed and self-managed in the person's home and/ or mobile devices (smartphone and health application, insulin pump, cycler, pacemaker). In this process of constructing the person as an 'autonomous agent' of care, producer of data and receiver of 'objective' medical knowledge, the patient experience, nevertheless, covers another practical reality: that of the experience of the illness, of the relationship to oneself – constitutive of an intimate knowledge of the illness – and that of the person who is experiencing it, whose psycho-emotional dimension must be taken into account (2019: 60).

But patients' agency is limited by the perspective of experts. The association of medical specialists even claim that doctors should have the decision on when and where telemedicine is appropriate, taking all agency from the patients to the doctors: "The doctor is the one to decide if and for which patient a digital treatment is suitable" (SPIFA 2017: 3). The role of an informed and active patient is diminished here, even in the form that technical needs are addressed for the medical side only, but

not for patients. While labeling the position as patient empowerment, this association focuses on the right of doctors to not divulge every piece of information as "unnecessary burden" in the diagnosis (*ibid.*: 26).

Even where the patients' organizations form their voice, they mainly miss further involvement and talk about patients rather than talking for or with them. Those organizations are not included within the consultations for the respective laws (DEUTSCHER BUNDESTAG 19/171: 21431). Asked about the reasons, the government answers that in a circle of experts, these organizations are not to be invited (DEUTSCHER BUNDESTAG 19/041: 4092). There are no participative processes in order to involve patients' agency within the implementation of telemedicine. The main outcomes of the webcrawl in this regard are scientific studies, focusing on areas such as diabetes or cardiac insufficiency. The patients' role is limited to perspectives on their security and their acceptance of the applications developed, strongly focusing on the positive aspects arising from technological developments, such as reduced morbidity (e.g. DSCK 2012; KBV 2017). The telemedical infrastructure set up in relation between technology, organizations and social practices (BOWKER *et al.* 2010: 106) seems to be installed without engaged participation of patients, focusing mainly on the practices of doctors and the broader healthcare system, and producing biases that do not take diversity into account. Nevertheless, it is unlikely that this will lead to a failure of these infrastructures, but rather to power relations that give little room to patients' agency in order to keep the infrastructure intact.

When addressed as users of the electronic health card, it is pointed out to patients that "the highest priority is on data security and the right to informational self-determination" (GEMATIK 2012: 2). Patients are described and addressed as powerful here, but the focus always stays on the perspectives of the technology making everything easier and less time-consuming. At the same time, patients are asked to give all of the data and responsibility to the health authorities. The core agency of the patient and its enlargement throughout the new features remains uncertain. Patients' advocacy does not seem to criticize this. Only one position was found with a – in comparison – rather harsh critique by patients' associations:

Whether digital care for the patients is better or worse, nobody can seriously tell at the moment. There is no scientific work on the use and harm. But this is not the focal point here. It is on more efficient methods to reduce time and costs on the part of the patients and the doctor in charge (DPB 2017b).

What does this mean for the practices for patients?

When it comes to the datafication of health care and self-care, proponents in medicine, government, and technology typically emphasize its potential to prevent and mitigate the physical and financial burdens of 'lifestyle diseases' [...] by shifting their management away from hospitals and doctors and into the hands of empowered patients (RUCKENSTEIN & SCHÜLL 2017: 262).

The discourse in many regards promises a stronger agency for patients to be realized with telemedicine and its accompanying infrastructures, such as the empowering of patients through the management of their own health conditions. But this empowerment comes along with a huge amount of responsibility for the patients in forms of invisible work (STAR & STRAUSS 1999). They are seldom addressed directly neither forming their voice, but rather addressed as consumers and in advertising language. This account of patients being passive holds true for a long tradition of medical-historical settings, where patients are not given agency with regards to their treatment and health.

There are voices within the discourse that assume that digital treatments are accepted since a number of patients uses them (DEUTSCHE DIABETESHILFE 2019: 177). Others state that e. g., apps can lead to misinformation, and risks of false security are expressed via the use of apps (ALBRECHT 2016). Also, a need for more guidance is formulated, since "users of health apps have the challenge to identify a fitting and trustworthy app out of very broad range of offers" (*ibid*.: 32). Patients are treated as a homogeneous group. The agency of patients is not visible within this knowledge configuration. The same goes for the arenas of politics and regulation, even though patients' interests are discussed here. There is discussion *about* patients, but not *with* patients. Politicians assume that patients do want new developments, when discussing the respective laws: "Many patients are waiting for this. Many patients do want to use digital options"

(Tino Sorge, CDU politician: DEUTSCHER BUNDESTAG 19/116: 765). Again, the needs of patients are assumed without further clarification of where these statements come from.

Arenas of telemedicine implementation for patients

When looking at the discourse, there are three main phenomena discussed that are connected to direct change for patients: the doctor-patient relationship in general, digital information and monitoring via apps and platforms and the enhanced possibilities of treatment for chronical diseases.

Regarding the doctor-patient relationship, doctors strongly argue that telemedicine does not replace personal consultation as a "gold standard" (KBV 2018: 5), but rather augments it as a bridge between appointments for continuous monitoring. The option of using video telephony already exists. When in 2019 remote treatment was legally implemented, it came as a small part of a large legislative package and was mentioned as a side argument only (for the missing discussion see DEUTSCHER BUNDESTAG 19/071; 19/086). But until 2020, video consultations were possible only if patients visited their doctor beforehand, so especially long-term contacts and follow-up consultations were moved to digital communication. The argumentation on the enabling of video consultation focuses on the advantages of saving time and travel distances with this method. The aspects at the patients' side – who have to have not only an internet connection, but the technical skills to start a video consultation – as well as the social setting of a meeting in person (HELMAN 2007: 345) are not taken into account much by politicians and medical associations. The "power [that] enables doctors to act in the competent role demanded of them by most patients, and which is legally and professionally prescribed" (LUPTON 1994: 118) stays unchanged here, being remediated (BOLTER & GRUSIN 2000) in regards of the communication channel only.

After accomplishing pilot projects, it is possible today to see a doctor via (video)telephone even if doctor and patient haven't known each other beforehand (KVBaWÜ 2019). Medical associations aimed for an update in this regard in their arguments but were divided in their valuation of personal contact. After a general decision for enabling remote treatment in special cases (DEUTSCHER ÄRZTETAG 2018), due to the Covid-19 pandemic, video consultation was made possible without any personal contact or specific reasons in 2020 (KBV 2020). The infrastructure here became visible upon breakdown (STAR 1999: 382) and was adjusted accordingly. When forming a voice on this, associations of chronically ill patients see a clear pro in telemedicine when it comes to regular consultations to be held online or to information that is made available in formats such as videos or apps, since "information can be adjusted to the needs of the patient within his medical care ('patient journey')" (DPB 2017a: 17). As LUPTON states:

> Rather than power being experienced by its subjects as repressive (although this may happen in some contexts), the diffuse and heterogeneous ways in which it is exercised renders it productive, generative of knowledges, practices and forms of sociality (2018: 15).

Another growing sector is the above-mentioned digital training of patients, e. g., when a new diagnosis makes a lot of communication necessary. In these cases, training can be conducted via a digital platform or app where patients are asked to inform themselves in order to acquire the knowledge and practical skills needed to cope with the diagnosis. Apps and online tutorials, sometimes connected to personal contact with medical specialists via telephone or chat, serve as an addition to physical contact when prescribed by doctors. While information and interaction are seen at the center of the range available, medical devices with treatments are rare (ALBRECHT 2016: 17). Up to now the concrete use of these apps as well as the usability and data security has not been studied much, often because apps are not developed in cooperation with doctors or patients, but with commercial interest (ibid.: 20–21). Within this governing technology, repetitive tasks of information giving and explaining are outsourced from the medical responsibility and handed over to the individual patients that have to catch up with this information, but also with the insecurities and fears that might arise in the context of the new knowledge about one's own body. This is a form of entrepreneurial self-technology (BRÖCKLING 2016). Apps also are available as a form of reference or personal health or fitness diaries, often connected to forms of tracking, including measurements and monitoring (WIEDEMANN 2019; ROTTHAUS 2020), but forming a much broader scope of digital health than telemedicine since the healthcare system is not involved here. The same can be said about information on health being sought online and the forms of power (im)balance this might have, not connected to the healthcare system but addressed as telemedicine in some cases (HELMAN 2007: 334–354).

At the same time, clinical treatments are advertised to be accompanied or even replaced by an online treatment by clinics, such as a therapy to reduce stuttering (KASSELER STOTTERTHERAPIE 2019) as well as best practice examples from health insurance providers (AOK HESSEN 2019). For specialists and chronically ill patients, there are new ways of support, for instance digital tracking of symptoms such as blood sugar. When medical organizations discuss digital possibilities, they engage with those as possible next steps and see them as a chance for future treatment opinions, as within the field of diabetes: "smart pumps will make calculations for the amount of insulin to be applied and deliver them via cloud" (DEUTSCHE DIABETESHILFE 2019: 172). They demand a higher level of research engagement in order to use and strengthen the existing therapies supported by digital technology (ibid.: 174). It is assumed that diabetes is a data-intensive illness and therefore has to be treated by making data capture as easy as possible, kept in "a standardized readable and usable data-pool which patients, doctors and researcher can access (with different access and usage rights)" (ibid.: 260). A critical introspection on the implications of such a database is missing. The emergence of infrastructure is embedded (STAR 1999: 381) into other structures of monitoring and extends rather than altering them. Furthermore, this is a call for new infrastructures to be implemented, making patients use this technology without taking their expertise and needs into consideration.

When looking at another realm of medical treatment, an early study on telemonitoring for pacemakers puts it very clearly: The technology enables faster interventions and "can help to raise life expectations of patients" (DSCK 2012: 49). Patients' associations as well as doctors strongly encourage telemedical support for this diagnosis (KARDIONETZWERK 2019). Doctors also mention that in order to achieve positive aspects, a participation of the patients is needed: they are the ones that have to maintain the devices on a daily basis, make sure that an internet connection is stable and the like. Even though they are included in the consultations here, responsibility is given to the patients without them having much agency in the setup of the infrastructure or in the way their data is used and stored. At the same time, the "range of choices offered to users, however, is delimited by [...] how the technologies work, what they can or cannot do" (LUPTON 2018: 2). The technology is assumed to make everyday life for the (chronically ill) patient easier and less focused onto their own health, therefore descriptions such as "easy to understand", "comfortable" or "simple" are used, reducing patients to end-users. Only for dermatosis and its treatment on the basis of telemedicine, could a concept paper of pro and contra be found (BVDD 2019). The doctors' association that formulated this paper argues that with telemedicine, there is not only a need for accuracy and data security, but also a sense for the need of personal contact and affection. Their conclusion is, that not everything that is technically possible should be seen as reasonable.

In all of these cases, the doctor-patient relationship becomes enhanced via technology with its own agency, in one way or the other mediated by digital infrastructure. Whether the patient is the one sending data – as is the case with the monitoring of chronic illness – or the doctor is storing information within an app or changing the communication platform to a video, the infrastructure is linked to conventions of practice and built on an installed base, to name the most important properties STAR (1999: 381–382) sets for infrastructures. This has impact on the power relations: they are remediated within a different infrastructural setting.

Conclusion

When looking at patients' agency within the discourse on telemedicine, it is either low or missing completely within the discourse production on technical feasibility considered here. It can be understood as a discursive practice that patients remain silent. Agency is instead distributed to the speaker positions of political, medical and clinical professionals as well as health insurance provid-

ers. Their main discourse positions in supporting telemedicine focus on additional service, making healthcare better and faster – and selling it to doctors and health institutions in the first place while not yet considering patients. Little rejection of these developments was found. Most fundamental discussion emerged around the data generated with the governmental technologies implemented and its use. Nevertheless, it is promised that telemedicine and the infrastructural regime connected to it will lead to a rise in patients' agency, once implemented. In regard to arenas of telemedicine, three main phenomena have been found that connect to patients and involve changes for them. The doctor-patient relationship is enhanced with technology in telemedical settings. Via apps and platforms, information and training are delivered in a digital format. For chronic diseases, telemedicine plays an important role in improving continuous monitoring. Overall, a remediation of healthcare is manifest in this discourse arena. The different aspects of the intense discourse/practice-formations around it focus on politics, health professionals and insurances.

Although there is a lot of information addressing patients, with regard to changing treatment or new technologies such as apps, their interests are captured by experts only, the agency of patients themselves is missing. Digital healthcare could have the opportunity to enhance patients' agency and autonomy, but this is by now seldom an argument. This might also be grounded within the methodological approach chosen here: a discourse analysis, especially when conducted computationally, gives rise to the most important actors. If one would take into account for example ethnographic approaches to the voices patients actually raise in different constellations, the outcomes presented here might be questioned.

In accordance with GOFFEY (2017: 375) there is a fundamental difference between the objectives claimed as desirable and the part being implemented within practice so far. Power relations guide the discourse as well as the implementation.

> In the recent upswell of scholarship around the datafication of health care and self-care, social scientists have brought a great many concepts and analytical frameworks to bear on a great many cases and concerns; they have spent less time identify-

ing the possible points of tension or internal contradiction among them, or reflecting on how they might be combined in complementary and generative ways. (RUCKENSTEIN & SCHÜLL 2017: 270)

The concepts of governmentality and infrastructure served well as analytical frameworks here in order to carve out the materializations of patients' agency within the discourse on telemedicine. When population is to be seen as an object of political knowledge and at the same time individualized to take care of one's own needs, as Foucault describes it, digital infrastructures are capable of moving this knowledge further on to new concrete measurements. The discourse/practice-formation is in many regards making patients' agency invisible, but at the same time promising a stronger agency for patients to be realized with telemedicine and its accompanying infrastructures in the future. How these relations and contradictions will be further transformed is yet to be established within the evolving discourse itself.

Future Work

The work presented here did not aim to look at the usage of digital media within patients' attempt to actively engage with their illness and well-being. It attempts to focus on the discursive level of digital healthcare and the role of patients therein. Even if one can assume that the "users of digital health technologies are not simply passive recipients of health and medical information delivered to them by others" (LUPTON 2018: 5), this has been and is to be studied by research focusing on the use and appropriation of digital technologies and the digital information available to learn more about patients' agency.

By now, the thematization of telemedicine coming from patients seems to be rather low. Looking at social media, especially at groups and forums, the role telemedicine plays here is limited. A first glimpse into the existing Reddit Communities Tele-Medicine and Telehealth (REDDIT 2020), using the semantic word field generated for the webcrawl, shows that there is not much discussion going on. Rather, there are professionals advertising different possibilities and raising concrete professional questions. Most of the posts are re-postings of media coverage, but no comments or remarks by pa-

tients. Looking at Twitter with the same semantic word field, the tweets are in large parts filled with professional communication and advertising for new features possible, such as apps and tele-consultations with doctors. Telemedicine and telehealth therefore seem to remain a mostly technical discussion resembling discussions concerning medical equipment. Future work would have to take a closer and more systematic look into these and other communication platforms in order to find out more about what patients do talk about and where telemedicine plays a role within that. This could be more efficiently retrieved by using a different set of search words, focusing for example on the patients with chronic illness and the growing need and possibility to monitor in a digital way, or on specific apps and treatments. Furthermore, the media coverage of the discourse was not the focus of our initial webcrawl and therefore remains to be analyzed.

In what ways are the infrastructures implemented within telemedicine being questioned, appropriated, or reinterpreted? To answer these questions, research will have to dig deeper into the practices of patients not being represented within the public discourse and more closely connected to specific diseases or treatments, with in-depth interviews and other ethnographic methods. Within the political, economic and scientific discourse that was captured with the corpus processed for the study presented here, patients' agency is low and often stays invisible.

Acknowledgments

This paper could not have been completed without the corpus generation and filtering as well as the technical support and scripts developed within the hermA project team, esp. in collaboration with Benedikt Adelmann, Melanie Andresen, Evelyn Gius, Michael Vauth and Heike Zinsmeister. Darina Hashem, Susanne Hochmann and Moritz Loch did valuable work in helping to sample and annotate the source material, Nils Egger and Piklu Gupta in finalizing the manuscript. I thank the anonymous reviewers as well as Laura Niebling, Hannah Rotthaus and Lisa Wiedemann for concise and helpful comments and thoughts.

Funding

The research grounding this paper was supported by the Federal State Research Funding Agency Hamburg (Landesforschungsförderung Hamburg), LFF-FV-35, Project: Automated Modeling of hermeneutic Processes (Automatisierte Modellierung hermeneutischer Prozesse, hermA).

References

Source Material

ALBRECHT, URS-VITO (ed.) 2016. Chancen und Risiken von Gesundheits-Apps (CHARISMHA). https://publikationsserver.tu-braunschweig.de/receive/dbbs_mods_00060000 [16.03.2019].

AOK HESSEN 2018. Forum Spezial 1/2018. https://www.aok.de/pk/fileadmin/user_upload/AOK-Hessen/05-Content-PDF/aok_forum_spezial_1_2018_aok-hessen.pdf [22.03.2019].
—— 2019. AOK Forum Aktuell 1/2019. https://www.aok.de/pk/fileadmin/user_upload/AOK-Hessen/05-Content-PDF/aok_forum-aktuell_aok-hessen.pdf [22.03.2019].

BARMER 2018. Barmer-Magazin 2/2018. https://www.barmer.de/blob/127076/b96fb2497b6f629a21cc0c83a0a493b7/data/pdf-barmer-magazin-2-2018.pdf [20.03.2019].

BERTELSMANN STIFTUNG 2018. #SmartHealthSystems. Digitalisierungsstrategien im internationalen Vergleich. https://www.bertelsmann-stiftung.de/fileadmin/files/Projekte/Der_digitale_Patient/VV_SHS-Gesamtstudie_dt.pdf.

BERUFSVERBAND DER DEUTSCHEN CHIRURGEN (BDC) 2015. E-Health, Telemedizin, Telematik: Ein Überblick. Last retrieved 17.03.2019. https://www.bdc.de/e-health-telemedizin-telematik-ein-ueberblick/ [18.03.2019].

BIG DIREKT 2017. Sprechstunde beim Telearzt. https://www.big-direkt.de/de/leistungen/beratung-e-health/telearzt-sprechstunde-tablet.html [20.03.2019].

BUNDESVERBAND DEUTSCHE DERMATOLOGEN (BVDD) 2019. Telemedizin | BVDD. https://www.bvdd.de/positionen/telemedizin/ [16.03.2019].

DELOITTE 2014. Perspektive E-Health Consumer-Lösungen als Schlüssel zum Erfolg? https://www.telemedallianz.de/wp-content/uploads/2018/07/TMT-Studie-Perspektive-EHealth-2014.pdf [16.03.2019].

DEUTSCHE DIABETESHILFE 2019. Gesundheitsbericht 2019. https://www.diabetesde.org/system/files/documents/gesundheitsbericht_2019.pdf [30.04.2019].

DEUTSCHE STIFTUNG FÜR CHRONISCH KRANKE (DSCK) 2012. Vision TeKardio 1.0. Paradigmenwechsel zu einer besseren ambulanten Patientenversorgung. http://www.dsck.de/fileadmin/Media/Downloads/2012_VisionTeKardio_1-0.pdf [16.03.2019].

DEUTSCHER ÄRZTETAG 2018. 121. Deutscher Ärztetag. Beschlussprotokoll. https://www.bundesaerztekammer.de/fileadmin/user_upload/downloads/pdf-Ordner/121.DAET/121_Beschlussprotokoll.pdf [13.05.2019].

DEUTSCHER BUNDESTAG 15/170. Zweite und dritte Beratung des Entwurfs eines Gesetzes zur Organisationsstruktur der Telematik im Gesundheitswesen. 15.04.2005.
—— 16/112. Beratung des Antrags "Den Auswärtigen Dienst für die Aufgaben der Diplomatie des 21. Jahrhunderts stärken". 13.09.2007.
—— 19/041. Antwort der Parl. Staatssekretärin Sabine Weiss auf eine Frage der Abgeordneten Maria Klein-Schmeink. 27.06.2018.
—— 19/071. Erste Beratung des Entwurfs eines Gesetzes für schnelle Termine und bessere Versorgung (Terminservice- und Versorgungsgesetz). 13.12.2018.
—— 19/086. Zweite und dritte Beratung des Entwurfs eines Gesetzes für schnellere Termine und bessere Versorgung (Terminservice- und Versorgungsgesetz). 14.03.2019.
—— 19/116: Erste Beratung des Entwurfs eines Gesetzes für eine bessere Versorgung durch Digitalisierung und Innovation (Digitale-Versorgung-Gesetz). 27.09.2019.
—— 19/124. Zweite und dritte Beratung des Entwurfs eines Gesetzes für eine bessere Versorgung durch Digitalisierung und Innovation (Digitale-Versorgung-Gesetz). 07.11.2019.
—— 19/171. Zweite und dritte Beratung des Entwurfs eines Gesetzes zum Schutz elektronischer Patientendaten in der Telematikinfrastruktur (Patientendaten-Schutz-Gesetz). 03.07.2020.

DEUTSCHER PSORIARIS BUND (DPB) 2017a. PSO Magazin 3/17. https://www.psoriasis-bund.de/fileadmin/images/Ehrenamt/Wissenschaftlicher_Beirat/Seite_des_WB/2017-03_Augustin_und_Wimmer.pdf [02.05.2019].
—— (DPB) 2017b. PSO Magazin 6/17. https://www.psoriasis-bund.de/veroeffentlichungen/pso-magazin/archiv/pso-magazin-617/ [02.05.2019].

DOCDIREKT 2019. Über docdirekt. https://www.docdirekt.de/start/ueber-docdirekt/ [22.03.2019].

DVG 2019. Gesetz für eine bessere Versorgung durch Digitalisierung und Innovation (Digitale-Versorgung-Gesetz – DVG) vom 9.12.2019. In Bundesgesetzblatt Teil I, 49: 2562. 18.12.2019.

GEMATIK 2012. Für ein Gesundheitswesen mit Zukunft. Die elektronische Gesundheitskarte. https://www.energie-bkk.de/CustomData/Media/Document/5139.pdf [20.03.2019].

GKV-SPITZENVERBAND (GKV) 2018. Geschäftsbericht 2017. https://www.gkv-spitzenverband.de/media/dokumente/presse/publikationen/geschaeftsberichte/GKV_GB2017_barrierefrei_01_01.pdf [19.03.2019].

KARDIONETZWERK 2019. Telemedizin für Herzpatienten. https://www.kardionetzwerk.de/erkrankung-therapie/technologie/telemedizin.php [16.03.2019].

KASSELER STOTTERTHERAPIE 2019. Kasseler Stottertherapie. https://www.kasseler-stottertherapie.de/ [20.03.2019].

KASSENÄRZTLICHE BUNDESVEREINIGUNG (KBV) 2015. Klartext 01/2015. https://www.kbv.de/media/sp/klartext_2015_1.pdf [16.03.2019].
—— 2017. Nationale Versorgungsleitlinie Chronische Herzinsuffizienz. 2. Auflage. https://www.kbv.de/media/sp/nvl_herzinsuffizienz_lang.pdf [16.03.2019].
—— 2018. Klartext Ausgabe 2/2018. https://www.kbv.de/media/sp/KBV_Klartext_2018_2.pdf [16.03.2019].

—— 2019. Broschüre PraxisWissen E-Health. https://www.kbv.de/media/sp/KBV_PraxisWissen_E_Health_2016.pdf [16.03.2019].

—— 2020. PraxisInfo Corona Virus. https://www.kbv.de/media/sp/PraxisInfo_Coronavirus_Videosprechstunde.pdf [14.09.2020].

KASSENÄRZTLICHE VEREINIGUNG BADEN-WÜRTTEMBERG (KV-BaWü) 2019. docdirekt. https://www.kvbawue.de/praxis/neue-versorgungsmodelle/docdirekt/ [22.03.2019].

MHPLUS 2019. Telemedizin. https://www.mhplus-krankenkasse.de/privatkunden/gesundheits_leistungen/versorgung_plus/telemedizin/ [19.03.2019].

REDDIT 2020. TeleMedicine. Telehealth. https://www.reddit.com/r/TeleMedicine/ and https://www.reddit.com/r/telehealth/ [10.08.2020].

SBK-VERSICHERUNGEN (SBK) 2019. Telemedizin: Hausbesuch per Klick. https://www.sbk.org/gesundheit/medizin/telemedizin-hausbesuch-per-klick/ [20.03.2019].

SPITZENVERBAND FACHÄRZTE DEUTSCHLANDS (SPiFa) 2017. SpiFa-Grundsatzpapier-E-Health. https://www.spifa.de/wp-content/uploads/2017/04/2017-04-18-SpiFa_Grundsatzpapier-E-Health.pdf [17.03.2019].

STRATEGY & PwC 2016. Weiterentwicklung der eHealth-Strategie. Studie im Auftrag des Bundesministeriums für Gesundheit. https://www.telemedallianz.de/wp-content/uploads/2018/08/BMG-Weiterentwicklung_der_eHealth-Strategie-Abschlussfassung.pdf [16.03.2019].

Literature

ADELMANN, BENEDIKT; ANDRESEN, MELANIE; BEGEROW, ANKE; FRANKEN, LINA; GIUS, EVELYN & VAUTH, MICHAEL 2019. Evaluation of a Semantic Field-Based Approach to Identifying Text Sections About Specific Topics. *Digital Humanities 2019 Conference Papers*. DOI: 10.34894/CBQQ4A [19.05.2022].

ADELMANN, BENEDIKT & FRANKEN, LINA 2020. Thematic Web Crawling and Scraping as a Way to form focussed Web Archives. In HEALY, SHARON; KURZMEIER, MICHAEL; LA PINA, HELENA & DUFFE, PATRICIA (eds) *Book of Abstracts: #EWA-Virtual 2020. Engaging with Web Archives: 'Opportunities, Challenges and Potentials'.* Kildare: Maynooth University: 35–37. DOI: 10.5281/zenodo.4058013 [19.05.2022].

ANDRESEN, MELANIE; BEGEROW, ANKE; FRANKEN, LINA; GAIDYS, UTA; KOCH, GERTRAUD & ZINSMEISTER, HEIKE 2020. Syntaktische Profile Für Interpretationen Jenseits Der Textoberfläche. In SCHÖCH, CHRISTOPH (ed) *7. Tagung des Verbands Digital Humanities im deutschsprachigen Raum (DHd 2020): Spielräume. Digital Humanities Zwischen Modellierung und Interpretation. Konferenzabstracts.* Padeborn: Universität Padeborn: 219–223. DOI: 10.5281/zenodo.3666690 [19.05.2022].

BARAD, KAREN 2003. Posthumanist Performativity. Toward an Understanding of How Matter Comes to Matter. *Signs: Journal of Women in Culture and Society* 28 (3): 801–831.

—— 2007. *Meeting the Universe Halfway. Quantum Physics and the Entanglement of Matter and Meaning.* North Carolina: Duke University Press.

BARDY, PHILIPPE 2019. A Cross-Dimensional Look at the "Patient Experience". In BARDY, PHILIPPE (ed) *The Human Challenge of Telemedicine: Toward Time-Sensitive and Person-Centered Ethics in Home Telecare.* London: Academic Press: 39–73.

BERGER, PETER L. & THOMAS LUCKMANN 1967. *The Social Construction of Reality: A Treatise in the Sociology of Knowledge.* London: Penguin Press. [orig. 1966. *The Social Construction of Reality: A Treatise in the Sociology of Knowledge.* Garden City, NY: Anchor Books].

BLEI, DAVID M. 2012. Probabilistic Topic Models: Surveying a Suite of Algorithms That Offer a Solution to Managing Large Document Archives. *Communications of the ACM* 55: 77–84.

BOLTER, DAVID J. & GRUSIN, RICHARD A. 2000. *Remediation: Understanding New Media.* Cambridge: MIT Press.

BOWKER, GEOFFREY C., BAKER; KAREN, MILLER, FLORENCE & RIBES, DAVID 2010. Toward Information Infrastructure Studies: Ways of Knowing in a Networked Environment. In HUNSINGER, JEREMY; KLASTRUP, LISBETH & ALLEN, MATTHEW (eds) *International Handbook of Internet Research.* Heidelberg: Springer: 97–117.

BRÖCKLING, ULRICH 2016. *The Entrepreneurial Self.* London: SAGE.

CURTIS, BRUCE 2002. Foucault on Governmentality and Population: The Impossible Discovery. *The Canadian Journal of Sociology* 27 (4): 505–33.

EVERT, STEFAN 2009. Corpora and Collocations. In LÜDELING, ANKE & KYTÖ, MERJA (eds) *Corpus Linguistics. An International Handbook.* Berlin: De Gruyter Mouton: 1212–1248.

FOUCAULT, MICHEL 1973. *The Birth of the Clinic: An Archaeology of Medical Perception.* London: Routledge. [orig. 1963. *Naissance de la clinique.* Paris: Presses universitaries de France].

—— 1982. The Subject and Power. *Critical Inquiry* 8 (4): 777–95.

—— 1991. Governmentality (lecture at the Collège de France, 1979). In BURCHELL, GRAHAM; GORDON, COLIN & MILLER, PETER (eds) *The Foucault Effect: Studies in Governmentality.* Hempstead: Harvester Wheatsheaf: 87–104.

—— 2002. *The Archaeology of Knowledge.* London/New York: Routledge. [orig. 1969. *L'archéologie du savoir.* Paris: Gallimard].

GAIDYS, UTA; GIUS, EVELYN; JARCHOW, MARGARETE; KOCH, GERTRAUD; MENZEL, WOLFGANG; ORTH, DOMINIK & ZINSMEISTER, HEIKE 2017. Project Description: HermA: Automated Modelling of Hermeneutic Processes. *Hamburger Journal für Kulturanthropologie* 7: 119–23.

GLASER, BARNEY G. & STRAUSS, ANSELM L. 2010 [1967]. *Grounded Theory: Strategien Qualitativer Forschung.* Bern: Huber. [orig. 1967. *The Discovery of Grounded Theory. Strategies for Qualitative Research.* Chicago: Aldine Publishing Company].

GOFFEY, ANDREW 2017. Machinic Operations: Data Structuring, Healthcare and Governmentality. In HARVEY, PENELOPE; JENSEN, CASPER B. & MORITA, ATSURO (eds) *Infrastructures and Social Complexity: A Companion.* New York: Routledge: 366–78.

GOGIA, SHASHI 2019. Rationale, History, and Basics of Telehealth. In GOGIA, SHASHI (ed) *Fundamentals of Telemedicine and Telehealth*. London: Academic Press: 11–34.

HELMAN, CECIL G. 2007. *Culture, Health and Illness.* 5th edition. Hoboken: CRC Press [orig. 1984. Oxford: Butterworth-Heinemann].

KELLER, REINER 2011a. The Sociology of Knowledge Approach to Discourse (SKAD). *Human Studies* 34 (1): 43–65.

—— 2011b. *Wissenssoziologische Diskursanalyse: Grundlegung Eines Forschungsprogramms.* 3. Auflage. Wiesbaden [orig. 2005].

KELLER, REINER; HORNIDGE, ANNA-KATHARINA & SCHÜNEMANN, WOLF J. (eds) 2018. *The Sociology of Knowledge Approach to Discourse: Investigating the Politics of Knowledge and Meaning-Making.* New York/Oxon: Routledge.

KOCH, GERTRAUD & FRANKEN, LINA 2020. Filtern als digitales Verfahren in der wissenssoziologischen Diskursanalyse. Potentiale und Herausforderungen der Automatisierung im Kontext der Grounded Theory. In BREIDENBACH, SAMUEL; KLIMACZAK, PETER & PETERSEN, CHRISTER (eds), *Soziale Medien. Interdisziplinäre Zugänge zur Onlinekommunikation*. Wiesbaden: Springer: 121–138.

KOENIG, MATTHEW A. (ed) 2019. *Telemedicine in the ICU*. Cham: Springer Nature.

LEMKE, THOMAS 2011. *Foucault, Governmentality, and Critique. Cultural Politics & the Promise of Democracy*. Boulder: Paradigm Publishing.

LUPTON, DEBORAH 1994. *Medicine as Culture: Illness, Disease and the Body in Western Societies.* London/Thousand Oaks: SAGE.

—— 2018. *Digital Health: Critical and Cross-Disciplinary Perspectives*. London/New York: Routledge.

MCCALLUM, ANDREW K. 2002. MALLET: A Machine Learning for Language Toolkit. http://mallet.cs.umass.edu/ [19.05.2022].

MORSE, JANICE M. 2007. Sampling in Grounded Theory. In *the SAGE Handbook of Grounded Theory*, edited by Antony Bryant and Kathy Charmaz, 229–44. Los Angeles: SAGE.

RECKWITZ, ANDREAS 2002. Toward a Theory of Social Practices: A Development in Culturalist Theorizing. *European Journal of Social Theory* 5 (2): 243–263.

—— 2008. Praktiken und Diskurse. Eine sozialtheoretische und methodologische Relation. In KALTHOFF, HERBERT; HIRSCHAUER, STEFAN & LINDEMANN, GESA (eds) *Theoretische Empirie. Zur Relevanz qualitativer Forschung*. 2. Auflage. Frankfurt a. M.: Suhrkamp: 188–209 [orig. 2008].

ROTTHAUS, HANNAH 2020. Aushandlungen von Schwangerschaftsverhütung im Kontext digitaler Selbstbeobachtung. *Hamburger Journal für Kulturanthropologie* 11.

RUCKENSTEIN, MINNA & SCHÜLL, NATASHA D. 2017. The Datafication of Health. *Annual Review of Anthropology* 46 (1): 261–78.

SCHATZKI, THEODORE R. 2001. Introduction. Practice Theory. In SCHATZKI, THEODORE R.; KNORR-CETINA, KARIN & SAVIGNY, EIKE VON (eds) *The Practice Turn in Contemporary Theory*. London: Routledge: 1–14.

STAR, SUSAN L. 1999. The Ethnography of Infrastructure. *American Behavioral Scientist* 43 (3): 377–91.

STAR, SUSAN L. & RUHLEDER, KAREN 1996. Steps Toward an Ecology of Infrastructure: Design and Access for Large Information Spaces. *Information Systems Research* 7 (1): 111–134.

STAR, SUSAN L. & STRAUSS, ANSELM L. 1999. Layers of Silence, Arenas of Voice: The Ecology of Visible and Invisible Work. *Computer Supported Cooperative Work* 8 (1–2): 9–30.

TIMMERMANS, STEFAN & TAVORY, IDDO 2012. Theory Construction in Qualitative Research. *Sociological Theory* 30 (3): 167–86.

WIEDEMANN, LISA 2019. *Self-Tracking: Vermessungspraktiken im Kontext von Quantified Self und Diabetes*. Wiesbaden: Springer.

Manuscript received: 29.10.2021
Manuscript accepted: 31.05.2022

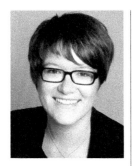 **LINA FRANKEN,** Dr. phil., is an interim professor for Computational Social Sciences at the Department for Sociology within LMU Munich. Before that, she worked as a coordinator of the digital humanities project "Automated Modelling of Hermeneutic Processes" at the Institute for Anthropological Studies in Culture and History at the University of Hamburg (2018–2021) and of the DFG-project "Digital Portal: Everyday Life in the Rhineland" (2013–2017) at the Rhineland Regional Council. She was a research assistant at the Universities of Bonn, Regensburg, and Bamberg (2010–2018). PhD in Comparative European Ethnology at the University of Regensburg in 2017 on "Cultures of Teaching. Agents, Practices and Norms in School Education", Magistra Artium in Folklore Studies, Modern History and Media Studies at the University of Bonn. Research interests: methodology and digital methods, STS, cultures and politics of education, intangible cultural heritage, work and food cultures.

LMU Munich, Department for Sociology
e-mail: lina.franken@soziologie.uni-muenchen.de
www.css.soziologie.uni-muenchen.de/personen/leitung/lina_franken/index.html

Das gezähmte Leben

Computer-basierte Wirkmacht radiologischer Befunddemonstrationen
in der onkologischen Sprechstunde

MARTIN KÄLIN

Abstract Mit Hilfe von Computertechnik haben sich radiologische Untersuchungsergebnisse seit den 1970er Jahren von diffusen, schwer interpretierbaren Röntgenprojektionen weiterentwickelt zu digitalen Repräsentationen, die sich auch Laien in ihrer anatomischen Sinnhaftigkeit erschließen können. Techniken wie Röntgentomographie, Magnetresonanz und Nuklearmedizin, deren Grundlagen über Jahrzehnte erforscht worden waren, wurden erst durch den Einsatz des Computers klinisch effektiv einsetzbar. Radiologisches Bildmaterial wird heute durch leichte digitale Verfügbarkeit auch den Patient*innen medizinischer Sprechstunden demonstriert. In langen asymptomatischen Verläufen von formal unheilbaren Krankheiten sind diese Bilder gelegentlich der einzige manifeste Aspekt der Krankheit. In ihrer zugespitzten graphischen Wirkmacht, die in digitaler Rekonstruktion und Präsentation wurzelt und im historischen Rückblick gesehen allein zur Erleichterung der ärztlichen Interpretation optimiert wurde, vermögen die Bilder eine Inkorporierung von krankmachenden Befunden in das leibliche Erleben zu vermitteln. Hierdurch prägen digitale Bilder als Artefakte die durch bessere Therapien immer länger werdenden asymptomatische Phasen schwerer Krankheiten existenziell. Komplementär zu einem Bild von Philipp Ariès, der ein offen kommuniziertes sozial erlebtes Sterben bis zum Anfang des 18. Jahrhunderts in einem assimilierten, einem gezähmten Tod enden sah, während er dem Tod in der Medikalisierung und damit einhergehenden sozialen Tabuisierung des Industriezeitalters als verwildert bezeichnete, soll an dieser Stelle die Frage nach dem Leben gestellt werden. Mittels klinischer Vignetten soll untersucht werden, ob der Computer durch die Wirkmacht scharfsichtig vorausschauender digitaler radiologischer Technologien in formal unheilbaren Krankheitssituationen, in denen das alltägliche leibkörperliche Erleben einer (vermeintlichen?) Gesundheit lange näher liegt als einer tödlichen Erkrankung, an assimilativen Prozessen teilhat, die in gewisser Weise nicht Krankheit oder Tod, sondern geradezu das Leben selbst zähmen.

Schlagwörter Radiologie – Technikgeschichte – Palliativmedizin – Leiblichkeit – Körpersoziologie – Unheilbarkeit – Doing Illness

Einleitung

Welchen Platz nimmt der Computer in der modernen Radiologie ein? Digitale Technologie hat die klinische Radiologie in den letzten 50 Jahren vollständig verändert. Der Weg von der Röntgenprojektion auf analoges Filmmaterial, an der sich seit der Entdeckung der Röntgenstrahlung zu Beginn des 20. Jahrhunderts bis in die 1960er-Jahre im Wesen nicht viel geändert hatte, zu hochauflösenden graphischen 3D-und 4D-Rekonstruktionen moderner Bildgebung ist ohne Computertechnologie undenkbar. Diskurse um Entstehungspraxis und darstellende oder repräsentierende Verhältnisse dieser graphischen Produkte werden in kulturwissenschaftlichen Disziplinen wie den Science and Technology Studies (STS), der Praxistheorie oder der Medientheorie umfassend diskutiert (u.a. BURRI 2008, SANDFORT 2019).

Die überwiegende Mehrheit der Perspektiven auf die digitale Verarbeitung von radiologischen Untersuchungen des menschlichen Körpers, sei der Blickwinkel medizinisch, medizininformatisch oder kulturwissenschaftlich, hat einen gewichtigen gemeinsamen Nenner: Die Sicht des radiologisch untersuchten Individuums kommt darin nicht vor. Ich spreche weder von einem zu durchleuchtenden anatomischen Körper, also streng genommen einem experimentellen Substrat, noch meine ich die juristische Person, deren Datenhoheit diskutiert werden muss oder die Kundschaft eines gesellschaftlich umstrittenen ökonomischen Zweiges, der sich Gesundheitswesen nennt. Gemeint ist ein leibkörperliches Wesen, dessen existenzielle Vulnerabilität sich in der Regel akzentuiert hat, *bevor* es sich den Detektoren bildgebender Verfahren überhaupt erst aussetzt. Gerade für diesen Menschen in einer Patient*innenrolle hat sich das radiologische Erlebnis durch digitale Bildpraxis in den letzten zwei Jahrzehnten grundlegend verändert. Während bis zur Jahrhundertwende radiologische Bilddaten als unentschlüsselbare diffuse Projektionen in Röntgenabteilungen oder Archiven weit weg von den Augen der Patient*innen lagerten, sind sie heute via ärztliche Präsentation auf dem Sprechzimmercomputer oder gar selbständigen Download von einem Webportal als anatomisch nachvollziehbare Rekonstruktionen mitten in deren Blickfeld gerückt.

Im Folgenden soll im Kontext der Befundübermittlung graphischer radiologischer Daten an unheilbare Patient*innen ein bisher wenig beachtetes performatives Element der medizinischen Kommunikation untersucht werden, dessen notwendige technische Bedingungen vollumfänglichen in digitalen Prozessen liegen. Hierzu besteht der Artikel, im Anschluss an eine kurze thematische und methodische Einführung, aus drei Säulen: *erstens* soll in einem historischen Abriss zusammengefasst werden, wie der Computer im letzten halben Jahrhundert sukzessive die Generierung radiologischer Daten, deren Formation zu Bilddarstellungen qua Repräsentationen mittels graphischer Software und schließlich deren elektronischen Kommunikation ermöglicht hat, so dass sie Teil der Kommunikation in der medizinischen Sprechstunde werden konnten.

Zweitens soll mittels teilnehmender Beobachtung in drei Vignetten (V1–V3) aus der onkologischen Klinik die Patient*innenrolle in radiologischen Befunddemonstrationen diskutiert werden und untersucht werden, in welcher Art jene der Wirkmacht radiologischer Bilddaten untersteht. Diese wird in einer medien- und praxistheoretischen Rahmung in einer Praxis kontextualisiert, in der durch die Inkorporierung pathologischer radiologischer Befunde, die dem subjektiven Krankheitsverlauf weit vorgreifen, die intakte

Leiblichkeit im symptomlosen Verlauf chronischer Krankheiten digital verletzt wird. Es kann hierbei argumentiert werden, dass komplementär zum techniksoziologischen Konzept des *Doing (Digital) Health* von einem *Doing Digital Illness* gesprochen werden muss.

Und *drittens* soll versucht werden, eine in der Menschheitsgeschichte völlige neuartige Situation – den prospektiven visuellen Einblick in das Verfallen des eigenen Körpers dem Tode zu – in Anlehnung an Konzeptionen des französischen Historikers Philippe ARIÈS auf einen ersten Nenner zu bringen. ARIÈS (2009 [1978]) sah ein offen kommuniziertes sozial erlebtes Sterben bis zum Anfang des 18. Jahrhunderts in einem gezähmten Tod enden, während er dem Tod in der sozialen Tabuisierung des Industriezeitalters als verwildert bezeichnete. Es wird zu fragen sein, ob in den länger und länger werdenden symptomarmen Phasen formal unheilbarer Krankheiten, in denen das alltägliche leibkörperliche Erleben einer (vermeintlichen) Gesundheit näher liegt als einer tödlichen Erkrankung, die Wirkmacht digitaler radiologischer Technologien weniger die Krankheit assimiliert, um so in Ariès' Sinn Sterben und Tod zu zähmen, sondern es in einem gewissen Sinne *das Leben selbst ist, das gezähmt wird*.

Patient*innen als Forschungsgegenstand: Methodische Ausgangslage der Betrachtung

Dass die Rolle von Patient*innen im computergestützten Bilddiagnoseverfahren bis heute sehr marginal analysiert wurde, mag verschiedene Gründe haben. Eine Ursache scheint in der Forschungspraxis selbst zu liegen. Ist eine Interdisziplinarität von theoretisch arbeitenden und klinisch tätigen Menschen im Binnenterritorium eines akademischen Systems durchaus umzusetzen, wie viele der im Folgenden zitierten Studien aufzeigen, lässt sich eine direkte Partizipation von nicht klinisch tätigen Menschen an medizinischen Behandlungssituationen bedeutend schwerer realisieren, wie HEIMERL (2013: 32f.) in ihrer aufschlussreichen ethnografischen Studie zum Schwangerschaftsultraschall darlegt. Sie habe, beschreibt die Autorin, den Zugang zu den einzelnen Konsultationen in Ermangelung einer klar definierten klinischen Funktion immer wieder neu bewerkstelligen müssen, indem sie sich beispielsweise in der Wartezone neben potenzielle Patientinnen der Ultraschallsprechstunde gesetzt habe, um diesen dann unauffällig in den Untersuchungsraum zu folgen.

Auch BURRI (2008), die ein umfassende Analyse der Magnetresonanztomographie verfasst hat, kam mit den Patient*innen nur im Rahmen der Herstellung der Bilddaten in Kontakt, nicht bei der Besprechung mit den weiterbehandelnden Kliniker*innen. Mit Blick auf die auffällige Untervertretung der besagten Perspektive im wissenschaftlichen Diskurs hat mich deshalb meine eigene Praxis geleitet. Ziel ist es, die Situation des durchleuchteten Individuums für diesen Überblick in den Fokus zu setzen und hierzu meinen Blickwinkel als klinisch tätiger Mediziner mit Sprechstundentätigkeit an einem Tumorzentrum mit einer technikhistorischen und medienwissenschaftlichen Lese der medizinischen Bildtheorie zu verbinden. Anhand von drei Fallbeispielen soll im Folgenden die postulierte Wirkmacht radiologischer Artefakte in der ärztlichen Sprechstunde illustriert werden. Auch wenn empirische Daten zu verwandten Fragestellungen zitiert werden, handelt es sich in der folgenden Untersuchung vorerst um eine theoretische Diskussion der von mir selbst begleiteten Fallstudien. Dieser Artikel erhebt damit keinen Anspruch auf empirische Breite, sondern soll vielmehr den Sachverhalt erstmals skizzieren, also präliminär auf ein bisher wenig beachtetes Phänomen klinischer Digitalisierung hinzuweisen, welches in empirischen Studien, vornehmlich ethnographischer Art, weiter zu erforschen sein wird. Hierzu soll die Diskussion, vor allem auch in der medienhistorischen und -theoretischen Rahmung der Fallstudien, einen wichtigen, neuen diskursanalytischen Ansatz eröffnen.

Ausgangspunkt der Forschung ist also der onkologische Alltag, in welchem radiologische Untersuchungen eine zentrale Funktion haben, nehmen sie doch im Rahmen von Standortbestimmungen darauf Einfluss, ob eine Therapie sich als erfolgreich erweist und weitergeführt, oder aber abgebrochen werden soll. Radiologische Untersuchungen stellen somit Leitplanken für teils jahrelange Therapieverläufe dar und haben, indem sie heute den Betroffenen demonstriert werden, aus sich selbst heraus eine Wirkmacht im klinischen Alltag und im Leben jener entwickelt. 2019 zeigte erstmals eine Medikamentstudie zum metastasierten schwarzen Hautkrebs ein durchschnittliches 5-Jahresüberleben von 52 % (LARKIN 2019). Dies bedeutet exemplarisch, dass bei diesem fortgeschrittenen Krankheitsstadium, in dem noch um die Jahrhundertwende praktisch alle Patient*innen innert Monaten verstarben, heute unter adäquater Behandlung mehr als die Hälfte nach 5 Jahren noch lebt.[1]

Bei vielen asymptomatischen Verläufen bestehen die Momente, in denen die unheilbare Diagnose subjektiv überhaupt fassbar wird, in radiologischen Verlaufsuntersuchungen, in denen nicht geprüft wird, ob Tumor vorhanden ist, dies ist in diesen Stadien meist als bekannt vorausgesetzt, sondern in denen gemessen wird, ob der Tumor eine Dynamik hat. Diese Situationen, die in Gesprächen zwischen Kliniker*innen und Patient*innen unter Zuhilfenahme des Computers stattfinden, stehen für die folgende Betrachtung im Vordergrund. In dieser sogenannten „palliativen Situation" in der onkologischen Praxis, die keine Sterbesituation ist, sondern die Situation einer *formalen Unheilbarkeit*, haben wir unter dem gegebenen Blickwinkel zwei Entwicklungen zu vergegenwärtigen, die diametral auseinanderlaufen. Einerseits wird das Überleben immer besser und länger, andererseits werden die radiologischen Technologien, mittels welcher die Krankheitsverläufe interpretiert werden, laufend sensitiver und ihre Kommunikation durch digitale Graphik medial ansprechender und somit eindrücklicher. Das radiologische Bild zeigt oft schon früh subtile morphologische Veränderungen, die erst viel später eine leibliche Signifikanz haben werden. Das Bild vermittelt also in einem gewissen Sinne eine Vorwegnahme von künftigem Leid. Die Patientin, die sich weitgehend so fühlt, als ob sie gesund wäre, wird im Moment der Bilddemonstration nicht primär das erfreuliche Faktum erkennen, dass der Tumor stabil ist, sondern sie wird sehen, dass der Tumor *noch da* ist. Etwas zu wissen und etwas zu sehen, dies wird im Folgenden zu zeigen sein, sind zwei verschiedene Dimensionen. Im Gegensatz zu der Literatur zu den geheilten Krebsüberlebenden auf der einen Seite und zu den Sterbenden auf der anderen Seite, existiert bisher wenig Literatur zu den *Lebens*verhältnissen in jenem apodiktischen Zwischenreich von normaler Lebensqualität und formal apodiktischer Unheilbarkeit, das dank des medizinischen Fortschritts immer länger wird.

Empirische Analysen zu diesem letzten erwähnten Aspekt, der kommunikativen Übermittlung radiologischer Bilddarstellungen an die direkten Betroffene, sowie Fragen zu deren Perzeption der Bilder und die damit situativ zu Tage tretende praxeologische Wirkmacht sind erstaunlich rar, in Anbetracht von Vorgängen, die sich seit mehr als einem Jahrzehnt täglich dutzendfach in jedem Krankenhaus abspielen. Anhand weniger vergleichbarer Daten sollen deshalb im Folgenden zwei funktionelle Motivationen der betreffenden Bilderdemonstrationen postuliert werden: *Einerseits* scheint das Bildmaterial als Evidenz in einem ärztlichen Überzeugungsprozess zu figurieren, nämlich als Verständigungshilfe dahingehend, das Faktum der unheilbaren Krankheit glauben zu können, indem es mit eigenen Augen zu sehen ist. *Andererseits* wird radiologisches Bildmaterial als pädagogisches Hilfsmittel in einem Assimilierungsprozess zur Erlangung von Kontrolle und modellhaftem Verständnis der Krankheitsprozesse beigezogen.

Es wird anhand der klinischen Vignetten zu fragen sein, inwiefern diese Hauptfunktionen, Überzeugung und Assimilierung, in der prolongierten unheilbaren Krankheitssituation sich als konstruktiv erweisen. Wenn beispielsweise (V3) eine völlig asymptomatische Patientin durch den Anblick ihrer unzähligen Knochenmetastasen den Mut verliert, ihrer liebsten Freizeitbeschäftigung nachzugehen, die sie ungefährdet weiter ausüben könnte, oder wenn ein Patient eine Auflockerung in der Knochensubstanz seines Beckens durch die computertomographische Darstellung als Loch im Knochen interpretiert (V1), durch das er imaginär beim Gehen seine Eingeweide gleiten spürt, was ihn jeweils an die sonst symptomlose Krankheit erinnert, dann müssen wir davon ausgehen, dass digitale Befunde inkorporiert werden. Digitale Aufbereitungen radiologischer Daten haben, anders gesagt, an einem noch nicht näher beschriebenen Interface zwischen graphischer Repräsentation und menschlicher Existenz teil. Die später näher zu umschreibende Inkorporierung ist nicht auf einen Placeboeffekt zu reduzieren, der im Sinne eines Subjekt-Objekt Dualismus aufzulösen wäre, sondern wirkt leibkörperlich existenziell.[2]

Indem mit der vorliegenden Untersuchung epistemologisches Neuland betreten wird, dies sei noch einmal betont, kann vorerst keine strukturierte qualitative Analyse einer klinisch umrissenen Kohorte präsentiert werden. Stattdessen soll methodisch betrachtet auf einer ersten Ebene einerseits technikgeschichtlich, andererseits phänomenologisch geprägt die Voraussetzungen der postulierten Praxis umrissen werden und ein Vokabular zu ihrer theoretischen Verortung bereitgestellt werden. Auf einer zweiten Ebene sollen empirische Daten aus medizinsoziologischen und ethnographischen Studien zusammengefasst werden, die in struktureller Analogie zur vorliegenden Untersuchung gelesen werden können. Schließlich sollen auf einer dritten Ebene die klinischen Vignetten aus dem onkologischen Alltag diskutiert werden, die bewusst nicht unter dem Blickwinkel medizinischer Kasuistik, sondern aus einer phänomenologischen Perspektive dargelegt werden. Die Vignetten sollen einerseits mittels des im ersten Teil erarbeiteten Vokabulars in einen sowohl klinischen als auch existenziellen Kontext eingeordnet werden, andererseits durch Vergleich mit den Daten der zweiten Ebene auf Analogien zu empirisch Erschlossenem geprüft werden. Es handelt sich also beim hier Dargelegten um eine vorerst weitgehend theoretische Sondierung eines Terrains, das bisher in ethnographischen, medizinsoziologischen oder psychoonkologischen Untersuchungen wenig beachtet wurde, nämlich um die Frage nach der Art der Einflussnahme von grafischen medizinischen Befunden auf die leibliche Existenz von Menschen. Diese diskursive Lücke ist, wie zu zeigen sein wird, dem Umstand zuzuschreiben, dass in der gegebenen Situation digitale und existenzielle Prozesse auf eine Weise verschränkt sind, die sich einer adäquaten Beschreibung im Diskurs des biopsychosozialen Krankheitsmodells weitgehend zu entziehen scheint.

Historische apriori der Hardware: Durchsichtiger Körper oder virtuelle Repräsentation?

Rein technisch gewärtigen wir in der Situation der Befunddemonstration auf dem ärztlichen Computerbildschirm ein *Graphical User Interface (GUI)*, (RIEGER 2019), an dem die Patient*innen visuell beteiligt sind. An diesem GUI lässt sich der Einfluss der Genealogie digitaler Prozesse in Bildverarbeitung, Bildbearbeitung und Bildübermittlung auf performative Prozesse *exemplarisch* nachvollziehen. Hierfür soll nun grundlegend mittels einer

Skizze der historischen Entwicklung computergenerierter Bilddaten und des damit einhergehenden Abbildverständnisses der Weg computerunterstützter Bildgebungsmodalitäten in den Alltag hiesiger medizinischer Klinik während der letzten 50 Jahre nachgezeichnet werden. Als Ausgangspunkt erweist sich ein paralleler Abgleich von Ultraschall (US) und CT in Bezug auf Technikgeschichte und Rezeptionshistorie als hilfreich.

Rekonstruktion:
Schallschatten vs. anatomische Projektionen

Der erste piezoelektrische Ultraschall-Transducer wurde im Ersten Weltkrieg von Langevin, einem Schüler Curies entwickelt, um U-Boote zu lokalisieren (THOMAS 2013: 123f.) Während in den 1920er-Jahren Ultraschall schon als Therapeutikum genutzt wurde, zeigte sich die Entwicklung im diagnostischen Bereich eher schleppend. In den 1950er-Jahren wurde zweidimensionale Sonographie-Verfahren im Bereich der Weichteildiagnostik im Sinne der Identifikation maligner Formationen verfügbar (DONALDS 1958). Gleichzeitig entwickelte sich die fetale Diagnostik. In den 1970er-Jahren wurden die Untersuchungsresultate im Bereich der Weichteildiagnostik durch Graustufentechniken besser interpretierbar, jedoch setzte sich im Bereich der morphologischen Diagnostik maligner Erkrankungen rasch die Computertomographie durch (THOMAS 2013: 135) und beherrschte schon Ende der 1970er-Jahre zuerst allein, dann gemeinsam mit der Kernspintomographie das Feld. Wie ist diese rasche Dominanz technisch zu erklären?

Unschwer nachzuvollziehen ist der Anteil digitaler Methodik an der Herstellung radiologischer Bilddaten, auf die zuerst eingegangen werden soll. Während Ansätze zu Schichtbildtechniken bereits kurz nach der Erfindung der Röntgenuntersuchung zu Beginn des zwanzigsten Jahrhunderts erste Resultate zeitigen, vermochte erst der Einsatz digitaler Prozessierung ein dem Kliniker dienliches Schaubild zu generieren. In der seit Anfang der 1970er-Jahre verfügbaren Computertomographie (CT) hat der Computer bis zum heutigen Datum trotz digitaler Allgegenwart explizit seinen Platz im Namen behauptet, jedoch konnten auch bei der Magnetresonanztomographie (MRT) jahrzehntelange physikochemische Analyseprozesse

erst digital zu medizinischen Zwecken genutzt werden.

Die visuellen Outputs einer Ultraschalluntersuchung des Bauches von 1975 und von 2021 präsentieren sich zwar von der Auflösung her unterschiedlich, ein Laie würde die Bilder trotzdem der gleichen *Modalität* zuordnen. Gleichzeitig könnte er/sie auf *beiden* Bildern schwerlich Organe identifizieren, da die Interpretation von Schallschatten insofern für das ungeübte Augen sehr komplex ist, als dass das kegelförmige Untersuchungsfeld nicht direkt mit einer planimetrischen anatomischen Skizze korreliert. Komplementär ist die Situation beim Nebeneinanderlegen einer konventionellen Bruströntgenaufnahme, einem „funebren Lichtbild […] mit Flecke[n] und Dunkelheiten" (MANN 1981 [1924]) und eines computertomographischen Schnittbildes des Thorax in koronarer Projektion, also frontal betrachtet. Diese Darstellung erinnert grafisch an die Auslegeordnung des Anatomieatlas und lässt so Herz, Lungen, Zwerchfell, Leberkuppel einfach identifizieren. In diesem zweiten Fall ist die Familienähnlichkeit der beiden Modalitäten, Bruströntgen und CT, nicht ohne weiteres ersichtlich, obwohl es sich bei beiden Untersuchungsresultaten um *Röntgenbilder* handelt, hingegen könnte ein Laie dazu angeleitet werden, auf dem CT-Bild die Organe zu identifizieren und ihnen ihre Position in seinem eigenen Körper zuzuordnen. Diese Kluft, die zentral von der Erarbeitung einer visuell verständlichen *Repräsentation* durch die Computertomographie herrührt, deren Perzeption, wie FRIEDRICH (2010) auf Ludwik Fleck basierend gezeigt hat, auf spezifische Seh- und Lesekompetenzen im Sinne eines „Sehkollektivs" zurückgreift, ist vollumfänglich digitaler Technik zuzuschreiben.

Ein konventionelles Röntgenverfahren hat den Nachteil, dass es nur Projektionsbilder liefert, was bedeutet, dass die Röntgenstrahlen zwar die einzelnen anatomischen Schichten einzeln und vollständig durchdringen, diese Schichten aber in der Betrachtung, indem sich alle gleichzeitig übereinander auf ein und denselben Röntgenfilm projizieren, in jedem Punkt eine Mittelung mit erheblichem Kontrastverlust darstellen (BUZUG 2005: 41).[3] Seit hundert Jahren war versucht worden, einzelne Schnittebenen zur besseren Analyse durch analoge Verfahren hervorzuheben. Im Gegensatz zu diesen immer noch konventionellen Röntgendarstellungen wirkt bei der Computertomographie nicht ein fotographischer Film als Aufzeichnungsmedium, sondern ein Ring aus Detektoren. Diese messen die Signale der Strahlenquelle, die dann mittels Fourier-Transformationen direkt zu einem digitalen Bild aufgearbeitet werden, in dem in jedem Bildpunkt (Pixel) eine Graustufe die Röntgendichte des repräsentierten Gewebevolumens kodiert (BORCK 2007: 268).

Repräsentation: Graphische Umsetzbarkeit als Treiber radiologischer Technikgeschichte

Während bei der ersten Generation der CT, wie sie von Godfrey Hounsfield ab 1967 mit einem Forschungsteam von *Electric und Musical Industries* (EMI) entwickelt wurden und ab 1971 in London zur radiologischen Analyse des Kopfes klinisch eingesetzt wurden, für das Abtasten jeder einzelnen Schichtebene noch Minuten benötigt wurden (HOUNSFIELD 1973), ermöglichte die Entwicklung von Hard- und Software in den 1970er-Jahren allmählich klinisch vertretbare Untersuchungszeiten. Die darauffolgenden Gerätegenerationen unterscheiden sich vor allem durch Anzahl und Anordnung der Detektoren in Bezug zur untersuchten Person und zur Strahlenquelle mit dem Ziel der Verkürzung der Prozesse. Da die Zwerchfellbewegung zu Artefakten führte, musste die Akquisitionszeit auf eine Dauer limitiert werden, die den möglichen Atemstopp nicht überstieg. 1989 wurde von Willi Kalender ein Prototyp präsentiert, der bei kontinuierlichem Vorschub der Person die Daten in Form einer Spirale, oder dreidimensional gedacht einer Helix, abtasten konnte (BUZUG 2005: 50f.).

Auch bei der Entwicklung weiterer Modalitäten, die den aktuellen radiologischen Alltag bestimmen, insbesondere Magnetresonanztomographie (MRT) und Positronenemissionstomographie (PET) konnten seit Jahrzehnten bekannte physikochemische Untersuchungsansätze erst durch den Schub digitaler Technologie seit den 1960er-Jahren in ein klinisch breit verwendbares Instrumentarium integriert werden. Die erste experimentellen Kernspinmessungen wurden bereits in den 1930er-Jahren durch Isidor Isaac Rabi durchgeführt. Die Magnetresonanz von Atomkernen wurde in den 1940er-Jahren von Felix Bloch und Edward Purcell unabhängig entdeckt. 1971 zeigte Raymond Dama-

dian, dass mit einem MRT-Gerät malignes Gewebe mittels *in vivo* Tiermodellen identifiziert werden konnte (THOMAS 2013: 117f.) SANDFORT weist auf die frühe Verbindung naturwissenschaftlich ausgerichteter Forschungsarbeit zum medizintechnischen Markt hin, der sich um 1977 stabilisierte, so dass Elektronikkonzerne wie Siemens, General Electrics oder Philips die Entwicklung der MRT-Modalität mit hohen Investitionen förderten (2019: 141).

Für die klinische Ganzkörper-MRT muss ein Magnet konstruiert werden, der groß genug ist, einen Menschen aufzunehmen, und in dessen Innerem ein computerkontrolliertes Magnetfeld erstellt werden kann, das über dem Körper in jeder Richtung linear verändert werden kann. Im dynamischen Prozess der Bilderstellung wird ein Radiosender und -empfänger benötigt, der die unterschiedlich in den Geweben verteilte Kernspinresonanz auslöst und anschließend das resultierende Signal empfängt (RINCK 1983: 342). Anfang der 1980er-Jahre wurden erste MRT-Bildgebungen als medizinisches Diagnostikum möglich. BURRI hat den Weg der MRT in der klinischen Umgebung für die Schweiz umfassenden untersucht (2000), 1982 nahm die Verbreitung mit dem ersten MR-Symposium ihren Ausgang, ab 1990 begann die breitflächige Investition der Kliniken in die Technologie, und um das Jahr 2000 fanden sich allein in der Schweiz bereits ungefähr hundert MRT-Geräte (*ebd.*: 29). Die Vertrautheit mit der bereits praktisch ubiquitären Computertomographie wurde von den durch BURRI Befragten als Voraussetzung für den erfolgreichen Einsatz der MR-Technik gesehen, insbesondere die Fähigkeit radiologischen Fachpersonals, die Zusammenhänge zwischen menschlicher Anatomie und digital generierter Quer-, Frontal- und Sagittalschnitte zu erkennen und umzusetzen (*ebd.*: 18).

Die Akzeleration einer jahrzehntelangen Entwicklung ist so auch beim MRT vornehmlich der Rechenleistung geschuldet. Im oben referenzierten Artikel (RINCK 1983), in dem das Verfahren als neue bildgebende Methode vorgestellt wird, findet sich ein Detail, das auf bemerkenswerte Weise illustriert, welches Ausmaß die durch Computertechnik seit den 1970er-Jahren ermöglichte Dynamik in der Weiterentwicklung bildgebender Diagnostik annahm. Während 1983 seit der Publikation erster experimenteller computertomographischer Daten kaum ein Jahrzehnt vergangen ist und die CT im nicht akademischen klinischen Bereich überhaupt erst ankommt, ist in Bezug auf die Untersuchungsqualität von zerebralen CT-Schnittbildern 1983 bei RINCK schon von der *„konventionellen* Röntgen-Computertomographie" die Rede (343, Hervorh. MK).

Auf einer noch komplexeren synthetischen Ebene suggeriert seit den späten 1990er-Jahren die Fusion der Analyse von nuklearmedizinisch detektierten Stoffwechselprozessen mit computertomographisch ermittelten anatomischen Daten, dass biologische Prozesse, beispielsweise das Wachstum von Tumoren, in der Positronenemissionstomographie-CT (PET-CT) an Ort und Stelle g*esehen* werden können. Die physikochemischen Grundvoraussetzungen für die nuklearmedizinische Modalität wurden ebenfalls bereits seit den 1940er-Jahren entwickelt, der erste Flächendetektor für eine klinische Verwendung wurde 1968 präsentiert, der erste Ringdetektor 1974 (THOMAS 2013: 190f.) Bei der heute gängigen PET-CT wird dem Patienten ein radioaktiv markierter Tracer gespritzt, der im Körper verstoffwechselt wird und auf diese Weise den Glukosestoffwechsel verfolgbar macht. Aufgrund des schnelleren Stoffwechsels von Tumorzellen wird der Tracer vom Tumor verstärkt aufgenommen, so dass es zu einer Anreicherung kommt, die nuklearmedizinisch detektiert und in der Fusion mit einer parallel durchgeführten CT anatomisch lokalisiert werden kann (BEYER *et al.* 2002: 24–34). Zu den bereits besprochenen computertechnischen Rekonstruktions- und Visualisierungsprozeduren kommen weitere hinzu, wie die Farbcodierung der Aktivitätsareale (PET) und ihre Koordination mit den zugehörigen anatomischen Arealen (CT) (RATIB 2004: 47f.)

Zwischen der Auflistung physikalischer Daten und dem Erstellen von Bilddarstellungen durch graphische Software, die sich bis heute in ihren bildgestalterischen Elementen am anatomischen Präparat und am Operationssitus orientiert, liegt nicht nur ein weiter Weg, sondern auch eine weiterhin bestehende Kluft zwischen wissenschaftlicher Objektivität einerseits und abstrahierender Anschaulichkeit von Bilderwelten andererseits. Radiologische Simulacra, so wird zu zeigen sein, haben sich als Artefakte in der medizinischen Praxis längst aus ihrer Beschränkung auf die graphische Punkt-zu-Punkt-Darstellung unzähliger syn-chroner wissenschaftlicher Experimente an einem menschlichen Körper freigespielt.

Datentransfer: Wege vom Speichermedium in den Diskurs

Auf einer dritten Ebene digitaler Prozesse sodann müssen nach Detektion und graphischer Prozessierung die erstellten Abbilddaten zu dem betrachtenden Auge verfügbar gemacht werden. Ursprünglich war dies ein rein ärztliches Auge. Indem gerade primär digitale radiologische Daten aus der Computertomographie nicht mehr auf Film ausgedruckt werden, sondern seit den 1980er-Jahren elektronisch weitergeleitet werden können, lassen diese sich vollelektronisch auf computerbasierte radiologische Workstations übermitteln und in der Folge auf die Desktops des ärztlichen Personals der klinischen Abteilungen. Dort treffen sie schlussendlich auch auf das Auge der Betroffenen selbst.

SAUNDERS spricht noch in den 1990er-Jahren von der Schlüsselszene des *„Doc@Box"* (2008: 3), in welcher ärztliches Personal zur Visionierung in einer geradezu mythischen Szene die Köpfe über einem Leuchtkasten zusammensteckt. Die Patient*innen waren aus dieser Urszene schon aus technischen Gründen ausgeschlossen. Röntgenbilder waren physisch als Einzelabzug vorhanden, oft unauffindbar oder unterwegs zwischen Kliniken. Ab den 1980er-Jahren werden Konzepte der elektronischen Speicherung und Weiterleitung von radiologischen Daten unter dem Begriff *Picture Archiving and Communications System* (PACS) umgesetzt.

Die Hauptanforderungen an PACS-Systeme sind ein verbesserter Zugriff auf Bild- und Befundinformationen, erhöhte Zuverlässigkeit für das Auffinden von Bildmaterial, vereinfachte Manipulation von Bilddaten und die Übertragung von Bilddaten zwischen geographisch entfernten Orten (LEMKE 1988: 189f.) In deutschen Universitätskrankenhäusern werden Ende der 1980er-Jahre bereits 20–30 % aller bildgebenden Untersuchungen digitalisiert, im nichtakademischen Bereich erst weniger als zehn Prozent. Noch Ende der 1990er-Jahre gestaltet sich die Verknüpfung radiologischer Arbeitsbereiche schwierig, indem die verschiedenen entstehenden digitalen Kliniksysteme nur schwer kompatibel sind (RAU 1999). Faktisch kann erst Ende der 2000er-Jahre von einer größtenteils digital vernetzten Radiologie ausgegangen werden (HEROLD & MILDENBERGER 2020: 487). Schon wenige Jahre später können Patientinnen ihre eigenen Bilder auf Webportalen selbst betrachten (ALARIFI 2020).

Medizinische Bilder digital lesen und manipulieren: eine neue Form der medizinischen Kommunikation

Zunächst noch abseits vom Patient*innenblick hielten die erläuterten digitalen radiologischen Prozesse in der zweiten Hälfte der 1970er-Jahre Einzug in die klinische Praxis. 1977 bereits widmete die deutsche Zeitschrift *Der Radiologe* der CT eine gesamte Ausgabe, denn „keine andere Untersuchungsmethode im Bereich der Radiologie hat seit der Erfindung der Röntgenröhre eine derartige epochemachende Entwicklung eingeleitet wie die Computer-Tomographie" (LÖHR 1977: 177). Im nichtakademischen Bereich verläuft die Entwicklung etwas verzögert. In einem schweizerischen 1000-Betten-Akutspital beispielsweise wird 1981 ein erster Computertomograph installiert, der jedoch schon 1983 die Ultraschall-Modalität überholt (VOEGELI 1985).

Bei der CT ist folglich die Verfügbarkeit digitaler Prozesse auf mindestens zwei verschiedenen Ebenen als conditio sine qua non am schnellen Erfolg der Modalität beteiligt. Technisch grundlegend ist die Integration der Sensordaten. Für den klinischen Anwendervorteil ist jedoch die zweite Komponente, die Umsetzung in ein graphisches Produkt mindestens ähnlich wichtig. EVERETT erkennt das Zusammenspiel dieser Faktoren schon 1977, als nur wenige dieser ausgeklügelten Abbildungsgeräte in allgemeiner klinischer Nutzung stehen: „Die auf Computer basierende Bildherstellungs- und Darstellungstechniken können den CT-Untersuchungen zusätzliche anatomische Informationen hinzufügen. Es bleibt eine Aufgabe der *Informationsaufnahme* und geeigneter *Darstellungsmanipulation*" (146, Hervorhebung M K).

Klinische tätige Radiolog*innen hätte mit einer numerischen Liste, einem schriftlichen Code als Resultat der tomographischen Untersuchung wenig anfangen können, erst recht wären sie nicht auf die Idee gekommen, diese Daten den Patient*innen zu demonstrieren. Man muss sich vor Augen halten, dass die erste Generation der Computer noch nicht mit einer elektronischen Bildaus-

gabe verbunden war (KORN 2005: 78f.).[4] Obwohl der Output der Computertomographie ein digitaler ist, wurde er bis über die Jahrtausendwende hinaus zur Beurteilung und Demonstration vornehmlich auf traditionellem Röntgenfilm ausgedruckt. Einerseits hängt dies mit der Auflösung der Monitore zusammen, die erst in den 2000er-Jahren in befriedigender Qualität für den breiten klinischen Bereich verfügbar und erschwinglich wurden, andererseits war die konventionelle Radiographie, die bis heute ihren Anteil am radiologischen Tagesgeschäft hat, an den klassischen Röntgenfilm gebunden, so dass Radiologie-Rapporte nicht digital präsentiert werden konnten. Eine direkte Digitalisierung konventioneller Röntgenprojektionen durch Festkörperdetektoren wurde in Europa durch eine Kooperation der Firmen Siemens und Thomson Anfang der 1990er-Jahre initiiert (FLÖHL 1998: 156), wurde Mitte jenes Jahrzehnts klinisch erprobt und fand nach dem Millennium den Weg in den klinischen Alltag.

Was der Computertomographie in ihrer Verbreitung gegenüber der konventionellen Röntgentechnik, und wie gezeigt auch gegenüber der Ultraschallmethodik, im klinischen Bereich den entscheidenden Vorteil verschafft, ist also die Manipulation und digitale Bearbeitung des Bildes schon im Entstehen, als Repräsentation, die nicht mehr als Projektion eines Objektes (Körper) auf einen Film fällt, sondern in einem Prozess aus Aufzeichnung von Signalen entsteht, die direkt mit dem Computer gekoppelt werden, um als Verbildlichung mittels eines GUI an einem Monitor manipuliert zu werden. Das Bild kann nicht erst interpretiert werden, wenn es als starres Abbild schon vorhanden ist, sondern es wird in Anpassung an die Sehgewohnheiten der Betrachter, die vom pathologischen Präparat oder anatomischen Skizze herkommen, *gemacht*. Die vom Anfang der Röntgentechnik an gestellte Frage nach dem mimetischen Aspekt von Röntgenaufnahmen tritt so in den Hintergrund, indem eine „Abtaste- und Rechenanlage" (BADAKHSHI 2002: 41). Objektschichten in verschiedenen Ebenen abtastet und die Werte in digitale Daten umwandelt, die mittels mathematischer Operationen in Form einer Graphik als Graustufenverteilung auf einem Display sichtbar gemacht werden.

Für das radiologische Auge ist das Ziel dieser Manipulationen, etwas sichtbar zu *machen*, was nicht offenkundig ist, also beispielsweise eine verdächtige Läsion und ein Artefakt unterscheidbar zu machen, oder tumoröses Gewebe sich möglichst deutlich von normalem Gewebe abheben zu lassen. Anders gesagt, es findet aus funktionellen Gründen bereits auf dem Weg zum fertigen graphischen Produkt eine *willentliche Überhöhung* der morphologischen Verhältnisse statt. Aus semiotischer Sicht könnte man diese Überhöhung als eine Verschiebung sehen. Das entstandene Bild als graphische Repräsentation nämlich darf nicht mit der Sache verwechselt werden, auf die es zeigt. „Das Bild ist ein Etwas, das ‚für etwas' steht" (WYSS 2014: 11).

Für die Frage nach dem Verhältnis von Menschen mit unheilbaren, aber symptomarmen Erkrankungen zu Bildern aus ihrem eigenen Körperinneren ist diese letzte Feststellung von enormer Wichtigkeit. Jenen Patient*innen, denen eine graphische Darstellung präsentiert wird („Ich möchte mit eigenen Augen sehen, wie es um mich steht"), ist die Reflexion der „ikonischen Differenz" (*ebd.*) zwischen Bild und Körper nicht geläufig, sie glauben, sich selbst abgebildet zu sehen. Je mehr nun der pathologische Befund zum Zwecke der besseren Sichtbarkeit überhöht wird, umso weiter wird die Kluft zwischen objektiviertem Körper im Bild und eigenem Leibkörper.

Aus der Sicht der Betroffenen stellen sich zwischen CT und MRT zwei Hauptunterschiede dar: Einerseits graduiert MRT durch verschiedene Untersuchungssequenzen und die Anwendung von unterschiedlichen Kontrastmitteln die morphologische Differenz zwischen gesundem Gewebe und Tumorgewebe steiler als CT, was in der entsprechenden graphischen Umsetzung zu einem differenzierteren, auch visuell schrofferen Bild führt. Andererseits ist die Untersuchungsprozedur der MRT durch die geschlossenen Systeme belastender und generell zeitaufwändiger.

Die aus Patient*innensicht wohl eindrücklichsten Untersuchungsbefunde aber stammen von der PET kombiniert mit der CT (PET-CT), da hier durch eine Fusion, also durch eine digitale Übereinanderprojektion von morphologischen und metabolischen Daten in eine anatomische Ganzkörper-Kartierung, einen Homunculus mit leuchtenden Arealen, suggeriert wird, der Tumor könne bei seiner fatalen Tätigkeit direkt beobachtet werden. Aus eigener klinisch onkologischer Erfahrung

(publizierte Daten fehlen hierzu) werden PET-Bilder im Verhältnis zu ihrem Anteil an durchgeführten radiologischen Untersuchungen überproportional häufig in der Sprechstunde demonstriert („Der Tumor sitzt dort, wo es leuchtet", sagte eine Ärztin zum Patienten).

Die Intention der Farbcodierung der suspekten Areale im graphischen Output besteht in einer möglichst raschen Identifikation durch das begutachtende Auge. Gängig ist die *hot metal scale* (HOFMAN 2016: 3), welche die Aktivität des betreffenden Areals in aufsteigender Intensität von rot über gelb bis weißglühend codiert. Auf diese Skala bezieht sich der Ausdruck, der Tumor sei dort, „wo es leuchtet", der in radiologischen Demonstrationen verwendet wird. Wie viele digitale Prozesse zwischen einer Abbildung eines kranken Körpers und der Repräsentation des PET-CT stehen, ist klinisch und technisch Tätigen zwar klar, es wird ihnen aber nicht möglich sein, diese im Rahmen ihrer Befunddemonstration dem Gegenüber durchsichtig zu machen. Die Patient*innen wiederum werden die gefährlich glühenden Flecken in ihrem Innern oft buchstäblich verstehen und mehr noch, wie später gezeigt werden soll, sie durch die grafische Möglichkeit der anatomischen Lokalisierung in ihr leibkörperliches Empfinden integrieren.

Die notwendigen Bedingungen für eine aus medizinischer Sicht zielführende Demonstration von radiologischen Bildern an Patienten in Form von drei Elemente der Digitalisierung, nämlich Rekonstruktion, graphische Präsentation und elektronische Übermittlung, sind damit seit der Jahrhundertwende gegeben und stellen für Patient*innen und die sie behandelnde Kliniker*innen bestimmte Herausforderungen. Was aber sind die Motivationen dieser Demonstrationen in der Kontingenz der medizinischen Sprechstunde, und wie sind sie wissenschaftlich zu evaluieren und zu reflektieren?

Doing (digital) illness: Die Nutzung von digitalen Bildern in der Beratungspraxis

Durch die aufgezeigten digitalen Mechanismen ist eine demonstrierbare computertomographische Rekonstruktion, falls die Hierarchisierung der Kliniksysteme dies zulässt, auf dem Bildschirm des Sprechzimmers verfügbar, noch bevor eine radiologische Beurteilung erfolgt ist, oder im Extremfall, bevor der/die Patient*in selbst den Weg von der Radiologie-Abteilung in die Medizinische Klinik zurückgelegt hat. „Da sind sie ja", sagte eine Onkologin zum eintretenden Patienten, dann auf eine CT-Präsentation weisend, „auf meinem Bildschirm sind Sie bereits angekommen." Eine nicht repräsentative Umfrage unter 14 medizinisch onkologisch in der Schweiz tätigen Spezialist*innen zeigt, dass mit einer Ausnahme alle der Befragten radiologische Bilder in der Sprechstunde demonstrieren.[5]

CARLIN und Mitarbeiterinnen (2010) haben die ärztliche Seite im Rahmen einer Studie zur Wahrnehmung von PACS-Systemen durch Radiologinnen und Allgemeinmediziner untersucht und rapportieren, dass Allgemeinmediziner*innen in der Radiologie-Demonstration einerseits ein didaktisches Erklärungswerkzeug für anatomische Verhältnisse sehen und andererseits eine Argumentationshilfe in zweierlei Hinsicht (82f.) In Fällen nämlich, in denen das Röntgenbild keine pathologischen Befunde zeigt, soll es verängstigen Patient*innen Sicherheit vermitteln. Wird hingegen eine manifeste Krankheit zu wenig ernst genommen und das dementsprechende prädisponierende Verhalten nicht geändert, soll das Bild als Motivationshilfe dienen. Zitiert wird von CARLIN et al. beispielsweise ein Allgemeinpraktiker: „I want to show people the extent of the damage [...] because it's more shocking for patients if you can show them some sort of abnormality." (ebd.: 83) Die Rahmenbedingung der angedeuteten Bilddemonstrationen wird klar im Digitalen verortet: „I mean in the past [without PACS] we've just never had the facility to do that, because we never get the films, the hospitals won't let them leave the hospital." (ebd.) Auf die Frage der metastasierten Krankheitssituation bezogen, dies sei vorweggenommen, kann das Bild wenig Sicherheit vermitteln, weil es selbst in der angestrebten stabilen Tumorsituation nie Gesundheit vermittelt.

THE et al. (2003) haben beobachtet, dass radiographische Bilder verwendet wurden, um Patient*innen, die angesichts ihres nur leicht beeinträchtigten subjektiven körperlichen Zustandes entweder das Ausmaß ihrer Tumor-Diagnose nicht ermessen konnten oder die Diagnose für eine Verwechslung hielten, zur Einwilligung in eine Chemotherapie zu motivieren (ebd.: 119). Sie sehen darin eine ärztliche Einflussnahme auf die Selbstwahrnehmung der Patient*innen, die lernen, dass sie ihren eigenen Körpersensationen keinen Glauben schenken können, und dass das radiologische Bild eine verlässlichere Informationsquelle über ihren Zustand darstellt. Ganz abgesehen von der Frage nach der ethischen Beurteilung dieser Praxis in einem handlungstheoretischen Verständnis, geht klar aus der Situation hervor, dass der Technik hier eine leibliche Wirkmacht zukommt, dass sich also „der wissenschaftlich-technische Zugriff auf den Körper [...] auch in die alltägliche Selbstwahrnehmung einzulagern beginnt" (NIELSEN 2014: 42f.) Aus medizinischer Sicht kann das Bild zudem zu einem besseren Verständnis der Krankheit beitragen. Betroffene geben an, sich durch die gemeinsame Bildbetrachtung mehr als autonome Akteure der Behandlungssituation im Sinne des Informed Consent zu fühlen (CARLIN 2010: 4) Der emotionale Aspekt in der radiologischen Selbstbetrachtung „viewing one's ‚invisible body'" (5) scheint jedoch sehr abhängig von der prognostischen Situation; während Bilder ohne Pathologien eher entlasten, vermögen klar sichtbare Pathologien die Unsicherheit und Betroffenheit eher zu akzentuieren.

Die ärztliche Intention der Bilddemonstration muss folglich am ehesten unter dem Begriff der Assimilation subsumiert werden, indem in Anbetracht des Fremden, der Erkrankung, die als Bedrohung in das Leben tritt, versucht wird, „dem Geschehen eine Bedeutung zuzumessen, die, indem sie an Vertrautes anknüpft, dazu führt, dass die Krankheit, das Neue assimiliert, verarbeitet werden kann." (FISCHER 2005, 43, Hervorh. MK). Durch die Sichtbarmachung der Pathologie und ihrer pädagogischen Erhellung (CARLIN 2014: 3) im Lichte einer naturwissenschaftlichen Erklärungstheorie soll einerseits ein Konstrukt von Kontrolle suggeriert werden und sollen zweitens auf der kommunikativen Ebene anlehnend an ein operationelles Geschäftsmeeting die Fakten offen auf den Tisch gelegt werden (CARLIN 2010: 4).

Die solchermaßen unterlegte Indikation einer Assimilation, dies ist leicht einzusehen, geht zentral von einem mimetischen Ansatz aus.[6] Die radiologische Maschinerie strebt aber aus sich heraus längst nicht mehr die Erstellung einer abbildlichen Präsentation an, sondern verarbeitet Daten und stellt sie als Zwischenprodukte in graphischen Repräsentationen dar, die auf verschiedensten Ebenen modifiziert werden können, welche von Patient*innenseite schwerlich reflektiert werden. Das folgende erste klinische Beispiel mag dies verdeutlichen (V1, Patient, 74 Jahre, an Multiplem Myelom erkrankt).

Ein Patient in meiner Sprechstunde, der unter einem zu jenem Zeitpunkt symptomlosen Knochenmarkstumor litt, einer Zufallsdiagnose innerhalb einer Routineuntersuchung, sagte, er sei aus allen Wolken gefallen, als man ihm das große Loch in seinem Beckenknochen gezeigt habe. Jetzt, da er darum wisse, spüre er aber oft beim Gehen, wie etwas durch dieses Loch gleite und wieder zurück. Die Assoziation des Patienten eines Lochs im Knochen bezog sich auf eine pathologische Auflockerungszone im Knochen, eine Osteolyse, die durch den speziellen Knochenkontrast der MRI und die 3D-Rekonstruktion für ihn nicht wie eine morphologische Alterierung der Knochensubstanz wirkte, sondern wie ein schwarzes, durchgängiges Loch. Auf die Frage, wie sich das Hindurchgleiten von Gewebe durch das (imaginäre) Loch anfühle, sagte Der Patient: „Es ist unangenehm, aber kein Schmerz ... Ich kann es Ihnen nicht beschreiben ... es ist ganz anders, Sie müssten es selbst fühlen. Auf jeden Fall erinnert es mich in diesem Moment daran, das da halt etwas nicht stimmt."

Die Wirkmacht, die das radiologische Bild in dieser Situation ausübt, ist den drei definierten prozessualen Beteiligungen des Computers zuzuordnen, welche die Differenz zur konventionellen Radiologie determinieren: Eine konventionelle Röntgenprojektion vermag eine Osteolyse nicht in drei Dimensionen scharf abzugrenzen; das resultierendes graphische Produkt auf einem konventionellen Röntgenfilm ist eine Verschattung, deren Interpretation das radiologisch geschulte Auge verlangt, nicht ein schwarzes Loch, das sich dem Laien so darstellt; und endlich wäre der betreffende Röntgenfilm wohl nicht unter viel Aufwand aus der radiologischen Abteilung geholt worden, um ihn ungefragt dem Patienten vorzulegen.

Der Patient ist nun in zweierlei Weise der Wirkmacht dieser digitalen Konstrukte ausgesetzt. Erstens verleiht sie einer symptomlosen Krankheit, die für ihn streng genommen nur als Diagnose existiert, eine existenzielle Realität. Zweitens erlebt er eine leibliche Sensation, die kein nachvollziehbares objektiv körperliches Korrelat hat, sondern ihm auf einer anderen Ebene vermittelt wird („ich kann es Ihnen nicht beschreiben"). Wie ist nun diese Ebene, die offenbar zugleich eine digitale Ebene, wie eine leibkörperliche ist, in der sich also technische und organische Prozesse in einer klar digitalen Sensortechnologie überlappen und verschalten (ANGERER 2017) näher zu fassen?

Der Computer und die Digitalisierung werden in vielen Bereichen der Reflexion medizinischer Praxis in einem offensichtlichen Sinngefüge verortet. Man denke beispielsweise an die Fragen um Datenhoheit und Datensicherheit, die im Lichte juridischer Formalismen ethisch zu beurteilen sind. Das an dieser Stelle thematisierte Interface jedoch, für das wohlgemerkt der Computer die *conditio sine qua non* darstellt, entzieht sich auf eine subtile Weise sowohl herkömmlicher geisteswissenschaftlicher Begrifflichkeit, wie auch *quantifizierter* medizinischer Lebens*qualitäts*forschung; die Pointe ist POTT (2004) geschuldet, der als Palliativmediziner sehr feinsinnig statuiert, dass die seelische Befindlichkeit des Tumorkranken, ganz im Gegensatz beispielsweise zu der Linderung seiner Schmerzen, *nicht* messbar ist (19).

GEHRING (2006) hat die digitale Seite dieses hier zu erhellenden Interface einmal einen *Datenkörper* genannt, der neben den *Stoffkörper* getreten ist, so dass zwei Leiblichkeiten ineinander gleiten und am Schluss unklar bleibt, welche dieser Leiblichkeiten die Normalität bestimmt (71f.) Aus der Sicht des unheilbar erkrankten Menschen geht es nicht um eine Normalität im diagnostischen Sinn, also *krank* oder *nicht krank*, sondern um die Normalität der je eigenen Lebenswelt, also, um auf den Patienten in V1 zurückzukommen, um die Frage, wie jenes von ihm aus dem Datenkörper extrapolierte „Loch im Knochen" (V1), das keinerlei Korrelat in seinem Stoffkörper hat, seinen sinnlich erfahrbaren Alltag beeinflusst, wenn er seine Eingeweide hindurchgleiten spürt, eine Körpersensation, die er nicht zu beschreiben weiß („es ist ganz anders, Sie müssten es selbst fühlen", ebd.) und die auf eine nie untersuchte Weise im Digitalen fußt. LATOUR (2004) weist darauf hin, dass der Mensch seine Sinne nicht nur schärfen kann, sondern durch die Praxis *lernen* kann, durch neue sinnliche Elemente überhaupt affiziert zu werden. Er nennt das Beispiel des Parfümeurs „Le Nez", der mit Hilfe eines Duftstoff-Kits Duftkontraste zu erkennen lernt, die zuvor für ihn nicht existiert haben (206f.) Erhellend für das Verständnis des an dieser Stelle zu analysierenden Berührungspunktes zwischen Digitalem und Leiblichem liefert LATOUR eine Kritik des Topos, dass der Patient im Krankenhaus ‚auf seine Befunde reduziert wird‘:

> When you enter into contact with hospitals, your ‚rich subjective personality‘ is not reduced to a mere package of objective meat: on the contrary, you are now learning to be affected by masses of agencies hitherto unknown not only to you, but also to doctors, nurses, administration, biologists, researchers who add to your poor inarticulate body complete sets of new instruments – including maybe CAT-scans. (*ebd.*: 226, Hervorh. MK)

Dieses auf den ersten Blick kontraintuitive „Erlernen" einer verletzenden Praxis, deren Outcome schlussendlich schädlich ist, kann auch *symbolische Vulnerabilität* genannt werden, nämlich die Prädisposition für die schädliche Affektion durch medizinische Befunde, die sich nicht auf einen abstrakten Informationswert reduzieren lassen, sondern eine leibkörperliche Wirkmacht entfalten (KÄLIN *et al.* 2021). Dasjenige, was den Patienten in V1 buchstäbliche auf Schritt und Tritt begleitet, das Hindurchgleiten seiner Eingeweide durch ein imaginäres Loch, fußt in der Symbolkraft der computertomographischen Rekonstruktion, die ursprünglich darauf ausgerichtet war, die Aufmerksamkeit der befunderhebenden Ärzt*innen möglichst effektiv auf die Osteolyse zu lenken. Das Augenmerk muss sich also, um wieder mit LATOUR (2004) zu sprechen, in dieser Situation nicht auf eine objektivistische Reduktion richten, sondern auf die Wesenheit des Interface von Digitalem und Leiblichem, also nach etwas Zusätzlichem, etwas noch nicht begrifflich Fassbarem. „Far from being less [when being processed by a hospital], you become more" (226).

Obwohl der palliativmedizinische Bereich, der seine Kernkompetenz ausdrücklich nicht mehr allein in der Sterbebegleitung sieht, sondern auch in der Symptomkontrolle teils jahrelanger unheilbarer Krankheitsverläufe, viel Energie in die Evaluierung digitaler Hilfsinstrumente zur Symptomkontrolle steckt (FINUCANE 2021), liegen keine Daten zu dem hier besprochenen allgegenwärtigen digitalen Prozess innerhalb der Sprechstundensituation vor. Dies mag damit zusammenhängen, dass die Affektion durch den medizinischen

Befund, das „Loch im Knochen" (V1), sich nicht auf den herkömmlichen quantifizierenden Skalen der Lebensqualitätsforschung abbildet, insbesondere nicht auf der Schmerzskala, denn es ist „kein Schmerz" (*ebd.*). Die weiter oben zitierten empirischen Studien zum Thema bedienen sich in ihrer Methodologie dann auch keiner quantitativen Ansätze, sondern arbeiten ethnographisch. Es ist davon auszugehen, dass die hier statuierte Praxis nur im Sinne einer teilnehmenden Beobachtung ethnographisch überhaupt zur Kenntnis gebracht werden kann (AMANN & HIRSCHAUER 1997: 21), indem verschiedene Methoden sich in einem Ansatz verschränken müssen. Ohne den Hintergrund von Medizingeschichte und STS sind grundlegende Aktanten der betreffenden Praxis, die digitalen Artefakte, nicht einzuordnen. Ohne einen sozialphilosophischen Blickwinkel hingegen bleibt die Position der Patient*innen in der Konfiguration obskur. Um in den hier vorliegenden präliminären Überlegungen auf engem Raum einen ersten Eindruck der Situation zu geben, wurden die Beispiele dann auch bewusst auf qualitative Inhaltsanalysen komprimiert, die sich Sprechstundennotizen zunutze machen (MAYRING 2007). Die postulierte Verankerung einer Wirkmacht im digital Bildlichen kann folglich am besten durch ein weiteres klinisches Beispiel (V2, Patientin, 63 Jahre, leidet an metastasiertem Brustkrebs) illustriert werden:

> Eine Patientin berichtet der Ärztin, sie habe Schmerzen im Unterleib, seitdem ihr Dr. B. die gelb leuchtende Stelle an der betreffenden Stelle in ihrer PET-CT-Untersuchung gezeigt habe. Wahrscheinlich habe sie die Schmerzen davor verdrängt, sagte sie, sie habe sich normal gefühlt, aktuell aber seien die Schmerzen fast dauernd vorhanden, und sie müsse Schmerzmittel einnehmen. Bei Konsultation der betreffenden PET-Bilder zeigt sich, dass die gelb leuchtende Stelle, auf die sich die Patientin bezieht, die Metastase, an einer ganz anderen Stelle als der von der Patientin assoziierten schmerzenden Lokalisation befindet, nämlich nicht im Unterleib, sondern im Oberbauch innerhalb des Lebergewebes, welches gar keine Schmerzrezeptoren besitzt. Nach dieser Erklärung sind die Schmerzen in den folgenden Sprechstunden bei der Patientin kein Thema mehr, auch die Schmerzmittel nicht. Jedoch hat die Patientin nun das Gefühl, ihre Haut sei „gelbsüchtig", da ja die Leber angegriffen sei an der gelb [!] leuchtenden Stelle. Laborchemisch gemessen ist ihre Leber-

funktion vollkommen normal und wird von einer einzelnen Metastase naturgemäss auch nicht beeinträchtigt.

Die gelb leuchtende Stelle, die einer digitalen Farbkodierung des PET-CT entstammt, wird von der Patientin offensichtlich, wenn auch anatomisch inkorrekt, inkorporiert, so dass sie das gezeigte Bild nicht als objektivierte Informationseinheit wahrnimmt, sondern als Teil ihres Leibkörpers. MERLEAU-PONTY, der den Leibkörper nicht als objektiv vermessbare Substanz sieht, hat eine doppelte und überkreuzte Eintragung des Sichtbaren in das Berührbare und des Berührbaren in das Sichtbare als „Chiasmus" bezeichnet (1986: 184). Ich kann beispielsweise beim Rauchen einer Tabakpfeife vor dem Spiegel die Hitze des Holzes nicht nur dort fühlen, wo meine Finger ruhen, sondern auch in den nur sichtbaren Fingern, die sich in der Tiefe des Spiegels befinden. Das zu beschreibende Interface in V2 könnte in einem chiastischen Sinn gesehen werden, indem etwas Berührbares, nämlich der physische Körper der Patientin, durch digitale Techniken in etwas Graphisches codiert wird („Da, wo es leuchtet") und dieses Graphische hinwiederum in etwas sinnlich Spürbares inkorporiert wird, nämlich den Schmerz an der von der Patientin assoziierten Stelle, der kein objektiv physisches Korrelat hat. Pointiert wird die chiastische Situation dadurch, dass das graphische Element in eine die Patientin repräsentierende Praxis eingeschlossen ist („Dies ist ihre Leber", erklärt die Ärztin).

Da die umschriebene Inkorporation nicht als ein Widerfahrnis betrachtet werden kann – die Patientin hat ihren Anteil daran, indem sie ihre Eigenwahrnehmung dem medizinischen Befund unterordnet oder sich, um mit Foucault zu sprechen, in Bezug auf ihn subjektiviert (ALKEMEYER 2015: 476) –, müssen wir diese Inkorporation im Sinne einer Praxis fassen. Komplementär zum techniksoziologischen Konzept des *doing health*, das daran anknüpft, dass ein aktives Subjekt im Rahmen sozialer Beziehungen und spezifischer Wissenspotenziale seinen Körper modelliert (URBAN 2018), Effekte naturalisiert und damit Gesundheit selbst konstituiert, kann die beschriebene Praxis der Patientin *doing illness* genannt werden (zu dem Konzept KÄLIN et al. 2021). Mit Bezug auf den unerlässlichen digitalen Hintergrund sollte im hier besprochenen Kontext von *doing digital illness*

gesprochen werden. Leider existiert in der deutschen Sprache keine Entsprechung des Begriffspaares *illness* und *disease*. Mit einem nächsten klinischen Beispiel soll illustriert werden, dass *illness*, als existenzieller Zustand von Krankheit verstanden, der Wirkkraft einer digitalen Praxis unterstehen kann. [7]

Computerbilder als diskursive Elemente einer lebenszähmenden Praxis?

Die bisherigen klinischen Vignetten haben dargelegt, wie Schmerzen oder Ängste der Wirkmacht radiologischer Artefakte unterstehen können. Während eine Definition von Gesundheit als Absenz von störenden Symptomen fragwürdig, aber durchaus zu diskutieren ist, leuchtet ein, dass eine Konzeptualisierung von *Leben* als menschlicher Existenz nicht *ex negativo* umrissen werden kann (CANGUILHEM 1991: 181ff.). Mit dem letzten klinischen Beispiel (V3, Patientin, 72 Jahre, leidet an metastasiertem Brustkrebs) soll die Einflussnahme einer radiologischen Befunddemonstration auf die Lebenswelt einer Patientin beleuchtet werden, die nicht auf Symptomkomplexe reduziert werden kann. Die diskursive Analyse der Situation muss sich folglich von der pathologischen Terminologie entfernen und die zu untersuchende Praxis in einen weiteren theoretischen Rahmen stellen.

> Eine Patientin leidet an Knochenablegern im gesamten Skelett, von denen sie jedoch nichts spürt. Sie wird mit einer antihormonellen Therapie ohne namhafte subjektive Nebenwirkungen behandelt. Sie begibt sich in die Radiologie-Abteilung für eine Szintigraphie, eine nuklearmedizinische Methode, die sehr sensitiv für Knochenveränderungen ist und deren graphischer Output einen schematischen Homunculus mit schwarzen Flecken an den suspekten Stellen darstellt. Im Anschluss an die Untersuchung fährt die Patientin zu eine einwöchigen Golfurlaub, den sie ohne jegliche Symptome genießt. Nach dem Urlaub werden ihr in der onkologischen Sprechstunde die radiologischen Bilder gezeigt. Der Homunculus ist erwartungsgemäß übersät mit schwarzen Flecken. Das Bild ist aber stabil zum Vorbefund, den die Patientin nie gesehen hat, das Resultat ist also aus ärztlicher Sicht erfreulich, die Therapie wirkt stabilisierend. Die Patientin hat Aussicht auf Jahre in guter Lebensqualität. Die Patientin starrt auf den Bildschirm, ohne den Arzt anzusehen: „ein Löcher-

sieb, porös wie Knäckebrot", sagte sie. Dann schüttelt sie den Kopf. „Ich gehe jetzt nachhause und stelle die Golfschläger für immer auf den Speicher." Der Arzt weist sie darauf hin, dass die Bilder vor ihrem Urlaub entstanden sind, den sie gerade ungefährdet und in bester Verfassung erlebt hat. Die Patientin schüttelt erneut den Kopf. „Ich konnte das doch nicht wissen." Der Arzt insistiert, dass er Patientinnen nicht im Ungewissen lassen darf, und dass er sie mehrmals über die Ableger aufgeklärt hat. „Sie haben doch von den Ablegern gewusst", sagt er. Sie antwortet, immer noch mit Blick auf den Bildschirm: „Aber doch nicht in diesem Ausmaß, wenn man alles auf einmal ... sehen Sie sich das doch an, ich meine ..."

In dieser Situation ist es offensichtlich nicht ein Schmerz, der durch die Wirkmacht der bildlichen Repräsentation verursacht wird. Die Affektion der Patientin bezieht sich nicht auf einen fokalen Befund, sondern auf die Projektion als Ganzes. Diese Repräsentation des ganzen Körpers ist nur als digitale Rekonstruktion möglich. Zudem ist auch hier zum Vorteil des diagnostischen Betrachters durch digitale graphische Bearbeitung ein möglichst harter Kontrast zwischen gesunder und tumoröser Knochensubstanz gewählt. Durch die schematische Form des Homunculus sieht sich die Patientin abgebildet, und was sie in den Bann zieht, ist dann auch nicht ein Einzelbefund, „das Loch im Knochen" (V1), sondern eine imaginäre Gesamtheit ihrer Erkrankung. Die Schroffheit des Bildes aber wurde unter funktionellen Aspekten manipuliert und steht in einem offensichtlichen Missverhältnis zum leiblichen Selbst der Patientin, die ja subjektiv asymptomatisch ist.

Bereits die nuklearmedizinische Spurensuche nach biochemischen Vorgängen ist ein artifizieller Prozess, der von sensitiven Detektoren aufgezeichnet und dann umgerechnet wird, des Weiteren ist die Graustufenskala der Graphik eine Codierung von abstrakten Messwerten. Die Kontrastierung wurde zudem durch die Anpassung der Parameter absichtlich für das radiologische Auge akzentuiert. Genau dieser digital verschärfte Anblick aber ist es, welcher der Patientin ihre scheinbare Klarheit verschafft, nicht die vorangegangenen Auf- und Erklärungen des Arztes.

Einen superioren performativen Effekt des radiologischen Bildmaterials über die verbale Kommunikation wie in V3 sehen wir auch bei einer Patientin, von der BURRI (2008) berichtet. Die Frau hat verschiedene MRT-Untersuchungen erlebt und resümiert: „Das bilderhafte Sehen wirkt stärker als eine abstrakte Erklärung. Der Arzt hat mir gesagt: Da, im Hüftgelenk, da ist etwas. Der Anblick speichert sich, das Bild ist wie ein Beleg, etwas Unumstößliches. Die Worte dagegen kann man vergessen" (239). Hier geht es jedoch um eine fokale Inkorporierung, eine Pathologie des Hüftgelenks, während sich der oben geschilderten Patientin angesichts ihres durchmetastasierten Skeletts eine existenzielle Dimension aufdrängt. Wie nämlich, fragt sie sich, soll eine Frau mit einem Skelett, das porös ist wie Knäckebrot, unbeschadet Golf spielen? Wie soll sie, in einem weiteren Sinn betrachtet, unbeschadet leben? Wohlgemerkt hat die Frau faktisch bis zu diesem Zeitpunkt gerade unbeschadet gelebt und nach bester medizinischer Einschätzung kann sie dies weiterhin tun.

REVENTLOW (2008) hat beobachtet, dass im Rahmen von präventiven Knochendichtemessungen, welche *asymptomatische* Frauen mit graphischen Umsetzungen ihrer Untersuchungsergebnisse konfrontierte, diese Frauen in der Folge eine abstrakte Fragilität inkorporierten, was zu körperlichen Symptomen führte, zu Vermeidungsverhalten und sozialer Isolation. Der graphische Output der Untersuchungen war analog einem Ampelsystem farbcodiert. Der grüne Bereich codierte eine normale Knochendichte, der rote Bereich eine manifeste Osteoporose-Erkrankung und der gelbe Bereich dazwischen ein statistisch erhöhtes Risiko für die *Entwicklung* einer Osteoporose. Die leibkörperliche Schwächewahrnehmung und die Selbstdisziplinierung im Verhalten traten nun auch bei Frauen mit einer Knochendichte im gelben Bereich auf, die nicht unter Osteoporose litten, sondern ein lediglich statistisch erhöhtes Risiko aufwiesen. LUPTON (1995), die Screeningtechniken einmal unter dem sinnigen funktionellen Begriff einer „Zähmung der Unsicherheit" *(taming uncertainty)* betrachtet hat (77ff.), zitiert Studien zum Brustkrebs-Screening, in denen gesunde Frauen mit einem statistisch erhöhten Brustkrebsrisiko angaben, sich in einem Grenzzustand zwischen Gesundheit und Krankheit zu fühlen. Dieser Zustand war durch abstrakte medizinische Befunde vermittelt *(ebd.*: 99).

Bei vielen Patient*innen mit einer metastasierten Tumorerkrankung erschien die Krankheit bei der Erstdiagnose heilbar. In den Nachsorgeuntersuchungen, die mit denselben Modalitäten erstellt wurden, wie später die Verlaufsbilder des fortgeschrittenen Stadiums, stand für die Patientinnen eine Zähmung der Unsicherheit im obigen Sinn im Zentrum, nämlich der Beweis der Abwesenheit von Metastasen. Komplementär zu der metastasierten Situation konnte in diesen Untersuchungen teilweise Entwarnung in Bezug auf Körpersensationen gegeben werden, die als putative Rückfallsymptome interpretiert worden waren, jedoch mangels eines radiologischen Korrelates entschärft werden konnten. Auf diese Weise etablierte sich die Subjektivierung der Eigenwahrnehmung in Bezug auf den radiologischen Befund.

Wenn der Patientin nun in der formal unheilbaren Situation die Bilder ihrer Metastasen demonstriert werden wie in V3, ist nach der Art der Unsicherheit zu fragen, die in dieser Situation gezähmt werden soll. WEEKS *et al.* (2012) haben in einer prominent publizierten Arbeit untersucht, ob Patient*innen, die in vollständigem IC eine Therapie ohne Heilungschancen, also eine *palliative* Therapie erhalten, sich bewusst sind, dass ihre Therapie *nicht* zur Heilung führt. Unter fast 1200 Patient*innen gab weniger als ein Viertel an, sich dessen bewusst zu sein. Die Untersuchungen von THE (2003) bei Patienten mit einem sehr aggressiven Tumor, dem kleinzelligen Lungenkrebs zeigen, dass diese nach der Ersttherapie, die klar nicht mit dem Ziel einer Heilung verabreicht worden war, sich zum großen Teil geheilt wähnten und dies auch so kommunizierten (117). Diese Daten werden bisher von den Kommunikationsmaximen des IC weitgehend ignoriert.

Die gezähmte Unsicherheit bei der Bilddemonstration in der metastasierten Krankheitssituation jedoch, dies ist der springende Punkt, muss kontraintuitiv in einer Art doppelter Negation als *Unsicherheit an der formalen Unheilbarkeit* interpretiert werden, eine Unsicherheit, die wie oben gezeigt empirisch in einem großen Teil der Fälle nachweisbar ist. Das heißt *ex positivo* muss die Unsicherheit als *Lebenshoffnung* aufgefasst werden. *Diese Unsicherheit* qua Lebenshoffnung aber ist es, die mittels der Demonstration der metastatischen Befunde, die für die Betroffenen keinerlei physische Konsequenz haben, gezähmt wird. Wichtig ist dabei zu erwähnen, dass die auf diesem Weg gezähmte Lebenshoffnung nicht mit der statistischen *Über-*

*leben*shoffnung zu verwechseln ist, die im Sinne eines statistisch ermittelten 5-Jahresüberlebens selbstredend mehr mit den *Befunden* korreliert als mit dem aktuellen *Befinden*. Die Intention der ärztlichen Seite, mittels der Wahrheit der immer wieder demonstrierten objektiven Befunde im Sinne des IC einen putativen Betrug zu verhindern („Sie haben doch von den Ablegern gewusst", V3), basiert m. E. zu einem beträchtlichen Teil auf einer unzulässigen Vermengung der Konzepte von *Leben* und *statistischem Überleben*.

Im Hinblick auf die existenzielle Bedeutung einer komplementär verstandenen ‚Unsicherheit wider besseres Wissen' qua Lebenshoffnung sollen die Überlegung abschließend in einen weiteren Rahmen gesetzt werden. Philipp ARIÈS (2009 [1978]) suggeriert mit seinem berühmten Bild des gezähmten Todes, dass der Tod den Menschen bis ins 19. Jahrhundert hinein durch ein breites Repertoire an Ritualen und Bräuchen, sowie durch die Nähe häuslichen Sterbens vertraut gewesen sei. Im 20. Jahrhundert sei es dann zu einer Verwilderung des Todes durch Tabuisierung und Medikalisierung gekommen. Als Gegenbewegung kann das Paradigma des „bewussten Sterbens" gesehen werden, welches seit den 1960er-Jahren den palliativmedizinischen Diskurs prägt (SAAKE 2019: 27). Auch die beschriebenen radiologischen Befunddemonstrationen sind unter dem Zeichen einer dahingehenden Assimilation zu sehen. Wenn man sich nun aber die Patientin in V3 vor Augen führt, die ihrem Leben durch medizinische Befunde vermittelt Limitationen auferlegt, „ich gehe jetzt nachhause und stelle die Golfschläger für immer auf den Speicher", drängt sich ein komplementäres Bild zum gezähmten Tod auf. Durch computervermittelte Voraussicht soll das Leben in Unheilbarkeit enttabuisiert und assimiliert werden. Die Unheilbarkeit wird aber gleichzeitig in eine leibkörperliche Situation inkorporiert und infolgedessen das träumerisch wilde *Als Ob* einer erlebten Gesundheit gezähmt. Wird damit nicht in einer gewissen Weise das Leben selbst, wie es von der Patientin empfunden wird, gezähmt?

In den medizinsoziologischen Diskurs übersetzt kann die Zähmung des Todes mittels Assimilation mit dem Begriff der *Awareness* in Verbindung gebracht werden, der im Sinne der Bewusstmachung einer Sterberolle seit den 1960er-Jahren programmatisch die Versuche orchestriert, das

Sterben der Verborgenheit in den Institutionen zu entziehen und eine Verleugnung des Sterbens durch die medizinischen Experten zu unterlaufen (SAAKE 2019). In Ermangelung einer adäquaten Konzeption für die beschriebene Lebensphase der formalen Unheilbarkeit scheint nun, dass in Analogie zur Verhinderung eines Todes-Tabus die Offenheit gegenüber den Patient*innen zuweilen in einem imperativen und anhaltenden Übermittlungszwang von Information resultiert, ohne dass die Frage gestellt wird, was die betroffene Person überhaupt wissen will (FURBER 2015). Die aus der Wirkmacht der Befunde entstehende postulierte Zähmung eines phänomenologisch gesehen unbeeinträchtigten Lebens in der symptomlosen palliativen Krankheitssituation, das wie gezeigt über weite Strecken subjektiv in einem *Als-Ob* der möglichen Gesundheit verläuft, ist einerseits durchaus legitime Folge eines konsequent umgesetzten IC, andererseits wenig beachtetes Nebenprodukt einer klinischen Praxis, die sich aus technologischer Machbarkeit heraus offensichtlich bisher weitgehend unreflektiert in den medizinischen Alltag integriert hat, wie dies in der Geschichte für viele Elemente der klinischen Praxis nachweisbar ist, und die in diesem Fall vollumfänglich durch digitale Prozesse bedingt ist.

Fazit

Die zu Beginn des Artikels gestellte Frage nach der Rolle des Computers in der modernen Radiologie lenkt den Blick in der Beschäftigung mit der Praxis digitaler Artefakte weit über einen technikgeschichtlichen Horizont hinaus. Auf den Ebenen Bildproduktion, visuelle Repräsentation und Bildübertragung sind digitale Prozesse für die heutige Radiologie unverzichtbar. Indem wiederum radiologische Untersuchungen aus kaum einer klinischen Disziplin wegzudenken sind, ergeben sich aus der Digitalisierung der Radiologie gravierende Folgen für die gesamte Medizin. Moderne Onkologie, die in dieser Untersuchung exemplarisch beleuchtet wurde, ist ohne digitale Bildgebung schwer vorstellbar. Auf einem bisher wenig untersuchten Nebenschauplatz kommen anatomisch gut interpretierbaren graphische Produkte, deren Ziel eine Überhöhung des Pathologischen zur besseren diagnostischen Abgrenzung ist, auch mit den Augen der Betroffenen in Kontakt. Diese jedoch,

die in den Besprechungen wissen wollen, wie es um sie steht, sehen die Bilder zwangsläufig unter einem mimetischen Aspekt, was zu einer Verzerrung führt, die dem Digitalen eine Wirkmacht über das Lebendige verschafft. Selbstredend ist, dass diese Wirkmacht auch in Abhängigkeit des technologischen Habitus des kranken Menschen steht. Wer aus den Medien oder durch Recherchen über die eigene Krankheit im Internet bereits mit der Formsprache digitaler Radiologie vertraut ist und von ihrer Wichtigkeit im klinischen Diskurs überzeugt, subjektiviert sich einem vom Empfinden her paradoxen Befund bereitwilliger.

Mögliche ärztliche Motive zur Demonstration von computergenerierten Bildern wurden abgewogen, sie sind heterogen, gemeinsam ist ihnen das Zugrunde legen einer ärztlich fokussierten Sichtweise auf die betroffene Person, einer Perspektive, deren Gradmesser naturwissenschaftliche Kausalität, bildgebundene Evidenz und objektive Wahrheit ist. Die existenzielle Situation aber, in welche die Patientin geworfen wurde (WÖRLER 2020) wird sich dieser Perspektive nicht erschließen. Was für das pathologisch geschulte ärztliche Auge insbesondere meist obskur bleibt, ist das *Leben* mit der Krankheit. Eine Reflexion der dargestellten *lebenszähmenden* Praxis, dies ist augenscheinlich, wird nur möglich sein durch ein Heraustreten aus dem *emischen* Diskurs des medizinischen Systems in einen *etischen* Diskurs der konkreten Lebenswelten (VOSS 2011). Resultierende Modifikationen der Sprechstundensituation könnten beispielsweise darin bestehen, wissenschaftlich erklärende Befunddemonstrationen von ärztlicher Seite vermehrt durch kommunikative Freiräume zu ersetzen, in denen der formal kranke Mensch durch Erzählung aus seinem als normal empfundenen Leben den weit vorgreifenden objektivierenden Befunden digitaler Radiologie seine existenzielle Gegenwart *entgegensetzen* kann (KÄLIN et al. 2021: 342f.)

Die meisten Menschen werden im Alter krank, was bedeutet, dass die *Digital Natives* Aussicht auf viele Jahre in Gesundheit haben, in denen sich die therapeutischen Situationen auf allen Ebenen zudem weiter verbessern werden. Die Rolle des Computers in der Radiologie wird in dieser Zeit weiter an Bedeutung gewinnen, gleichzeitig wird der digitale Zugriff auf Resultate eigener radiologischer Untersuchungen eine allgegenwärtige Realität werden. Durch die vermehrte Konfrontation der *Digital Natives* mit radiologischem Bildmaterial wird zweifellos eine Art von Lesekompetenz heranwachsen, beispielsweise bessere Kenntnisse der anatomischen Zuordnungen zwischen Bild und Körper. Die *medizinische Relevanz* der digitalen Projektionen für das leibliche Selbst jedoch wird sich Laien auf diesem Weg nicht erschließen. Denken wir an den auf allen Ebenen verwirrlichen Diskurs, den wir gegenwärtig im Rahmen der Covid-Pandemie in Bezug auf ubiquitäre Bilanzkurven erleben, die als solche einem Menschen mit durchschnittlicher Schulbildung keine besondere Lesekompetenz abfordern. Leibliche Situation und radiologische Sensitivität werden folglich immer weiter auseinanderklaffen, was zwar für die Früherkennung von Tumorerkrankung und deren Heilungsaussichten von zentraler Wichtigkeit ist, in der fortgeschrittenen Krankheitssituation jedoch zu der aufgezeigten Aporie führt. Die an dieser Stelle erstmals gestellte Frage nach der Wirkmacht digitaler radiologischer Repräsentationen in unheilbaren Krankheitssituationen weist in die Zukunft. Die Frage wird ohne eine Verfeinerung der theoretischen Begrifflichkeit in Bezug auf die Kontaktzone von Digitalem und Leiblichem nicht präziser gestellt werden können. Antworten jedoch, die einer Reflexion und allfälligen Modifikation der klinischen Praxis hilfreich sein könnten, werden sich quantitativen Lebensqualitätsstudien entziehen und sich nur der Beobachtung des *Lebens* der Kranken erschließen, sprich einer Ethnographie von Angesicht zu Angesicht.

Anmerkungen

1 Die Therapien, die hierzu führen sind nicht Chemotherapie, sondern Immuntherapien oder biologisch zielgerichtete Therapien, die eine gute subjektive Verträglichkeit zeigen. Aus dem Blickwinkel vieler Patientinnen präsentiert sich metastasierter Krebs heute eher als eine chronische Erkrankung, denn als ein Todesurteil.
2 Natürlich soll im Rahmen der Untersuchung nicht das ethische Gebot der vollumfänglichen Information der Patient*innen in Frage gestellt werden. Es soll vielmehr herausgearbeitet werden, dass die Wirkmacht von *Information* im digitalen Zeitalter auf die klinische Situation bezogen unter einem erweiterten Blickwinkel gesehen werden muss, indem sich Computertechnologie und menschliche Existenz auf eine bisher wenig untersuchte Weise berühren.
3 Man kann es sich so vorstellen, als versuchte man, den Text unzähliger übereinander gelegter beschrifte-

ter Hellraumprojektor-Folien zu entziffern, von denen sehr wohl im Stapel jede einzelne durchleuchtet wird. Schon in der 1920er-Jahren wurde technisch versucht, diese Mittelung rückgängig zu machen, um einzelne Schnittebenen einzeln hervorzuheben und aufzuzeichnen, daher der Begriff Tomographie aus *tomos* (Schnitt) und *graphein* (Zeichnen), der wesentlich vom Berliner Arzt G. Grossmann geprägt wurde (BUZUG 2005: 42). Bei diesen frühen Ansätzen wurden im Gegensatz zur linear starren Anordnung in der konventionellen Radiographie von Röntgenröhre, Körper und Film die Strahlenquelle und das Aufzeichnungsmedium um eine Achse gedreht, in der die scharf abzubildende Region zu liegen kam, so dass nur diese Punkte einer einzelnen Ebene scharf abgebildet wurden, während alle Punkte über- und unterhalb dieser Ebene verwischt wurden.
4 Die ersten Bildschirme waren Radar- und Sonarbildschirme, die den Luft- und Unterwasserkrieg überwachten. Ab den 1950er-Jahren wurden dann Computer und Oszillografen zu einer Einheit verbunden, die geometrische Figurationen darstellte, diese Datensichtgeräte entwickelten sich ab den 1960er-Jahren zu den heutigen Bildschirmen (KORN 2005: 79).
5 Validierte empirische Daten zu dieser Konstellation fehlen derzeit noch gänzlich. Meine private, persönliche Kommunikation mit Anne-Mei The, LeslieCarlin und RegulaValérie Burri bestätigt dies.
6 „Mein Gott, ich sehe!" ruft Hans Castorp aus, der einen direkten Zusammenhang zwischen seiner Erfahrung im „Durchleuchtungslabor" des Santoriums Berghof und seiner Erleuchtung auf dem Gebiet der Erotik zu erkennen glaubt (MANN 1981 [1924]: 268ff.)
7 Es soll weiter postuliert werden, dass auch das Gegenstück zu *illness* derselben Wirkmacht unterliegt. Dieses Komplement aber will in der gegebenen Situation wohlgemerkt nicht als formale Gesundheit in Abwesenheit einer *Disease* verstanden werden, sondern als existenzieller Zustand von empfundener Gesundheit.

Literatur

ALARIFI, MOHAMMAD 2020. Full radiology report through patient web portal: a literature review. *International Journal of Environmental Research and Public Health* 17 (3673). DOI: 10.3390/ijerph17103673.
ALKEMEYER, THOMAS 2015. Verkörperte Soziologie – Soziologie der Verkörperung. Ordnungsbildung als Körper-Praxis. *Soziologische Revue* 38 (4): 470–502.
AMMANN, KLAUS und HIRSCHAUER, STEFAN 1997. Die Befremdung der eigenen Kultur. Ein Programm. In HIRSCHAUER, STEFAN & AMANN, KLAUS (eds) *Die Befremdung der eigenen Kultur. Zur ethnographischen Herausforderung soziologischer Empirie.* Frankfurt/M: Suhrkamp: 7–53.
ANGERER, MARIE-LUISE 2017. *Affektökologie: Intensive Milieus und zufällige Begegnungen.* Lüneburg: meson press.
ARIÈS, PHILIPPE 2009 [1978]. *Geschichte des Todes.* München: Hanser. [orig. *L'homme devant la mort.* Paris: Du Seuil]
BADAKHSHI, HARUN 2002. Body in numbers. Medizinische Visualistik. Strategien, Technologien. Verstärker. *Ein Internetjahrbuch für Kulturwissenschaft* 7: 1–44.

BEYER, THOMAS et al. 2002. Dual-modality PET/CT tomography for clinical oncology. *The Quartely Journal of Nuclear Medicine* 46 (1): 24–34.

BORCK, CORNELIUS 2007. Computertomographie. In GERABEK, WERNER E. et al. (eds) *Enzyklopädie Medizingeschichte*. Berlin, New York: Walter de Gruyter: 268–269.

BURRI, REGULA VALÉRIE 2000. *MRI in der Schweiz. Soziotechnische, institutionelle und medizinische Aspekte der Technikdiffusion eines bildgebenden Verfahrens*. Reprints zur Kulturgeschichte der Technik ETH Zürich, Bd. 10.

—— 2008. *Doing Images. Zur Praxis medizinischer Bilder*. Bielefeld: transcript.

BUZUG, THORSTEN M. 2005. *Einführung in die Computertomographie. Mathematisch-physikalische Grundlagen der Bildrekonstruktion*. Berlin, Heidelberg: Springer.

CANGUILHEM, Georges 1991. *The Normal and the Pathological, with an Introduction by Michel Foucault*. New York: Zone Books.

CARLIN, L. et al. 2010. Double vision: an exploration of radiologists' and general practitioners' views on using Picture Archiving an Communication Systems (PACS). *Health Informat J* 16: 75–86.

—— et al. 2014. To see or not to see. A qualitative intervire study of patients' views on their own diagnostic images. *BMJ op* 4. DOI:10.1136/bmjopen-2014-004999.

DONALDS, IAN et al. 1958. Investigation of abdominal masses by pulsed ultrasound. *The Lancet* 7 (1): 1188–1195.

EVERETTE, JAMES 1977. Ausgewählte zukunftsweisende radiologische Darstellungstechniken. *Der Radiologe* 17 (4): 144–148.

FINUCANE, A. M. et al. 2012. Digital health interventions in palliative care: a systematic meta-review. *NPJ Digit Med* 4 (1). DOI: 10.1038/s41746-021-00430-7.

FISCHER, GISELA C. 2005. Diagnostisches Denken in der Medizin. In SCHMOLL, DIRK & KUHLMANN, ANDREAS (eds) *Symptom und Phänomen: phänomenologische Zugänge zum kranken Menschen*. Freiburg: Karl Alber: 29–54.

FLÖHL, RAINER 1998. Röntgen bald ohne Film. Digitalisierung durch Festkörperdetektoren. *Der Radiologe* 38 (10): M156–M157.

FRIEDRICH, KATHRIN 2010. „Sehkollektiv": Sight Styles in Diagnostic Computed Tomography. In: *Medicine Studies* 2: 185–195.

FURBER, LYNN et al. 2015. Patient's experiences of an initial consultation in oncology. Knowing and not Knowing. *British Journal of Health Psychology* 20: 261–273.

GEHRING, PETRA 2006. *Was ist Biomacht? Vom zweifelhaften Wert des Lebens*. Frankfurt/Main: Campus.

HEIMERL, BRIGITTE 2013. *Die Ultraschallsprechstunde*. Bielefeld: transcript.

HEROLD, C. J. und DELORME, S. 2020. Brave new world. *Der Radiologe* 60 (1): 1–5.

HOFMAN, MICHAEL S. et al. 2016. How we read oncology FDG PET/CT. *Cancer Imaging* 16 (35): 1–14.

HOUNSFIELD, GODFREY N. 1973. Computerized transverse axial scanning (tomography): Part I. Description of system. *British Journal of Radiology* 46 (552): 1016–1022.

KÄLIN, MARTIN, GERLEK SELIN und BEDORF THOMAS 2021. *Doing Illness*, symbolische Vulnerabilität in der klinischen Befundbesprechung. In FRIEDRICH, ORSOLYA & BOZZARO, CLAUDIA (eds) *Philosophie der Medizin*. Paderborn: Mentis, im Ersch.

KORN, ANDREAS 2005. *Zur Entwicklungsgeschichte und Ästhetik des digitalen Bildes*. Aachen: Shaker Verlag.

LARKIN, JAMES et al. 2019. Five-Year survival with combined Nivolumab and Ipilimumab in advanced Melanoma. *New England Journal of Medicine* 381: 1135–1146.

LATOUR, BRUNO 2004. How to talk about the body? The normative dimension of science studies. *Body and Society* 10 (2–3): 205–229.

LEMKE, U. 1988. Computergestützte Radiologie. *Der Radiologe* 28 (5): 189–194.

LÖHR, E. 1977. Einführung zum Thema. *Der Radiologe* 17 (4): 177–180.

LUPTON, DEBORAH 1995. *The imperative of health. Public health and the regulated body*. London: SAGE.

MANN, THOMAS 1981 [1924]. *Der Zauberberg*. Frankfurter Ausgabe. Frankfurt: S. Fischer.

MAYRING, PHILIPP 2007. Qualitative Inhaltsanalyse. In FLICK, UWE et al. (eds) *Qualitative Forschung. Ein Handbuch*, 5. Aufl. Reinbeck bei Hamburg: Rowohlt: 209–213.

MERLEAU-PONTY, MAURICE 1986. *Das Sichtbare und das Unsichtbare gefolgt von Arbeitsnotizen*, hg. v. CLAUDE LEFORT, übers. v. REGULA GIULIANI und BERNHARD WALDENFELS. München: Wilhelm Fink.

NIELSEN, CATHRIN 2014. „Was die Folge davon für das Fleisch ist" – Technogene Entkörperung und Leib. In AURENQUE, DIANA u& FRIEDRICH, ORSOLYA (eds) *Medizinphilosophie oder philosophische Medizin?* Stuttgart: frommann-holzboog: 41–66.

POTT, GERHARD 2004. *Der angesehene Patient. Ein Beitrag zur Ethik in der Palliativmedizin*. Stuttgart, New York: Schattauer.

RATIB, OSMAN 2004. PET/CT image navigation and communication. *The Journal of Nuclear Medicine* 45 (1): 56S–54S.

RAU, W. S. und SCHWABE, C. 1999. Wunsch und Wirklichkeit bei der Installation einer abteilungsübergreifenden Bild- und Befunddistribution. *Der Radiologe* 39 (3): 304–309.

REVENTLOW, SUSANNE D. 2008. Metaphorical mediation in women's perceptions of risk related to osteoporosis. A qualitative interview study. *Risk & Society* 10 (2): 103–115.

RIEGER, STEFAN 2019. Interface. Die Natur der Schnittstelle. In LIGGERI, KEVIN & MÜLLER, OLIVER (eds) *Mensch-Maschine-Interaktion. Handbuch zu Geschichte – Kultur – Ethik*. Heidelberg, Berlin: Springer: 190–198.

RINCK, PETER A. et al. 1983. NMR-Ganzkörpertomographie. Eine neue bildgebende Methode. *Der Radiologe* 23 (8): 341–346.

SAAKE, IRMHILD et al. 2019. Gegenwarten von Sterbenden. Eine Kritik des Paradigmas vom „bewussten" Sterben. *Kölner Zeitschrift für Soziologie und Sozialpsychologie* 71: 27–52.

SANDFORT, SARAH 2019. *Bilder ohne Bildlichkeit? Zur Produktion und Rezeption radiologischer Bilder*. Bielefeld: transcript.

SAUNDERS, BARRY F. 2008. *CT-Suite. The work of Diagnosis in the age of noninvasive cutting*. Durham, London: Duke University Press.

THE, ANNE-MEI et al. 2003. Radiographic images and the emergence of optimism about recovery in patients with small cell lung cancer: an ethnographic study. *Lung Cancer* 41: 113–120.

THOMAS, ADRIAN M. K. und BANARJEE, ARPAN K. 2013. *The History of Radiology*. Oxford: Oxford University Press.

URBAN, MONIKA 2018. Doing digital health. Zur Verschränkung von Leib und Netz in digitalen Gesundheritspraktiken. In KLEMM, MATTHIAS & STAPLES, RONALD (eds) *Leib und Netz. Sozialität zwischen Verkörperung und Virtualisierung.* Wiesbaden: Springer: 149–177.

VOEGELI, E. & STECK, W. 1985. Von der Röntgenabteilung zum Institut für bildgebende Diagnostik. *Der Radiologe* 25 (2): 53–59.

VOSS, EHLER 2011. Domestikation des Fremden. Die Interpretation von Trance und Besessenheit in der Ethnologie und der Kultur des Medialen Heilens. *Curare – Zeitschrift für Medizinethnologie* 34: 201–213.

WEEKS, JANE C. et al. 2012. Patients' Expectations about Effects of Chemotherapy for Advanced Cancer. *New England Journal of Medicine* 367: 1616–1625.

WÖRLER, FRANK 2020. Die Diagnosestellung als Situation. Eine existenzphilosophische Betrachtung ärztlicher Kommunikationsaufgaben. *Zeitschrift für Praktische Philosophie* 7 (2): 35–66.

WYSS, BEAT 2014. Vom Bild zum Kunstsystem. In GÜNZEL, STEPHAN & MERSCH, DIETER (eds) *Bild. Ein interdisziplinäres Handbuch*. Stuttgart, Weimar: J. B. Metzler: 7–15.

Manuskript eingereicht: 21.11.2021
Manuskript akzeptiert: 11.03.2022

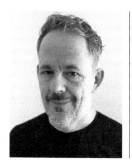

MARTIN KÄLIN, Dr. med., M.Sc., M.A. arbeitet als Facharzt für Innere Medizin und Medizinische Onkologie in der ärztlichen Leitung eines Tumorzentrums. Forschte als Molekularbiologe an der ETH Zürich im Bereich Biomarker beim Prostatakarzinom. Seit dem Masterabschluss in Philosophie bei Thomas Bedorf zu phänomenologischen und sozialphilosophischen Blickwinkeln auf die klinische Situation Entwicklung einer kulturwissenschaftlichen Perspektive auf die existenzielle Situation der Unheilbarkeit.

Kantonsspital Olten
Tumorzentrum
CH-4600 Olten
e-mail: makaelin@gmx.net

ZUSAMMENFASSUNGEN
ABSTRACTS
RÉSUMÉS

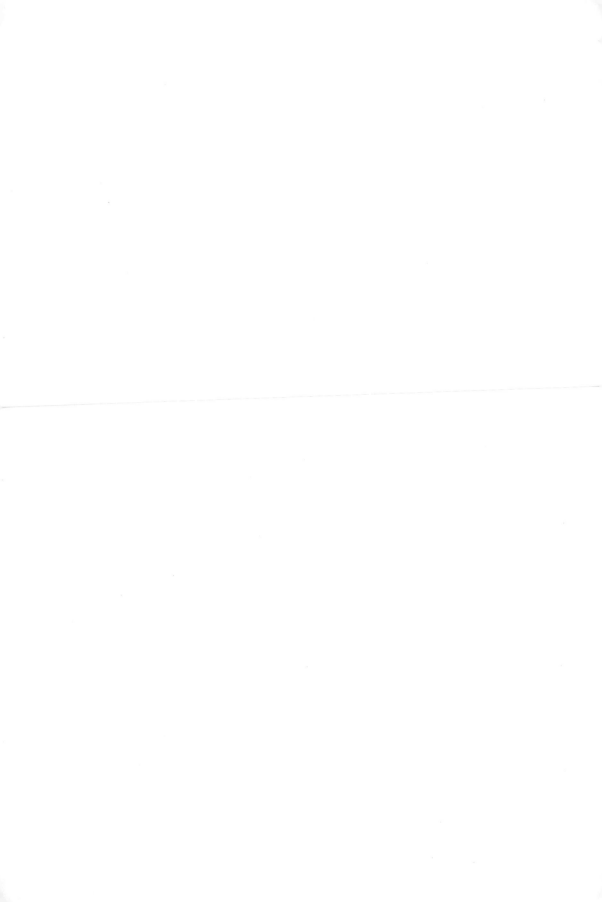

Zusammenfassungen der Beiträge der *Curare* 45 (2022) 1

Computer und Medizin

HERAUSGEGEBEN VON LAURA NIEBLING, TOBIAS KUSSEL & DAVID FREIS

KLAUS POMMERENING: Eine Einführung in die Medizininformatik. Geschichtliche Entwicklung, Träume, Ideen, Erfolge und Grenzen S. 28–48, verfasst auf Deutsch

Die Medizininformatik hat zu den enormen Fortschritten der Medizin der letzten Jahrzehnte wesentlich beigetragen. Sie liefert die Methoden für die Digitalisierung der Medizin und ist daher mit deren Licht- und Schattenseiten konfrontiert. Sie hilft mit auf dem Weg zu einer Apparatemedizin und zum Umbau des Gesundheitswesens in einen Medizinapparat, wo Nutzen- und Kostenabwägungen möglicherweise über das Wohl der Patient*innen gestellt werden. Sie hilft mit, große Datenbanken aufzubauen, in denen das Krankheitsgeschehen registriert wird und Unmengen intimer Daten gesammelt werden, die zwar formal, aber nicht wirklich wirksam anonymisiert sind. Sie war aber auch stets mit unrealistischen Erwartungshaltungen überfrachtet und ist mit hohen Hürden konfrontiert, die nur teilweise überwunden werden können. Erfolgreich war die Medizininformatik stets mit einfachen handfesten Lösungen, deren Integration in vorhandene Abläufe unauffällig im Hintergrund möglich war und deren Einsatz einen unmittelbaren offensichtlichen Vorteil für die Anwendenden mit sich brachte. Nicht durchsetzen konnten sich theoretisch anspruchsvolle, aber schwer verständliche oder umständlich zu handhabende Konstruktionen. Im Gegensatz zu den Bereichen, in denen die Medizininformatik solide Ergebnisse und praktische Erfolge vorzuweisen hat, war die Künstliche Intelligenz (KI), die in der Öffentlichkeit große Aufmerksamkeit erfährt, in der Praxis der Medizininformatik bisher eher von geringer Bedeutung. Die Medizininformatik zeigt auch Wege, die mit der Digitalisierung der Medizin verbundenen Technikfolgen einzudämmen und die Medizin menschenfreundlich zu gestalten, und sie trägt dazu bei, die Selbstverantwortung der Patient*innen zu stärken durch Informationen, durch Transparenz der Prozesse und durch Partizipation und Kontrollmöglichkeiten.

Schlagwörter Medizininformatik – Digitalisierung – Künstliche Intelligenz – medizinische Forschung – Technikfolgen

GÜNTER STEYER: Zur Entwicklung der Medizinischen Informatik in der ehemaligen DDR S. 49–63, verfasst auf Deutsch

Nach der deutschen Wiedervereinigung gerieten viele Projekte und Aktivitäten im Bereich der Medizinischen Informatik und des EDV-Einsatzes im Gesundheitswesen der ehemaligen DDR in Vergessenheit. Dabei waren dort zu DDR-Zeiten vor allem durch persönliche Initiativen und gut ausgebildete Mitarbeiter*innen beachtliche Projekte initiiert worden, die trotz unzureichender und im Vergleich zur BRD weniger leistungsfähiger Hardware in der Kooperation von Gesundheitseinrichtungen realisiert und erfolgreich in den Routinebetrieb überführt wurden. Da in der DDR keine Notwendigkeit zur Abrechnung von Behandlungsleistungen bestand, konzentrierten sich die Aktivitäten zur EDV/IT-Anwendung vorrangig auf Medizin und Pflege, krankheitsbezogene Register und medizinalstatistische Auswertungen zur Leitung und Planung. Organisation und Rechnereinsatz wurden in allen Anwendungsbereichen und Projekten ebenso als notwendige Einheit betrachtet wie der komplexe Zusammenhang von Medizin- und Informationstechnik allgemein. Beispielhaft hierfür war das Qualifizierungsprogramm der Akademie für Ärztliche Fortbildung der DDR für naturwissenschaftliche und technische Akademiker*innen sowie Ärzt*innen zum Erwerb des Fachabschlusses „Biomathematik und Medizinische Informatik". Der Artikel nimmt die Geschichte der Medizininformatik in der DDR in den Blick und wirft Schlaglichter auf die technische Entwicklung, aber auch die Vernetzung und Ausbildung zwischen Informatik und Medizin, die vor sowie nach der Wende neue Arbeitsbedingungen schuf und aus der bis heute Lehren gezogen werden können.

Schlagwörter Medizinische Informatik – DDR – Medizinische Akademie Dresden (MAD) – Patientenbezogene Informationsverarbeitung (PIV) – Labor Online (LOL)

Sylvia Thun & Caroline Stellmach: Struktur und Herausforderungen der Medizininformatik in Deutschland. Ein Kommentar S. 64–76, verfasst auf Deutsch

Lange Zeit waren Medizin und Informatik zwei Themenfelder, die von vielen Vertretern beider Berufsgruppen nicht als verknüpft angesehen wurden. Heutzutage ist die Medizin ohne die fehlerfreie Erhebung und den effizienten Austausch großer Mengen an Daten undenkbar. Die Daten umfassen neben der Basisdokumentation von Patient*innen auch Befunde bildgebender Verfahren und bilden die Grundlage für therapeutische Entscheidungen. Ziel der Medizininformatik ist die Bereitstellung von nutzbaren Daten und Wissen im Gesundheitswesen. Dieser Kommentar soll einen kurzen Einblick geben in den Stand und vor allem die aktuellen Herausforderungen der Medizininformatik in Deutschland – von ihren Verbänden bis zu Themen wie Interoperabilität und Datenschutz.

Schlagwörter Medizininformatik – Interoperabilität – Digitalisierung – Telematikinfrastruktur

Christine Schmid, Frauke Mörike & Markus A. Feufel: Ärzt*in, Patient*in und ein digitaler Dritter. Wie eine online-gestützte Informationstechnologie ärztliche Beratungen standardisiert und personalisiert S. 77–100, verfasst auf Deutsch

Computerbasierte Informationstechnologien, die zur Gestaltung von Inhalten und Abläufen ärztlicher Beratungsgespräche eingesetzt werden, erhalten bisher erstaunlich wenig sozialwissenschaftliche Aufmerksamkeit – trotz des generell sehr großen Forschungsinteresses sowohl an Digitalisierung im Bereich der Gesundheitsversorgung als auch an Ärzt*innen-Patient*innen-Interaktionen. Gerade Technologien, die für eine maßgeschneiderte Informationsvermittlung oder zur strukturierten Erklärung unterschiedlicher Therapiemaßnahmen genutzt werden, bleiben bisher nur ausschnitthaft untersucht. Unser Beitrag diskutiert, wie sich das traditionell dyadisch gedachte Ärzt*in-Patient*in-Gespräch durch digitale Informationssysteme verändert, wenn diese nicht nur zur Dokumentation, sondern zur inhaltlichen und strukturellen Unterstützung des Beratungsgesprächs und damit als dritter Akteur eingebunden sind. Anhand von empirisch ethnografischem Material zu einem online-gestützten, digitalen Beratungstool für die familiäre Krebsberatung – iKNOW – beschreiben wir, wie verschiedene Relationen zwischen Ärzt*innen, Ratsuchenden und dem Beratungstool entstehen. Wir führen insbesondere aus, wie durch das Beratungstool verschiedenes Wissen, verschiedene Akteurspositionen und verschiedene materielle Arrangements situativ relevant werden – und dadurch letztlich verschiedene Formen der Beratung durch das Tool als digitalem Dritten ko-produziert werden. Dabei wird deutlich, dass sich zwei scheinbar gegensätzlichen Motive durch die Beratungen mit digitalem Dritten ziehen: die *Standardisierung* der medizinischen Versorgung einerseits und deren *Individualisierung* bzw. *Personalisierung* andererseits. Das digitale Beratungstool aktiviert dabei verschiedene Formen von Standardisierung und Personalisierung und hilft diese in Sinne einer „situierten Standardisierung" zu verknüpfen (Zuiderent-Jerak 2007: 316, Übersetzung CS). Das Tool fungiert somit als „wissenschaftlicher Sammelpunkt" (Timmermans & Mauck 2005: 26, Übersetzung CS) über den die verschiedenen Formen und Prozesse von Standardisierung und Personalisierung durch die Moderationsleistung der Ärzt*innen situativ zusammengefügt und damit bedarfsgerecht und patient*innenzentriert in das Beratungsgespräch integriert werden können.

Schlagwörter digitale Medizintechnologien – Digital Health – Arzt-Patienten-Interaktion – Mensch-Technik Interaktion – qualitative Versorgungsforschung

Lina Franken: Unsichtbare Patient*innen? Patient*innenvertretung im Telemedizindiskurs S. 101–113, verfasst auf Englisch

In den letzten Jahren ist ein breites Spektrum an Anwendungen zur Telemedizin entstanden, das von Videosprechstunden über Gesundheits-Apps bis hin zu den Telematikinfrastrukturen in den Praxen reicht. Die Bandbreite ist auf neue Möglichkeiten im Kontext von Wirtschaftsinitiativen sowie der gesetzlichen Krankenversicherung zurückzuführen. Der Diskurs über Herausforderungen, Möglichkeiten und die Akzeptanz dieser Entwicklungen in der Gesundheitskommunikation in Deutschland wird maßgeblich von Politik, Ärztekammern und Krankenkassen geführt. Basierend auf einem mit Webcrawling entwickelten Korpus, das Aussagen dieser Akteure mit parlamentarischen Transkripten verbindet, untersuche ich mit einem Schwerpunkt auf Diskurs-/Praxisformationen die Handlungsfähigkeit von Patient*innen im Diskurs über Telemedizin. In den Wirkungsräumen von Politik und Regulierung haben Patient*innen keine Stimme, obwohl ihre Interessen diskutiert werden. Wenn Patient*innenorganisationen Erklärungen abgeben, lassen sie oft die Möglichkeit einer weiteren Beteiligung ungenutzt. Mehr noch: Im Diskurs um Infrastrukturen und Datensicherheit werden Patient*innen unsichtbar. Auch wenn es viele Informationen gibt, die sich bzgl. veränderter Behandlung oder neuer Möglichkeiten wie Apps an sie richten, werden ihre Interessen nur von Expert*innen erfasst, während die Eigenverantwortung der Patient*innen im Prozess fehlt.

Schlagwörter Telemedizin – Diskursanalyse – Diskurs-Praxis-Formationen – Machtbeziehungen – Infrastrukturen

Martin Kälin: Das gezähmte Leben. Computer-basierte Wirkmacht radiologischer Befunddemonstrationen in der onkologischen Sprechstunde   S. 114–132, verfasst auf Deutsch

Mit Hilfe von Computertechnik haben sich radiologische Untersuchungsergebnisse seit den 1970er Jahren von diffusen, schwer interpretierbaren Röntgenprojektionen weiterentwickelt zu digitalen Repräsentationen, die sich auch Laien in ihrer anatomischen Sinnhaftigkeit erschließen können. Techniken wie Röntgentomographie, Magnetresonanz und Nuklearmedizin, deren Grundlagen über Jahrzehnte erforscht worden waren, wurden erst durch den Einsatz des Computers klinisch effektiv einsetzbar. Radiologisches Bildmaterial wird heute durch leichte digitale Verfügbarkeit auch den Patient*innen medizinischer Sprechstunden demonstriert. In langen asymptomatischen Verläufen von formal unheilbaren Krankheiten sind diese Bilder gelegentlich der einzige manifeste Aspekt der Krankheit. In ihrer zugespitzten graphischen Wirkmacht, die in digitaler Rekonstruktion und Präsentation wurzelt und im historischen Rückblick gesehen allein zur Erleichterung der ärztlichen Interpretation optimiert wurde, vermögen die Bilder eine Inkorporierung von krankmachenden Befunden in das leibliche Erleben zu vermitteln. Hierdurch prägen digitale Bilder als Artefakte die durch bessere Therapien immer länger werdende asymptomatische Phasen schwerer Krankheiten existenziell. Komplementär zu einem Bild von Philipp Ariès, der ein offen kommuniziertes sozial erlebtes Sterben bis zum Anfang des 18. Jahrhunderts in einem assimilierten, einem gezähmten Tod enden sah, während er dem Tod in der Medikalisierung und damit einhergehenden sozialen Tabuisierung des Industriezeitalters als verwildert bezeichnete, soll an dieser Stelle die Frage nach dem Leben gestellt werden. Mittels klinischer Vignetten soll untersucht werden, ob der Computer durch die Wirkmacht scharfsichtig vorausschauender digitaler radiologischer Technologien in formal unheilbaren Krankheitssituationen, in denen das alltägliche leibkörperliche Erleben einer (vermeintlichen?) Gesundheit lange näher liegt als einer tödlichen Erkrankung, an assimilativen Prozessen teilhat, die in gewisser Weise nicht Krankheit oder Tod, sondern geradezu das Leben selbst zähmen.

Schlagwörter Radiologie – Technikgeschichte – Palliativmedizin – Leiblichkeit – Körpersoziologie – Unheilbarkeit – Doing Illness

Article Abstracts of *Curare* 45 (2022) 1

Computer and Medicine

EDITED BY LAURA NIEBLING, TOBIAS KUSSEL & DAVID FREIS

KLAUS POMMERENING: An Introduction to Medical Informatics. Historical Development, Dreams, Ideas, Successes and Limitations   p. 28–48, written in German

Medical informatics has significantly contributed to the enormous advances in medicine in recent decades. It provides the methods for the digitalization of medicine and is confronted with its bright and dark sides. It paves the way to the transformation of the health care system into a medical apparatus where cost considerations possibly take precedence over the well-being of patients. It helps to build large databases in which disease cases are registered and vast amounts of sensitive data are collected that are formally, but not really effectively, anonymized. However it has also always been overburdened with unrealistic expectations, and faces high obstacles that can only be partially overcome. Medical informatics has always been successful with simple, tangible solutions whose integration into existing processes was unobtrusively possible in the background and whose use provided an immediate obvious advantage for users. Sophisticated, but difficult-to-understand or difficult-to-use constructions were not successful. In contrast to the areas in which medical informatics showed solid results and practical successes, artificial intelligence (AI), which receives a lot of public attention, was of rather minor importance in the practice of medical informatics up to now. Having said that, medical informatics also shows ways to control the technological impact associated with the digitalization of medicine and to keep medicine humane, and it helps to empower patients by providing information, by making processes transparent, and by giving them means for participation and control.

Keywords medical informatics – digitalization – artificial intelligence – medical research – technological impact

GÜNTER STEYER: On the Development of Medical Informatics in the Former German Democratic Republic (GDR)   p. 49–63, written in German

After German reunification, many projects and activities in the field of medical informatics and EDP use in the health care system of the former GDR fell into oblivion. Prior to 1989 considerable projects had been initiated there, primarily through personal initiatives and well-trained employees. They were implemented in cooperation with health facilities and successfully transferred to routine operations despite the need to often use deficient hardware standards compared to the Federal Republic of Germany. Since there was no need to bill for treatment services in the GDR, the activities for EDP/IT application focused primarily on medicine and care, disease-related registers and medical statistical evaluations for management and planning. Organization and use of computers were seen as a necessary unit in all areas of application and projects, as was the complex relationship between medicine and information technology in general. An example of this was the qualification program of the GDR Academy for Advanced Medical Training for academics working in the sciences, in technological departments and in medicine to acquire the specialist qualification "Biomathematics and Medical Informatics". The article takes a look at the history of medical informatics in the GDR and highlights the technical developments of the time. It furthermore examines the networking and training between informatics and medicine and the changing working conditions before and after reunification, which can still serve as an interesting and often overlooked teaching example of IT implementation in medicine today.

Keywords medical informatics – GDR – Medical Academy Dresden (MAD) – patient-related information processing – lab online

Sylvia Thun & Caroline Stellmach: Structure and Challenges of Medical Informatics in Germany. A Commentary p. 64–76, written in German

For quite some time, medicine and informatics were two subject areas that were not seen as linked. Performing medicine today is unimaginable without the error-free collection and efficient exchange of large amounts of data. Such data are not limited to the basic documentation of a patient, but also include findings from imaging procedures and form the basis for therapeutic decision-making. The aim of medical informatics is to provide usable data, information and knowledge for healthcare and it is concerned with all activities necessary to achieve this goal.

Keywords medical informatics – interoperability – digitization – telematics infrastructure

Christine Schmid, Frauke Mörike & Markus A. Feufel: Doctor, Patient and a Digital Actor. How an Online-Based Information Technology Standardizes and Personalizes Medical Consultations p. 77–100, written in German

Digital technologies that actively facilitate and steer the design of contents and processes of counselling sessions in the interaction between doctors and patients have received surprisingly little attention of social sciences thus far – despite the generally great research interest in both digitization in the field of healthcare and in doctor-patient interactions. In particular, digital tools providing individually tailored information or structured explanations for patients have only been partially investigated to date. This paper discusses how the traditionally dyadic conversation between doctors and patients is transformed through digital information systems, which are not only used for documentation, but also to support the content and structure of the consultation process. Based on empirical ethnographic material on the use of a counseling tool in family cancer counseling – iKNOW – we describe how different relations between physicians, counselees and the digital counseling tool emerge. We elaborate on how situationally different forms of knowledge, different actor positions, and different material arrangements become relevant – ultimately co-producing different forms of counseling through iKNOW. Our work illustrates how two seemingly contradictory motives run through the observed consultations: the *standardization* of medical care on the one hand and its *individualization* or *personalization* on the other. The digital counseling tool activates various forms of standardization and personalization and helps to link them in the sense of "situated standardization" (ZUIDERENT-JERAK 2007: 316). The tool thus acts as a "scientific rallying point" (TIMMERMANS & MAUCK 2005: 26) through which the various forms and processes of standardization and personalization – as provided through the moderation performance of the doctors – are brought together and thus can be integrated into the counselling session in a needs-based and patient-centred manner.

Keywords digital medical technologies – digital health – physician-patient interaction – human-technology interaction – qualitative health services research

Lina Franken: Invisible Patients? Patients' Agency within the Discourse on Telemedicine p. 101–113, written in English

A wide spectrum of telematics applications has emerged within the last few years, ranging from video consultations to health apps and infrastructures of telematics in surgeries. These are due to new possibilities within commercial initiatives as well as the statutory health insurance system. The discourse on challenges, possibilities and the acceptance of these developments formed in health communication in Germany is mainly guided by politics, doctors' associations and health insurance providers. Based on a web crawling corpus compiling statements by these actors and parliamentary transcripts, I examine patients' agency within the discourse on telemedicine, focusing on discourse/practice-formations. In the arenas of politics and regulation, patients do not have a voice even though their interests are discussed. When patients' organizations make statements, they miss further involvement. Even more, within the discourse arena of infrastructures and data security, patients become invisible. Although there is a lot of information addressing patients, in regard to changing treatment or new possibilities such as apps, their interests are captured by experts only, the agency of patients themselves is missing.

Keywords telemedicine – discourse analysis – discourse/practice-formations – power relations – infrastructures

MARTIN KÄLIN: The Tamed Life. Computer-Based Power Structures of Radiological Demonstrations in Oncological Consultations p. 114–132, written in German

With the help of computer technology, radiological examination results have undergone a drastic change since the 1970s – they evolved from diffuse, difficult-to-interpret X-ray projections to digital representations that people beyond the medical profession can understand in their anatomical meaning. Techniques such as X-ray tomography, magnetic resonance and nuclear medicine, the basics of which had been researched over decades, only became clinically effective with the use of computers. Radiological image material is now also demonstrated to patients in medical consultations thanks to their easy digital availability. In long asymptomatic courses of formally incurable diseases, these images are occasionally the only manifest aspect of the disease. In their pointed graphic effect, which is rooted in digital reconstruction and presentation and seen in historical retrospect, has been optimized solely to facilitate medical interpretation, the images are able to convey an incorporation of pathological findings into the physical experience. As a result, digital images as artifacts shape the asymptomatic phases of serious diseases, which are becoming longer and longer due to better therapies. This development is complementary to a picture by Philipp Ariès, who saw an openly communicated socially experienced death eventually turn into an assimilated, tamed death in the beginning of the 18th century. Following his description of death as wild in its medicalization and its associated social taboo of the industrial age, at this point a similar perspective on life should be taken instead. Using clinical examples, the aim is to investigate whether the computer, through the power of perceptive, predictive digital radiological technologies, participates in assimilative processes in formally incurable illness situations in which the everyday physical experience of a (supposed?) health is much closer than a fatal illness, thus in a sense not assimilating illness or death, but downright taming life itself.

Keywords history of techniques – corporeality – sociology of the body – incurability – doing illness

Résumés des articles de *Curare* 45 (2022) 1

L'Ordinateur et la Médecine

SOUS LA DIRECTION DE LAURA NIEBLING, TOBIAS KUSSEL & DAVID FREIS

KLAUS POMMERENING: Une introduction à l'informatique médicale. Développement historique, rêves, idées, succès et limites p. 28–48, rédigé en allemand

L'informatique médicale a largement contribué aux énormes progrès de la médecine au cours des dernières décennies. Elle fournit à la médecine des méthodes de numérisation et est confrontée à ses côtés positifs et négatifs. Elle contribue à la transformation du système de santé en un appareil médical, où les contraintes de profit dominent parfois le bien-être des patients. Elle contribue à la formation de grandes bases de données dans lesquelles les cas d'une maladie sont enregistrés et de vastes quantités de données intimes sont collectées, formellement mais pas vraiment efficacement anonymisées. Cependant, elle a toujours été surchargée d'attentes irréalistes et se heurte à des obstacles qui ne peuvent être que partiellement surmontés. L'informatique médicale a toujours connu le succès avec des solutions simples, tangibles, dont l'intégration dans les processus existants était possible discrètement en arrière-plan et dont l'utilisation apportait un avantage évident immédiat aux utilisateurs. Certaines constructions, théoriquement exigeantes et difficiles à comprendre ou à manipuler, ne pouvaient pas prévaloir. Contrairement aux domaines dans lesquels l'informatique médicale réalisait des résultats solides et des succès pratiques, l'intelligence artificielle (IA), qui fait l'objet d'une grande attention de la part du public, est de moindre importance pour la pratique de l'informatique médicale. Cela dit, l'informatique médicale montre également des moyens de maîtriser l'impact technologique associé à la numérisation de la médecine et de faire en sorte que la médecine reste humaine. Elle contribue à auto-responsabiliser les patients en leur fournissant des informations, en rendant les processus transparents et en leur donnant des moyens de participation et de contrôle.

Mots-clés informatique médicale, numérisation, intelligence artificielle, recherche medicale, conséquences de technologie

GÜNTER STEYER: Sur le développement de l'informatique médicale dans l'ancienne République démocratique allemande (RDA) p. 49–63, rédigé en allemand

Après la réunification de l'Allemagne, de nombreux projets et activités dans le domaine de l'informatique médicale et de l'informatique dans le système de santé de l'ex-RDA sont tombés dans l'oubli. Avant 1989, des projets considérables y avaient été initiés, principalement grâce à des initiatives personnelles et à des employés bien formés. Ils ont été mis en œuvre en coopération avec les établissements de santé et transférés avec succès aux opérations de routine malgré la nécessité d'utiliser souvent des normes matérielles déficientes par rapport à la République fédérale d'Allemagne. Comme il n'était pas nécessaire de facturer les services de traitement en RDA, les activités d'application informatique se concentraient principalement sur la médecine et les soins, les registres liés aux maladies et les évaluations statistiques médicales pour la gestion et la planification. L'organisation et l'utilisation des ordinateurs étaient considérées comme une unité nécessaire dans tous les domaines d'application et de projets, tout comme la relation complexe entre la médecine et les technologies de l'information en général. Un exemple en est le programme de qualification de l'Académie GDR pour la formation médicale avancée pour les universitaires travaillant dans les sciences, dans les départements technologiques et en médecine pour acquérir la qualification spécialisée «Biomathématique et informatique médicale». L'article retrace l'histoire de l'informatique médicale en RDA et met en lumière les développements techniques de l'époque. Il examine en outre la mise en réseau, la formation entre l'informatique et la médecine, ainsi que l'évolution des conditions de travail avant et après la réunification, qui peuvent encore servir d'exemple pédagogique intéressant et souvent négligé de la mise en œuvre de l'informatique en médecine aujourd'hui.

Mots-clés informatique médicale – RDA – Académie de médecine de Dresde (MAD) – traitement des informations relatives aux patients – laboratoire en ligne

SYLVIA THUN & CAROLINE STELLMACH: Structure et défis de l'informatique médicale en Allemagne. Un commentaire p. 64–76, rédigé en allemand

Depuis longtemps, la médecine et l'informatique étaient deux disciplines qui n'étaient pas considérées comme liées. La médecine d'aujourd'hui est impensable sans la collecte précise et l'échange efficace de grandes quantités de données. Ces données comprennent non seulement la documentation de base d'un patient, mais également les résultats des procédures d'imagerie et constituent la base des décisions thérapeutiques. L'informatique médicale a pour but de fournir des données, des informations et des connaissances utilisables dans le domaine de la santé et traite de toutes les activités nécessaires à cet effet.

Mots-clés informatique médicale – interopérabilité – numérisation – infrastructure télématique

CHRISTINE SCHMID, FRAUKE MÖRIKE & MARKUS A. FEUFEL: Un médecin, un patient et un tiers numérique. Comment une technologie de l'information en ligne standardise et personnalise les consultations médicales p. 77–100, rédigé en allemand

Les technologies numériques qui facilitent et orientent activement la conception des contenus et des processus des séances de conseil dans l'interaction entre les médecins et les patients ont reçu étonnamment peu d'attention des sciences sociales jusqu'à présent, malgré l'intérêt généralement élevé de la recherche pour la nu-mérisation dans le domaine des soins de santé et dans interactions médecin-patient. En particulier, les outils numériques fournissant des informations personnalisées ou des explications structurées aux patients n'ont été que partiellement étudiés à ce jour. Cet article examine comment la conversation traditionnellement dyadique entre médecins et patients est transformée par les systèmes d'information numériques, qui ne sont pas seulement utilisés pour la documentation, mais aussi pour soutenir le contenu et la structure du processus de consultation. Sur la base de matériel ethnographique empirique sur l'utilisation d'un outil de conseil dans le conseil familial en oncologie – iKNOW – nous décrivons comment différentes relations entre les médecins, les personnes conseillées et l'outil de conseil numérique émergent. Nous expliquons comment différentes formes de connaissances, différentes positions d'acteurs et différents arrangements matériels deviennent pertinents, coproduisant finalement différentes formes de conseil via iKNOW. Notre travail illustre comment deux motifs apparemment contradictoires traversent les consultations observées: la standardisation de la prise en charge médicale d'une part et son individualisation ou personnalisation d'autre part. L'outil de conseil numérique active diverses formes de standardisation et de personnalisation et contribue à les relier dans le sens d'une «standardisation située» (ZUIDERENT-JERAK 2007: 316). L'outil agit ainsi comme un «point de collecte scientifique» (TIMMERMANS & MAUCK 2005: 26), traduction X) à travers lequel les différentes formes et processus de standardisation et de personnalisation sont réunis selon les situations par le service de modération des médecins et donc en la consultation d'une manière basée sur les besoins et centrée sur le patient peut être intégrée.

Mots-clés technologies médicales numériques – digital health – interaction médecin-patient – interaction homme-technologie – recherche qualitative sur les soin

LINA FRANKEN: Malades invisibles? L'agence des patients dans le discours sur la télémédecine p. 101–113, rédigé en allemand

Un large éventail d'applications télématiques a émergé au cours des dernières années, allant des consultations vidéo aux applications de santé et aux infrastructures de télématique dans les cabinets. Celles-ci sont dues aux nouvelles possibilités offertes par les initiatives commerciales ainsi que par le système d'assurance maladie obligatoire. Le discours sur les défis, les possibilités et l'acceptation de ces développements formé dans la communication de santé en Allemagne est principalement guidé par la politique, les associations de médecins et les caisses d'assurance maladie. Sur la base d'un corpus d'exploration du Web compilant les déclarations de ces acteurs et les transcriptions parlementaires, j'examine l'agence des patients dans le discours sur la télémédecine, en me concentrant sur les formations de discours et de pratiques. Dans les arènes politiques et réglementaires, les patients n'ont pas voix au chapitre même si leurs intérêts sont discutés. Lorsque les organisations de patients font des déclarations, elles passent à côté d'une plus grande implication. Plus encore, dans le discours des infrastructures et de la sécurité des données, les patients deviennent invisibles. Bien qu'il existe de nombreuses informations concernant les patients, en ce qui concerne le changement de traitement ou les nouvelles possibilités telles que les applications, leurs intérêts ne sont captés que par des experts. L'agence des patients eux-mêmes fait défaut.

Mots-clés télémédecine – analyse du discours – formations discours-pratiques – relations de pouvoir – infrastructures

MARTIN KÄLIN: La vie apprivoisée. Efficacité numérique des démonstrations radiologiques des résultats dans les consultations oncologiques p. 114–132, rédigé en allemand

Depuis les années 1970, les résultats des examens radiologiques ont subi un changement radical, grâce notamment aux technologies informatiques. Ils ont évolué de projections de rayons X, diffuses et difficiles à interpréter, à des représentations numériques que même des personnes au-delà de la profession médicale peuvent comprendre dans leur signification anatomique. Des techniques telles que la tomographie par rayons X, la résonance magnétique et la médecine nucléaire, dont les bases avaient été étudiées pendant des décennies, ne sont devenues cliniquement efficaces qu'avec l'utilisation d'ordinateurs. Le matériel d'imagerie radiologique est désormais présenté aux patients lors des consultations médicales, et cela grâce à leur disponibilité numérique facile. Dans les longues évolutions asymptomatiques des maladies formellement incurables, ces images sont parfois le seul aspect manifeste de la maladie. Leur effet graphique pointu est enraciné dans la reconstruction et la présentation numériques et, d'un point de vue historique rétrospectif, a été optimisé uniquement pour faciliter l'interprétation médicale. Ces images sont capables de transmettre une incorporation de découvertes pathologiques dans l'expérience physique. Ainsi les images numériques, en tant qu'artefacts, façonnent les phases asymptomatiques des maladies graves, qui deviennent de plus en plus longues du fait de meilleures thérapies. Complémentairement à une image de Philippe Ariès, qui voyait une mort ouvertement communiquée et vécue socialement jusqu'au début du 18ᵉ siècle se terminer par une mort assimilée, apprivoisée (alors qu'il qualifiait la mort d'ensauvagée

dans la médicalisation et le tabou social qui l'accompagnait à l'ère industrielle), il convient ici de poser la question de la vie. A partir d'exemples cliniques, il s'agit d'étudier si l'ordinateur, par la puissance des technologies radiologiques numériques perceptives et prédictives, participe à des processus d'assimilation dans des situations de maladie formellement incurables où l'expérience physique quotidienne d'une (supposée ?) santé est beaucoup plus proche qu'une maladie mortelle, donc en un sens n'assimilant pas la maladie ou la mort, mais apprivoisant la vie elle-même.

Mots-clés histoire des techniques – corporéité – sociologie du corps – incurabilité – doing illness

Die Autor*innen der *Curare* 45 (2022) 1 | The Authors of *Curare* 45 (2022) 1

MARKUS FEUFEL, Prof. Dr., Arbeitswissenschaftler und Psychologe (Berlin), markus.feufel@tu-berlin.de 77–100
DAVID FREIS, PhD, Medizinhistoriker (Augsburg), david.freis@uni-a.de 7–10, 11–27
LINA FRANKEN, Prof. Dr. phil., Kulturanthropologin (Vechta), lina.franken@uni-vechta.de 101–113
MARTIN KÄLIN, Dr. med, Arzt (Olten), makaelin@gmx.net 114–132
TOBIAS KUSSEL, Dr. rer. nat., Kryptograf und Informatiker (Heidelberg), tobias.kussel@dkfz-heidelberg.de 7–10, 11–27
FRAUKE MÖRIKE, Dr. phil., Ethnologin und Wirtschaftsinformatikerin (Berlin), f.moerike@tu-berlin.de 77–100
LAURA NIEBLING, Dr. phil., Medienwissenschaftlerin (Regensburg), laura.niebling@ur.de 7–10, 11–27
KLAUS POMMERENING, Prof. Dr., Mathematiker und Medizininformatiker, pommeren@uni-mainz.de 28–48
CHRISTINE SCHMID, Dr. phil., Ethnologin und Geografin (Berlin), christine.schmid@tu-berlin.de 77–100
CAROLINE STELLMACH, M. Sc., Biochemikerin (Berlin), caroline.stellmach@bih-charite.de 64–76
GÜNTER STEYER, PD Dr. rer. nat., Medizinischer Informatiker (Berlin), gsteyer@ehealth-consulting.de 49–63
SYLVIA THUN, Prof. Dr. med., Ärztin und Informatikerin (Berlin), sylvia.thun@bih-charite.de 64–76

ANTHROPOS 117.2022

Articles

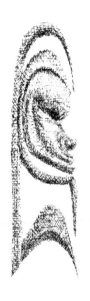

James W. Turner: Controversies Revisited. A Defense of the Concept of Religion

Alberto Saviello: Natürlich Katholisch?! Die Präsentation außereuropäischer Kulturen und nichtchristlicher Religionen im historischen Missionsmuseum der Societas Verbi Divini in Steyl

Hebe A. González y Silvia Hirsch: Abordaje etnolingüístico y etnográfico de las prácticas y conocimientos en torno a la salud reproductiva en comunidades tapiete de la Argentina

Félix Ntep Massing: La sorcellerie et la creation des entreprises en Afrique. Eléments de compréhension théoretique de leur association

Matthias Egeler, and Carola Lentz: Things that Place Names Do. Comparative Perspectives from West Africa and Iceland

Geger Riyanto: Assimilating Stranger, Exemplifying Value. The Realization of Ideal Cultural Representation and Upland-Lowland Relationship in North Seram, Eastern Indonesia

Tian Guang: The Development of Business Anthropology in China

Konstantinos Zorbas: Shamanism and Cultural Evidence of Intangible Violence in Tyva, Siberia

Book reviews by:

J. J. Rivera Andía, J. N. Baumann, M. Beck, I. Blumi, J. Boomgaarden, C. Clados, P. Destrée, T. Dunn, M. Eckholt, J. Estermann, M. F. Fontefrancesco, A. Harms, J. K. Jacka, H. Kroesbergen, O. Gächter, C. J. Gardner, H. Grauer, S. Grodź, A. Gunsenheimer, N. Hellmann, P. Henke, W. Matthews, L. K. Moko, M. F. Morton, J. Pauli, J. Philipps, M. C. Rossi, M. Schindlbeck, B. E. Schmidt, V. Špirková, S. Steindl-Kopf, K. Riede, B. Riese, J. Riese, S. Ruderer, M. L. Tjoa-Bonatz, H. F. Vermeulen, E. P. Wieringa, H. Zinser

ANTHROPOS is published twice a year totalling more than 700 pages.

Individual subscription 2 issues per annum, incl. Online € 98.00 (single-site access); Students € 39.00 (singelsite access); Firms/Institutions € 158.00, multiple use, unrestricted number of online users (either access data or IP address)

Subscription orders should be sent to: Nomos Verlagsgesellschaft mbH, D-76530 Baden-Baden, Germany, E-Mail: orders@nomos.de

Manuscripts and books to be reviewed be addressed to: Anthropos Redaktion, Arnold-Janssen-Str. 20, D-53757 Sankt Augustin, Germany; Fax: 02241-237491; E-Mail: editorial@anthropos.eu

ACADEMIA ISSN 0257-9774